U0727448

中医五行

zhongyi wuxing
yanjiu ji linchuang
yingyong

研究及临床应用

主　编　戴永生
编　委　欧江琴　李红日
　　　　刘亿淑

贵州出版集团
贵州科技出版社

图书在版编目（CIP）数据

中医五行研究及临床应用／戴永生主编. —贵阳：
贵州科技出版社,2016.3（2025.1重印）
ISBN 978－7－5532－0300－3

Ⅰ．①中… Ⅱ．①戴… Ⅲ．①五行（中医）－研究
②五行（中医）－临床应用 Ⅳ．①R226

中国版本图书馆 CIP 数据核字（2016）第 049889 号

出版发行	贵州出版集团　贵州科技出版社
地　　址	贵阳市中天会展城会展东路 A 座（邮政编码:550081）
网　　址	http://www.gzstph.com　　http://www.gzkj.com.cn
出 版 人	熊兴平
经　　销	贵州省新华书店
印　　刷	北京兰星球彩色印刷有限公司
版　　次	2016 年 3 月第 1 版
印　　次	2025 年 1 月第 2 次
字　　数	270 千字
印　　张	12.25 印张
开　　本	787 mm×1092 mm　　1/16
书　　号	ISBN 978－7－5532－0300－3
定　　价	65.00元

天猫旗舰店:http://gzkjcbs.tmall.com

前　言

　　中医学五行理论,在岁月的长河中虽曾几起几落,但时至今日仍代不乏人,在各自医疗实践中加以传承和推广。20世纪90年代初,笔者有幸赴美国参加首届世界传统医学大会而推出《中医倒五行探微》论文,会后所写《中医五行辨证》又刊于《世界传统医学诊断学》中,用以指导笔者临床实践。

　　笔者秉承父辈医术并受古今医家、医论、医术、医著的影响而专研中医五行,从资料收集与整理,五行学术思想的系统构思与五行正反思维方法的完善,名医五行案例调研与笔者临床治病验证,直至2006年获"贵州省科学技术进步二等奖"殊荣而载入《贵州年鉴》,历时20余年;又在古稀的10年间领悟中医五行的奥秘,乃伏案写作,数易其稿编著了《中医五行研究及临床应用》。

　　本书对中医五行学说研究分为继承、发扬、独创和临床应用四大部分,各篇均有研究特色。第一篇是中医五行研究之继承,推出五行源于自然观的理念和儒家治国五行、道家治身五行和中医医学五行发展的"一源三歧"发展史观。第二篇中医五行研究之发展,对脏腑病机五行传变的6个总规律和"一脏病及四脏""四脏病及一脏"的五行系统病机正反思维模型进行优化组合。第三篇中医五行研究之独创,以五脏五行系统病证的太过与不及为依据,集合了母病及子、子病犯母、母子相及、相乘、相侮、乘侮并见、胜复等7类辨证模式,形成了中医五行辨证的独特纲领。第四篇中医五行研究之临床应用,列举有关名医五行医案和笔者在中医内科3000多例五脏病五行辨证数据及部分医案,以佐证同病(证)异辨和异病(证)同辨是五行辨证的特点。

　　系统地以中医基础理论指导临床治病,并将医疗经验融于一体的专著,在国内外为数不多,加上借鉴资料有限,书中遗漏和错误仍在所难免,祈请同道指正。

戴永生

2015年7月于贵阳

目 录 ‖

第三篇　中医五行研究之独创

第四篇　中医五行研究之临床应用

第一篇　中医五行研究之继承

第一章　古代哲学的五行理论

哲学是反映人们对自然界、社会和人类思维本身最一般规律的认识的学说，它又是文化的核心并起着主导作用。中国古代哲学的形成，其标志是《周易》经文的问世以及箕子五行思想和周公敬德保民思想的出现，而植根于中国传统文化土壤中的中医学，也深深烙有传统哲学的印记。由于时代变迁，生产力和生产关系发展，古代不同哲学家组成的思想流派，对世界本源、社会模式、人类身心健康的五行学说认识，都不同程度地渗透到中医学中，并产生深远影响。所以，恩格斯说："每个时代的哲学，作为分工的一个特定的领域，都具有由它的先驱者传给它，而它便由以出发的特点的思想资料作为前提。"（《马克思恩格斯选集》）

一、自然直觉（观）五行观

"五行"同"阴阳"一样，原本是古代殷、周两个不同氏族的私有文化，自殷人箕子公开为周人传说"五行"之后，这种学说逐渐融合并力图说明世界本源的物质性，因而在当时反对神秘天命思想中起到了积极作用，并为中医理论形成奠定了原始哲学基础。

（一）时空五行观

1. 五方五行说

五行，滥觞于东、南、中、西、北"五方"观念。据甲骨文记载，殷人把商朝领域称为"中商"并与东、南、西、北"四方"并列。在胡厚宣《甲骨学商史论丛初集》中就记载有"东方曰析，凤（风）曰卜恊，南方曰（爽），凤曰屸，西方曰夈，凤曰彝，囗（北）囗（方）曰囗，（凤）曰殳"；美籍华人学者张光直在《说殷代的"亞"形》一书中，提出"亞"字图形是由中央和四方构成，二者均反映了殷人认识世界的时空方位观。可以说，五行的"五"，起源于古代先民对五方的崇拜。这为中医五行纳入时空方位认识提供了基础。

2. 五星五行说

在五方说基础上，随着农耕时代的发展，我国古代先民察北斗、分季节，认识到随着日地相对位置的改变，以及地面接受阳光不一和气流的不同，宇宙万物也呈现不同的生化过程，进而提出了对应金星、木星、火星、土星、水星的五星五行说。如《开元占经》"五星者，五行之精也"的记载，并在帛书《五星占》中将五星与五方、五行、五帝作了对应（如"东方木，其帝大皞，其丞句芒，其神上为岁星"等）。古人还根据五大行星颜色的不同，把天体按五行之气划分。东、南、中、西、北五大行星被太阳照射后会产生不同的颜色，水星是灰暗色，木星是蓝色，火星是红色，土星是黄色，金星是白色。由于颜色不同，它们所在的五方呈现不同的色气，即称为"五气经天"。这说明古人在建立五行概念的同时，就将其与五方、五色等联系在一起。

（二）五材元素五行说

五材是中国古代物理学的内容，它把宇宙中的物质成分分为 5 种基本元素。如《左传·襄公二十七年》所说："天生五材，民并用之，废一不可。"杜预注：五材为金、木、水、火、土 5 种素材。郭沫若把木、火、土、金、水称为"原始原子说"。周朝史官伯阳文为代表的思想家提出了五材"和实生物"的观点，在《国语·郑语》中记载："夫和实生物，同则不继，以他平他谓之和，故能丰长而物归之，若以同裨同，尽乃弃矣。故先王以土与金木水火杂，以成百物。"这里的"和"能促进事物的生长，"同"则阻碍并停止事物的生长。所以，史伯强调"务和去同"，反对"去和取同"。从上述这些论说中透露出先民们欲从五材的相互关系中把握宇宙有形物质变化的总体意图，是为五行原始观。

（三）五行自然观

周灭商以后，为了吸取前朝的管理统治经验，周武王让商朝的遗老箕子作《洪范》九条。洪是大的意思，范是法则的意思，洪范就是治国的大法。其中第一条就是五行。《尚书·洪范》从哲理方面表述了五行最初的三个内容。

1. 命名五行及顺序

五行"一曰水，二曰火，三曰木，四曰金，五曰土"。对此，《尚书注疏》引唐代孔颖达解释五行顺序时说："万物生长，以微著为次。五行之体水最微，为一；火渐著，为二；木彩实，为三；金体固，为四；土质大，为五。"进而比拟万物由小→壮大→成才→坚固→适用的变化过程，从而摆脱了具体物质元素的概念，上升为事物性能变化的综合概念。

应当提出，在不同的学术领域对五行排列次序不尽相同。哲学家排列为水、木、火、金、土，天文学家为木、火、土、金、水，炼丹家为金、木、水、火、土等。中医典籍《黄帝内经》以及西汉以后各著作所载五行次序，与《尚书·洪范》所载有一定区别。《尚书·洪范》以水为五行之首，实与水为万物生长之源的观念有关。如《管子·水地》说："水者何也？万物之本原也，诸生之宗室也。"而《黄帝内经》及以后的著作，皆将木作为五行之始，按木、火、土、金、水次序排列，递相滋生，终而复始。这可能是古人观察分析四时气候及物候变化而得出的结论，表现在《素问·金匮真言论》《素问·阴阳应象大论》等篇均以东方（木）、南方（火）、中央（土）、西方（金）、北方（水）的次序论述。诚如董仲舒《春秋繁露·五行之义》言："木，五行之始也；水，五行之终也；土，五行之中也，此其天次之序也。"

2. 经典概括五行特性

五行特性在《尚书·洪范》中作出了高度概括，"水曰润下，火曰炎上，木曰曲直，金曰从革，土爰稼穑"。这是古人长期在生活实践中对木、火、土、金、水五种实体物质的直觉观察和朴素认识的基础上进行抽象化，并转变为哲学概念的结果，是用以识别事物五行属性的基本依据。人们以此为依据，采用取象比类和推演络绎的方法，将某一方面相同、相近、相似性质的事物和现象分归于五行之中，再把这五种自然物质在相互作用中所能体现出来的关系加以提炼、概括，并推演到所有事物和现象中。可见，五行的特性也成为分析、归纳各种事物和现象的属性及研究各类事物内部相互联系的依据。五行特性渗透在中医学中，如《素问·天元纪大论》"天有五行御五位，以生寒暑燥湿风，人有五脏化五气，以生喜怒思忧恐"，以及将病证"五脏热""五脏风""五脏寒"等均归入五行之中。

需要提出的是，由于五行之气与阴阳二气都是由宇宙中的本原之气，即元气所分化而成，故五行之气所构成的木、火、土、金、水五种基本物质中，自然存在着阴阳两个方面的属性。这就是通常所言的：五行之中有阴阳，阴阳之中寓五行。如"木曰曲直"，说明木有条达与柔和两种属性：条达属阳，柔和属阴；类比肝体阳用阴。"金曰从革"，说明金有顺从与变革两种属性：顺从属阴，变革属阳；类比肺的宣发与肃降。"水曰润下"，指水性寒凉滋润属阴，但因天阳化生而有"天一生水"，因而类比肾中水火。"火曰炎上"，指火性炎热向上属阳，但因地阴所化而有"地二生火"，因而类比心火的升降。五行之土，亦有阴土阳土之分。这是对五行与阴阳关系的原始的表述。

3. 演绎五行特性与五味变化

用五行特性演绎五味变化是"润下作咸，炎上作苦，曲直作酸，从革作辛，稼穑作甘"。如"曲直作酸"是古人看到树木腐烂或植物烧后成灰会产生酸味的直觉加以提升的。所以在《素问·阴阳应象大论》中有"木生酸""火生苦""土生甘""金生辛""水生咸"的记载。

（四）五行量胜论

春秋时期，五行概念有了长足的发展，概念的一个飞跃是出现了能动性质，即以五行之相胜作用的论述来解释战争，如在先秦史籍《逸周书》中的《周祝》有"陈彼五行，必有胜"之说。《左传·昭公三十一年》"火胜金，故弗克"，《左传·哀公九年》"水胜火，伐姜则可"等，都是五行相胜的最早记载。对于五行相胜，唯物主义经验论者墨翟倡五行过量为克的"量胜说"，所著《墨子·经说下》有"五行，毋常胜，说在宜"以及"火烁金，火多也；金靡炭，金多也"的正反相胜观点，意在说明五行相胜（相克）不仅和物性有关，而且还取决于双方数量的多寡与力量的强弱。稍后吴国将领军事家孙武所著的《孙子兵法》，再次强调了五行动态性及人的能动性，并在《孙子·虚实篇》中讲"五行无常胜，四时无常位"，即五行有盛有衰之意。孙膑也说："代兴代废，四时是也，有胜有不胜五行是也"，并引申来解释东、南、中、西、北五方五行阵的排列和用兵之理。《黄帝内经》在这些观念启迪下提出了五行所胜与所不胜的概念："克我者为所不胜，我克者为所胜。"这种五行相克，实际上是指五行中的任何一行对其"所不胜"的制约与克制。

由此可见，流行于春秋时期的五行理论，反映了当时人们对物质世界认识的深化过程。五行既有动态特征，又有相互关联和相胜性质，并最终上升为哲学概念，为"五行是物质世界的木、火、土、金、水五种物质的运动变化"这一概念奠定了基础。《尚书正义》说:"言五者,各有材干也。谓之行者,若在天,则为五气流注;在地,世所行用也。"所以,郭沫若说:"五行的相生相克,本来都是从自然现象导引出来的,它的原始观点,并非唯心的胡诌。"随着社会的发展和自然科学的进步,原始五行自然观不但渗透到社会科学中,而且渗透到传统医学中加以发展,形成"一源而三歧"。其中社会学中的易学、儒学、道学、佛学等不同学派中的五行哲学思想,再一次影响着传统中医学的发展。

二、宇宙生成"气—阴阳—五行"说

秦汉时期以气、阴阳、五行等来认识自然、解释自然现象的唯物主义世界观和方法论有相互渗透的趋势,许多学者在阐释五行的基本概念时也往往跟气、阴阳相互联系。如许慎的《说文解字》在"五"字条目下说,"五,五行也。从二,阴阳在天地间交舞也",是以阴阳来阐释五行。《白虎通义·五行》说,"言行者,欲言为天行气之义也",是以气来阐释五行。董仲舒提出天地阴阳五行十端说:"天为一端,地为一端,阴为一端,阳为一端,火为一端,金为一端,木为一端,水为一端,土为一端,人为一端,凡十端而毕,天之数也。"其意是万物统一于五行,五行统一于阴阳,阴阳统一于天;进而强调"天地之气,合而为一,分为阴阳,判为四时,列为五行"的宇宙生成观。宋朝理学鼻祖周敦颐将阴阳五行与老子的"无极"、《易传》的"太极"、《中庸》的"诚"相结合并加以改造,在《通书·理性命》中说"二气五行,化生万物,五殊二实,二本则一",这是指出五行从阳变阴合二气而来,阴阳二气又从"一",即"无极"与"太极"中变化而来,构成了"无极→太极→阴阳→五行→万物"的本体到现象生成模式;而"万物→五行→阴阳→太极→无限",则是从现象到本体模式。其实质为"推一理二气五行之分合,以纪纲道体之精微"。"气—阴阳—五行"认识宇宙模型渗入《黄帝内经》中,形成了医学与哲学相混合的概念,用以说明人体的生成、人体生命的功能结构、病理变化和疾病诊治。如《素问·宝命全形论》曰"夫人生于地,悬命于天,天地合气,命之曰人";《素问·六节脏象论》言"天食人以五气,地食人以五味",进而强调"生之本,本于阴阳",并把机体生理状态称为"阴平阳秘"。同时将五行配合五脏构成五行脏象模型。人体病变在于气—阴阳—五行失常,治病重在调气、平阴阳,从而恢复脏腑功能、五行生克制化以达到康复身体的目的。

三、天人合一五行类属观

在中国哲学史上,所谓天人合一,是指天道与人、自然与人相通、相类和统一。

如《孟子·尽心上》记载有"尽其心者,知其性也,知其性,则知天矣",强调了人与天地相。儒家大师董仲舒提出了天地自然与人、社会是两个同构的感应系统,其著作《春秋繁露·阴阳义》认为:"天之人际,合而为一""天亦有喜怒之气,哀乐之心,与人相副,以类合之,天人一也"。这与《灵枢·经别》上说的"人之合于天道也,内有五脏,以应五音、五色、五时、五味、五位也;外有六腑,以应六律",以及《灵枢·顺气一日分为四时》上说的"春生、夏长、秋收、冬藏,是气之常也,人亦应之"十分相似。这种以"五"为基数归属天、地、人的方法,在先秦史籍中体现为五行配五色,即"五行,一黑位水,二赤位火,三苍位木,四白位金,五黄位土"。《左传·昭公二十五年》"则天之明,因地之性,生其六气,用其五行,气为五味,发为五色,章为五声,……以奉五味,……以奉五色"。《管子·白心》还有"同则相从,异则相距"的分类,而《吕氏春秋·应同》提出了"类因相召,气同则和,声比相应"的归纳法。以《吕氏春秋·孟秋纪》为例说明:"孟秋之月,……其日庚辛,……其音商,……其数九。其味辛,……祭先肝,……衣白衣,……食麻与犬,……盛德在金"。关于五脏配五行除现通用的"肝木、心火、脾土、肺金、肾水"的配属模式外,在古文《尚书》《吕氏春秋》《礼记·月令》等古代文献中尚有"脾木、肺火、心土、肝金、肾水"的配属模式。今本《黄帝内经》与今文《尚书》等古代书籍中五脏与五行的配属模式,即现行配属模式,因与医学理论和实践相符,至今仍在应用,历经数千年未曾改变。而其他配属模式与古代祭礼有关,因而未被中医学所用。此外,中医五运六气学说,是在"天人感应"整体观的气—阴阳—五行宇宙生成模式下,将天地万物、防治用药等进行广泛联系归纳的总结,时至今日仍有临床指导价值。由此可见,《黄帝内经》不仅将气候、声、色、味等分归于五行,而且从人体"内外之应"出发,将五脏、形体、官窍、情志等亦分归于五行,构建了人体内外旁通、天人合一的五行系统,表述了人体自身的整体性及人与自然环境的统一性认识。中医学这种把探讨天地与研究人体统一起来的思想,无疑是受"天人合一""天人感应"宇宙观的影响。

若从方法论看"天人合一",又属于中国传统哲学的整体思维认知方法,是将天和人的自然性、社会性融为一体的一种关系的认知与理解。"天人合一"借助取象比类方法,借助于物象或符号,表述与模拟事物情理,将动态属性、功能关系、行为方式相同、相近或相应的"象"归为同类,根据这一类对象有一部分属性相似、相同,而作出这一类对象的其他属性亦相似或相同的结论的思维方法。如果说中医五行借助了古代哲学概念总结的话,那么在其发展完善过程中,特别是由于宋代以来医学的泛化,这种关系是多元的,导致这种认识是系统的,但又是模糊和含混的,因而它妨碍了思维的精确化、理性化转换。

四、事物循环五行观

1."五德始终"五行相胜说

战国末年哲学家邹衍（又作驺衍）是阴阳五行学派的代表人物，提出了"五德始终"的五行相胜说。五德，就是五行；始终，就是循环；相胜，就是制约和克制。但其著作多已亡佚，残存的有关五行内容，由清代马国翰收入《玉函山房辑佚书》中，如"五行相次转，用事随方面服"和"五德从所不胜，虞土、夏木、殷金、周火"的相克次序记载，并具体描述了朝代兴衰更迭遵循五行所不胜规律。即："凡帝王者之将兴也，天必见祥乎下民。黄帝之时，天先见大蚓大蝼；黄帝曰：'土气胜'，土气胜，故色尚黄，其事则土。及禹之时，天先见草木秋冬不杀；禹曰：'木气胜'，木气胜故其色尚青，其事则木。及汤之时，天先见金刃生于水；汤曰：'金气胜'，金气胜，故其色尚白，其事则金。及文王之时，天先见火，赤鸟衔丹书集于周社；文王曰：'火气胜'，火气胜，故其色尚赤，其事则火。代火者必将水，天且先见水气胜，水气胜，故其色尚黑，其事则水。"这段记载说明每个朝代都代表五行中的一德，黄帝时土气胜，夏王朝时木气胜，商王朝时金气胜，周王朝时火气胜，取代周王朝的将是水。胜有两种意义，即为战胜，又有强盛之意。这一次序内含"木胜土，金胜木，火胜金，水胜火"的绝对相胜规律被用以揭示朝代交替的规律。这说明"五德始终"是承认历史变化，但又将五行相胜模式固定比附，有其局限性；但《白虎通义·五行》对五行相胜另作解释"五行所以相害者（相害，作相克、相胜解），天地之性。众胜寡，故水胜火也；精胜坚，故火胜金；刚胜柔，故金胜木；专胜散，故木胜土；实胜虚，故土胜水也"。这一模式渗入到《素问·宝命全形论》中，"木得金而伐，火得水而灭，土得木而达，金得火而缺，水得土而绝"，进而把"克我者为所不胜，我克者为所胜"发展为运气学说乘侮理论，即《素问·五运行大论》中"气有余，则制己所胜而侮所不胜；其不及，则己所不胜侮而乘之，己所胜轻而侮之"的乘侮并见五行理论，充分表达了事物之间相互作用的哲学思想。

2. 事物五行相生说

最早提出五行相生概念思维雏形的是《管子·心术》中的"水出金石"。还有人认为是古人对季节气候变化顺序的分析而得出的，如《春秋繁露·五行之义》说："木，五行之始也；水，五行之终也；土，五行之中也。此其天次之序也。木生火，火生土，土生金，金生水，水生木"。也有认为与五行物质的体用有关，如隋代萧吉《五行大义·论相生》引《白虎通义》（今本《白虎通义》此段文字已佚）解释："木生火者，木性温暖，火伏其中，钻灼而出，故木生火；火生土者，火热故能焚木，木焚而成灰，灰即土也，故火生土；土生金者，金居石依山，津润而生，聚土成山，山必长石，故土生金；金生水者，少阴之气，润燥流津，销金亦为水，所以山石而从润，故金生水；水生木者，因水润而能生，故水生木也。"《黄帝内经》应用五行相生理论来说明脏腑之间的依次相互资生关系。如《素问·阴阳应象大论》记述："筋生心"（肝主筋属木），"血生脾"（心主血属火），"肉生肺"（脾主肉属土），"皮毛生肾"（肺主皮毛属金），"髓生肝"（肾主髓属水）等，亦即蕴含着"木生火、火生土、土生金、金生水、水生木"之义。

3. 五行"比相生"而"间相胜"说

时至西汉，思想家、哲学家董仲舒在《春秋繁露·五行相生》中提出五行相生体现了天的恩德，五行相胜体现了天的刑罚，并说明生克次序"比相生"而"间相胜"。这里"比"是指靠近、挨着、无空位，"间"指不挨着、不连接，通过第三者发生联系。具体指"金胜木，中隔水；水胜火，中隔木；木胜土，中隔火；火胜金，中隔土；土胜水，中隔金"。这一认识直接影响着中医学五行生克规律，如《难经·五十三难》"七传者，传其所胜也"相克规律和"间脏者，传其子也"相生规律。这里"间脏"即指五行"七传"所胜次序中每相胜两脏中隔一相生脏之义。

此外，五行相克，又称"遇三致克"，即指五行相生到三数便产生相克。这一见解出自《易源》中"五行相生，遇三致克"。如金生水，水生木，木生火，其为遇三。至此，相生到三为火，则火来克金，其他可以类推。

五、土居中央与五行休旺说

《白虎通义》提出"土居中央，中央者土"的五行非土不成的观点，即"木非土不生，火非土不荣，金非土不成，水非土不高。土扶微助衰，历成其通，故五行更王，亦须土也，旺四季，居中央不名时"。这为后世医家提出脾土为后天之本奠定了哲学基础。医家吴昆（《医方考》）认为："夫脾胃者，土也，土为万物之母，诸脏腑百骸受气于脾胃，而后能强。若脾胃一亏，则众体皆无以受气，日渐羸弱矣。"

西汉淮南王刘安及其宾客共同编著《淮南子》一书，其主要对宇宙起源、天地生成、万物化生从"元气论"出发加以阐释，并以阴阳五行概括当时天文历法的成就，构成了完整的宇宙形成体系。其中还提出了五行体旺理论，即指每一行当令为旺，我生为相，生我为休，我克为囚，克我为死的五行盛衰模式。此理论体现了古代医家关于自然万物和人体五行精气活动节律及其相互关系的学说。中医学用五行休旺理论阐述脏腑精气在四季昼夜呈现的周期性变化以及脏腑疾病的传变规律，对判断病情发展趋势，指导疾病的防治均有实际意义。

六、中庸"制化观"

孔子首倡中庸之德，《论语·雍也》曰："中庸之为德也，其至矣乎！民鲜久矣。"子思作《中庸》："中也者，天下之达本也；和也者，天下之达道也。致中和，天地位焉，万物育焉。"可见儒家将中庸之道作为其宇宙观，纵观历代儒者有关中庸的言论对中医学的影响如下。

中庸，即用中，反对偏向一极或一端，要求不偏不倚。如《中庸》第六章说："执其两端，用其中于民。"朱熹对"两端"的解释有二：一指不同言论的"极致"，即尖锐对立的两种观点；二指客观事物的相互对立的两个方面。所谓"执中"，即要达到非过非不及，"比中而行"，适可而止。这一思想体现在中医五运六气学说中，如《素问·气交变大论》中的"五运之政，犹权衡也"。一旦五运发生太过与不及，可出现五行胜复，从而影响人体发生疾病。因此，必须进行五行调节。如《素问·气交变大论》讲："夫气之胜也，微者随之，甚者制之。气之复也，和者平之，暴者夺之。皆随胜气，安其屈伏，无问其数，以平为期，此其道也。"

《中庸》第一章又说："喜怒哀乐之未发，谓之中；发而皆中节，谓之和。"其义为人的情感发而有节，人的行为要不急不缓，使急与缓合而为一，天地自然、阴阳五行之气才能和谐。所以，可以认为"中和"实指包括"两端"在内的自然调和，这一思想直接影响着中医五行学说的生克制化，只有生中有克，克中有生，互制互化，才能实现人体脏腑功能生克制化正常，万物处于生生不息的"中和"这种最佳状态。一旦五行生克失去制化，就会发生五行太过或不及，进而破坏人体"中和"之道而发生疾病。可以说，五行制化是中庸思想在中医学中的应用。儒家向往国家政治的"中和"状态，医家追求人体阴阳五行调和，具体目标虽不同，但其方法论原则是一致的。

若从唯物辩证法看中庸之道所强调的"用中""中和"和反对"过"与"不及"的思想，实质上就是力图把事物的变化和人们的活动限制在"度"的范围内，不准达到或越过"度"的两极关节点，即最高和最低的"两端"。一旦达到"两端"，事物的根本规定性即本质或主要之质就要发生动摇，一旦越过某一极"端"，此质变为彼质，这一事物变为另一事物。然而中庸之道对于中医学作用是另外一事，不能用中庸之道在社会政治历史中起过保守、反动的作用，就认为在中医学中也是消极的。这种结论是违背唯物辩证法基本精神的。列宁曾指出："马克思主义最本质的东西，马克思主义的活的灵魂：具体地分析具体的情况。"（《列宁选集》）马克思主义的唯物辩证法认为：一切事物都是绝对运动和相对静止的辩证统一体。若在事物变革时强调中庸之道，是不可取的，但用在新事物出现后生命的"相对静止"和"平衡状态"则无疑是可取的。中医学的根本任务就是恢复和维护人体生命的

"相对静止"和"平衡状态",并尽可能使之延续,其延续的时间越长,表明医学进步发达,反之则是不足和落后。因此,中庸之道与中医学的使命和发展方向是一致的,同中医五行学说的生克双向调节相符合。

七、象数五行模式观

1. 周易八卦五行数模

《周易》由两部分组成,一是经文部分称为《易经》,二是传文部分称为《易传》,其理论建构了一个涵括天、地、人三极之道,即宇宙自然、社会历史、生命人心普遍规律的哲学框架。其中在《易传》中有 6 篇提到"五行"一词。如《二三子》第 12 行、第 13 行,"至人之立正(政)也,必尊天而敬众,理顺五行。"《易之义》第 13 行"子曰:五行"。《易之义·要》第 21 行、第 22 行,"水火金,土木尽称也。"而在通行本《周易·说卦传》中阐明了八卦之象与五行的关系,即"乾为金""巽为木""坎为水""离为火",其他有"坤为地""艮为山",此山与地皆属土等,开辟了周易卦象五行数模的先河。

2. 河图十数化生五行

河图十数来自《周易》天地生成数。《周易·系辞》记载:天地之气各有五,天一、地二、天三、地四、天五、地六、天七、地八、天九、地十。这十个数在"河图"上用黑白点表示,分列 2 层(图 1)。

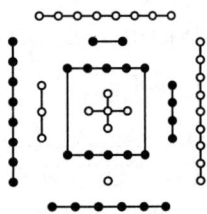

图 1 河图十数

其理在于大凡物生,莫不气内形外,内者机所涵不可测,外者形体成而可见。所以,"河图"中生数者属于内,即如《尚书注疏》所说:"天一生水,地二生火,天三生木,地四生金,天五生土",它反映了"先天始生之物"数序。然"阳无匹,阴无隅",必加土数五而成数列于生数之外,即"地六成水,天七成火,地八成木,天九成金,地十成土"。

由五行生成数可知,物生于阳者成于阴,生于阴者成于阳,此阴阳交合〔"先天以气化,后天以形化"(朱熹)〕化生万物中生数与成数之妙用,今列奇数 1 与偶数 2 加以阐明。奇数 1 为阳,却代表属阴的水,此时水为阳水,阳具有推动温煦作用,所以水能生万物;若改用偶数 2 配水,则重阴之水全无生气。偶数 2 为阴,却代表属阳的火,此时火为阴火,阴具有滋养化源万物作用,所以火能长养万物;若改用奇数 1 配火,则重阳之火亢而害物。唯有生成数奇偶相配,阴阳相抱,刚柔相济,五行之气才能生化不息,万物乃至人体生命活动才能正常进行。所以,《太玄经·玄图》总结河图十数化生五行的数模时说："一与六共宗，二与七为朋，三与八成友，四与九同道，五与五相守。"中医学将人体五脏联系河图生成数，而在《素问·五常政大论》说："敷和之纪，……其脏肝，……其数八。""升明之纪，……其脏心，……其数七。""备化之纪，……其脏脾，……其数五。""审平之纪，……其脏肺，……其数九。""静顺之纪，……其脏肾，……其数六。"

3. 洛书九数衍五行方阵

洛书九数（图2）来自古代明堂建制。《大戴礼记·明堂》始将九宫配以9个数目，"明堂者，古有之也。凡九室……，二九四、七五三、六一八"。这个数字组合又称为九宫算。汉代徐岳在《数术记遗》中说："九宫算，五行参数，犹如循环。"北周甄鸾对"九宫"解释："九宫者，即二四为肩，六八为足，左三右七，戴九履一，五居中央。"而《灵枢·九宫八风》中关于八卦九宫的位序亦受此影响，即3为震宫属木配肝，9为离宫属火配心，四维居中央属土配脾，7为兑宫属金配肺，1为坎宫属水配肾。这一分属在《素问·五常政大论》中形成五脏象数五行以释五运不及时，"委和之纪，……邪伤肝也，……眚于三。""伏明之纪，……邪伤心也，……眚于九。""卑监之纪，……邪伤脾也，……其眚四维。""从革之纪，……邪伤肺也，……眚于七。""涸流之纪，……邪伤肾也，……眚于一。"若将其黑点改用数字表示洛书九数，如图3就成为数学上的"三三方阵"。

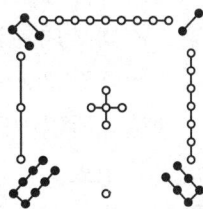

图2　洛书九数

其数学模式特点有三：其一，四正四隅皆一百。若将洛书四正的奇数1、3、7、9相加乘以中5，积为100；四隅的偶数2、4、6、8相加乘以中5，积也是100。这就是说1、3水木生数加7、9火金成数，再乘以土数5，与2、4火金生数加6、8水木成数，再乘以土数5，积都为100。这一天地奇偶阴阳数值相符，反映了五行事物之间的动态平衡。其二，三阶纵横是15。洛书九数的排列在数学上称为"三阶纵横图"。其特点是横行、纵

4	9	2
3	5	7
8	1	6

图3　三三方阵

行、斜行各三数相加均是15，这种相等的数量关系为五行之间协调平衡提供了数学模式依据。其三，三三方阵成八图，洛书九数载于神龟背上，当神龟分向东、西、南、北时，九数有4种不同排列方式，当神龟仰游分向四方时，亦有4种不同排列方式，现以镜子对应出8种排列方式，如图4。

若从数模上看，这是由洛书九数的三三方阵图，经过旋转或镜子反射所得的多个图形，习惯上称为同一类型不同形式。所以洛书虽有纵、横、斜行各三数和是15的唯一的一种类型解，但有8种不同表现形式，称为洛书九数五行三三方阵八图，它阐明了龟象变化寓五行有序的数字模式。反之，以数证象分析五行三三方阵中某

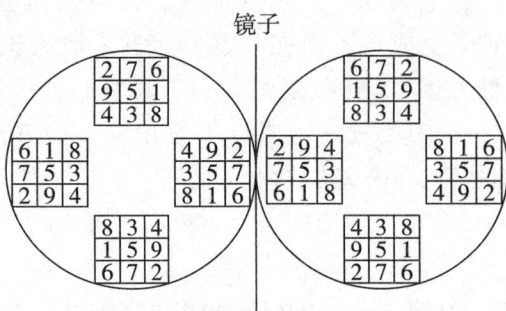

镜子

图 4　洛书九数八型

一行而言，则此数进则彼数退，彼数消则此数长。就相邻两行而言，奇位之数进则偶位之数退，偶位之数消则奇位之数长，这种数的进退消长构成的纵、横、斜行相等的数量关系，才能维系五行阴阳的动态平衡。

4. 运气学说是易学象数的扩展

五运六气中医理论是以易学天人相应的整体思想作为指导，将天道、气候、物候的变化与人道病候的变化相对应起来，依据《周易》"天五地六"原则，将天之五发展为五运，将地之六发展为六气。五运于天，天气下降，六转于地，地气上升，天地相交，运气相合，构成五运六气理论。所以中医运气学说可看作"五六相合"的历法、音律、物候三位一体的系统。其中天干、地支与五运、六气的推算，实为易学象数的运用与发展，成为易道思维方法在《黄帝内经》中的运用实例。

八、五行"一源三歧"发展史观

恩格斯在《自然辩证法》中指出："必须研究自然科学各部分顺序的发展。"五行同一切自然科学一样，必须研究其顺序发展史，而自然科学又属于哲学的一个方面，因而五行必须带有中国古代哲学思想的色彩。可以说五行源于古代先民探索解释宇宙世界的自然观，向着儒家五行、道家五行和中医五行三个方向发展。

1. 五行自然观

五行，滥觞于东、南、中、西、北"五方"观念。据甲骨文记载，殷人把商朝领域称为"中商"，而与东、南、西、北"四方"并列。在胡厚宣《甲骨学商史论丛初集》中就有"东方曰析，风（凤）曰卜㫋，南方曰（爽），凤曰屼，西方曰桼，凤曰彝，□（北）□（方）曰□，（凤）曰殴"记载。可以说，五行的"五"，起源于古代先民对五方的崇拜，并结合察北斗、分季节，随着日地相对位置的改变，以及地面接受太阳光不一和气流不同，宇宙万物也呈现不同的生化过程。"五方说"观察和总结了时空观念和物质的统一运动。随后，春秋时期出现的"五材说"，如《左传·襄公二十七年》说："天生五材，民并用之，废一不可"，即指出人们在日常生活和生产中必不可少的木、火、土、金、水 5 种物质。从《国语·郑语》中史伯所说的"以土与金木水火杂，以成百物"的认识，透露出先民们欲从五材的相互关系中把握宇宙有形物质变化的总体意图，是为五行自然观。而先秦著作《尚书·

洪范》正式命名五行："一曰水，二曰火，三曰木，四曰金，五曰土"，进而对五行特性作出了经典的阐释——"水曰润下，火曰炎上，木曰曲直，金曰从革，土爰稼穑"。此时五行，已从木、火、土、金、水 5 种具体物质抽象出来，上升为哲学的理性概念，并揭示了五行"其相生也，所以相继也；其相克也，所以相制也"的变化规律，这些为五行学说的形成奠定了哲学基础。所以郭沫若说："五行的相生相克，本来都是从自然现象导引出来的，它的原始观点，并非唯心的胡诌。"可见原始的五行说，是指构成世界的木、火、土、金、水 5 种物质的运动变化。随着社会发展和自然科学进步，原始五行自然观既渗透到社会科学中与儒道思想兼容，又渗透到传统医学中加以发展，形成了五行"一源而三歧"发展史观。

2. 儒家五行

儒家，是中国哲学思想史上一个影响最大的学派。其中的孟子、荀子接过原始五行观，跟伦理上 5 种行为"仁、义、礼、智、信"五德相比附，因而郭沫若又说"五行本来倡导于儒家的子思、孟轲"。时至战国，邹衍将其发展为"五德始终说"，它用五行绝对相胜来推演王朝的兴衰与朝代更迭，并预示吉凶。正如《史记·封禅书》所说："自齐威室之时，驺子之徒，论著终始五德之运"，开创了儒家五行先河。到了东汉时期，董仲舒所著的《春秋繁露》极为推崇《公羊传》，如用"五行之义""五行相生""五行相胜""五行变救"来比拟自然现象与社会人士，或解释改朝换代，或阐述官职伦理。而西汉文学家、经学家刘向、刘歆父子在《三统历》中，积极推行五行相胜的"五德始终说"。此后援引五行说，如《周易》也是儒家五行的内容，在《易传》上就有"生吉凶之义，始于五行，终于八卦"的记载。可以说儒家讲五行是五行相胜的常胜派，用作"治国"推算公式和唯心"谶纬"神学工具，是为统治阶级服务，起着维系世道人心的教化作用。

3. 道家五行

"道家"一词，发端于司马谈。其思想渊源虽可追溯到殷、周，但道家作为一个学派则晚于儒家。以老子为代表的《道德经》，其"无为"思想和阴柔文化构筑了道家宇宙本体论。即老子扬弃了实体范畴的原始五行，将史伯"和实生物"精炼为"道生一，一生二，二生三，三生万物"的生成模式。而战国的稷下学派以《管子》为代表，提出了唯物精气说。西汉具有道家思想的黄老学派，其经典著作统称《黄老帛书》——这是迄今为止唯一的黄帝书与老子书的合卷本，据《汉书·艺文志》所载强调"治身"的著作黄老五行类书就有三种七十卷，但多已失传，只能从相关书中找到一些内容，如《吕氏春秋·十二纪》中就有把五行作为框架进行事物归类，把五行与五味、五声、五色、五季、五方、五脏、五虫、五谷等相联系，为大千世界的五行归属奠定了基础；进而形成"同则相从，异则相距"（《管子·白心》）、"水出金石"（《管子·心术》）以及"水者何也？万物之本原也"（《管子·

水地》)等五行分类、相生的概念思维雏形。延及西汉淮南王刘安得道家所传,著《淮南子》一书,提出了旺、相、休、囚、死的"五行休旺"学说,即"每一行当令为旺,我生为相,生我为休,我克为囚,克我为死"的五行盛衰模式。到了汉代武帝独尊儒学,黄老之学逐渐衰退,道家蜕变为道教,然其合理内核都渗透到了中医学理论中,特别是五行之中。

4. 中医五行

成书于公元前2世纪的《黄帝内经》吸收了道家"治身"的五行思想,扬弃了儒家"治国"五行之论,纳入了著名军事家孙武《孙子兵法》和思想家墨翟《墨经》的"五行无常胜,说在宜"的观点,并将自然科学与医学实践经验融于一体,在《灵枢·阴阳二十五人》中提出了"天地之间,六合之内,不离于五,人亦应之"理论,进而以"五"为基数,根据五行生克制化关系,阐释自然界人体生命活动的同步变化规律,包括:①五行推演络绎事物,这种演绎归纳见于《素问·阴阳应象大论》《素问·脏气法时论》《素问·宣明五气》等。演绎方式:一是五行直接演绎自然界的五音、五声、五方、五香、五季、五气、五味等;二是间接演绎人体的五脏、六腑、五官、五体、五志等。②引入五运六气学说阐明五运的太过与不及以及六气的变化对人体发病的影响。③运用五行生克制化、乘侮胜复规律解释人体生理、五脏病机五行传变以及五行治则治法的确立。从而建立五行脏象体系,使中医学脏腑的概念逐渐由形态学实体,演变为功能态模型。至此,五行逐步由朴素唯物的自然观发展为朴素思辨的方法论而引入到中医学中,形成中医特有的五行学说。

综上所述,笔者首次提出五行说"一源而三歧"发展史观,即古代五行自然观形成后向3个方向发展:一是沿着儒家"治国"五行发展,用以解释社会伦理以维护统治者的利益,是唯心的形而上学;二是沿着道家"治身"五行发展,含有朴素的辩证法思想;三是中医五行继承了黄老之学形成中医医学五行,用以解释人体生理病理,指导疾病诊断和治疗,推动着中医学发展,属应用自然科学的思维方法。

第二章 五行学说

在分析研究古代哲学的五行学说的8个方面基础上,结合中华民族文化,整个五行学说涵盖了五行的基本概念、特性、归类演绎、生克规律、乘侮规律、制化与胜复规律等内容。

一、五行的基本概念

五行，即木、火、土、金、水 5 种物质及其运动变化。五行中的"五"，就是指木、火、土、金、水 5 种基本物质，它是由宇宙本原之气分化而成。"行"，有 2 种解释：其一指运动变化。如《尚书正义》疏正"言五者，各有材干也。谓之行者，若在天，则为五气流注；在地，世所行用也。"《黄帝内经》中常把"五行"和"五运"并称互用，就是取其流注运行之义。其二指行列次序。如《春秋繁露·五行相生》中也明确地以"列"释"行"，指出"天地之气，合而为一，分为阴阳，判为四时，列为五行。行者，行也；其行不同，故谓之五行"。所以，五行的基本概念可以说是指木、火、土、金、水 5 类事物的相互联系及其运动变化。

此外，一些学者在阐释五行的基本概念时，也往往和阴阳、气等学说相互掺杂在一起，如《说文解字》在"五"字条目下说："五，五行也。从二，阴阳在天地间交舞也"，明显是以阴阳来释五行。《白虎通义·五行》说："言行者，欲言为天行气之义也"，明显是以气来释五行。周敦颐在《通书·动静》中说："五行阴阳，阴阳太极，四时运行。万物终始，混兮辟兮，其无穷兮"，明显认为五行原自阴阳、阴阳本自太极（即阴阳未判时的混沌一气）。

二、五行特性

五行的特性，是古人在长期的生活和生产实践中对木、火、土、金、水 5 种物质的直觉观察和朴素认识的基础上，进行抽象后逐渐形成的理性概念，是用以识别各种事物的五行属性的基本依据。一般认为《尚书·洪范》所说的"水曰润下，火曰炎上，木曰曲直，金曰从革，土爱稼穑"是对五行特性的经典概括。

1. 木曰曲直

"曲"，即弯曲；"直"，伸也。"曲直"，是指树木向上生长时枝干可弯曲、可伸直并向四周扩展的特性，由此引申为凡具有生长、升发、舒畅等性质或作用的事物和现象均归属木。另《尚书正义》的疏正认为：木可以操令曲直，故称"木曰曲直"。但是在中医学领域里，在运用木的特性进行演绎时，仍以其生长、升发、条达、舒畅为主要抽象特性。

2. 火曰炎上

"炎"，即炎热或焚烧光明；"上"，即上升。"炎上"，是指火具有炎热、升腾、光明的特性，由此引申为凡具有温热、上升、光明等性质或作用的事物和现象均归属火。

3. 土爱稼穑

"爱"通"曰";"稼",春种曰稼,即种植谷物;"穑",秋收曰穑,即收获谷物;"稼穑",泛指人类种植和收获谷物的农事活动,由此引申为凡具有生化、承载、受纳性质或作用的事物和现象均归属于土,因而有"万物土中生""万物土中灭"和"土为万物之母"的说法。另据郑玄在《周礼》注中说"种谷曰稼,若嫁女之所生。然则穑是惜也,言聚富之可惜也",可供参考。

4. 金曰从革

"从",即顺从;"革",即变革。"从革",是指金有刚柔相济之性,金质地虽刚硬,可作兵器以杀戮,但有随人意而更改的柔和之性。所以,《尚书正义》的疏正认为:金"可改更者,可销铸以为器也"。由此引申为凡具有沉降、肃杀、收敛等性质或作用的事物和现象均归属于金。此外,有人提出金属是通过对矿物的冶炼而成,因而其本身是顺从人意、变革矿物而成,故曰"从革"。

5. 水曰润下

"润",即滋润、濡润;"下",即向下、下行。"润下",是指水具有滋润、下行、寒凉的特性。所以,《后汉书·五行》郑玄注:"北宫于地为水,水性浸润下流,所用灌溉者也。"由此引申为凡具有滋润、下行、寒凉、闭藏等性质或作用的事物和现象均归属于水。

从上述分析可以看出,五行学说中的木、火、土、金、水已经不是这5种具体物质本身,而是上升为5种物质不同属性的理性概念,用以推演、络绎各种事物的五行属性的基本法则。另一种看法是标示事物五行属性的标志性符号。

三、事物和现象的五行归类

用五行的特性对事物进行推演、络绎和归类,首见于《尚书·洪范》的"润下作咸,炎上作苦,曲直作酸,从革作辛,稼穑作甘",这是将五行的特性推演及"五味"。后人对此作过多种解释,如郭沫若在《中国古代社会研究·诗书时代的社会变革与其思想上之反映》中说:"'润下作咸',是从海水得出的观念;'炎上作苦',是从物焦则变苦;'曲直作酸',是由木果得来;'稼穑作甘',是由酒酿得来;'从革作辛'这句话,想不出它的胚胎。"本来"辛"味依现代生理学并不是独立的味觉,它是痛感与湿感合成的。假使侧重痛感来说,金属能给人以辛味,也勉强说得过去。

自此以后,在《左传·昭公元年》中就载有"天有六气,降生五味,发为五色,征为五声"等,可以看出,五行已推广至"五色"和"五声"。时至《吕氏春秋》，则以五行为纲，把气候、天象、物候等自然现象与农事、政令、祭祀等社会活动连接起来，构成一个无所不包的整体系统，为大千世界进行事物的五行归类奠定了基础。到了《黄帝内经》时代，不仅将五行的特性更加推演及"四时阴阳"，形成人与自然五大系统，并与人体内脏器官等配属组成人体五行系统。今以《素问·阴阳应象大论》肝木系统加以说明，即"东方生风……在色为苍，在音为角，在声为呼，在变动为握，在窍为目，在味为酸，在志为怒"。从上述《黄帝内经》以五行的特性归类事物和人体属性来看，显然已将五行学说作为宇宙的普遍规律来对待。正如《灵枢·阴阳二十五人》所说："天地之间，六合之内，不离于五，人亦应之。"仔细分析五行归类方法，主要有取象比类法和推演络绎法两种。

1.（直接）取象比类法

"取象"即是从事物的形象（形态、作用、性质）中找出能反映本质的特有征象；"比类"即是以五行各自特性为依据，与所要认知的事物的特有征象与已知的五行中某一行的特性相同或相类似，就可以将该事物或现象归属于五行中的某一类。例如，事物或现象的某一特征与木的特性相类似，则将其归属于木；与金的特性相类似，则将其归属于金。以空间结构的方位配五行，因日出东方，我国东面沿海地区常富有生机，与木的升发、生长特性相类似，故东方归属木；南方炎热而植物繁茂，与火的炎上特性相类似，故南方归属火；日落西方，西风起而肃杀之秋将至，与金的沉降、肃杀特性相类似，故西方归属金；北方寒冷，多数时间虫类蛰伏，与水的寒凉、向下和静藏特性相类似，故北方归属于水；古人认为中原地带土地肥沃，万物茂盛并统辖四方，与土地敦厚、承载、生化特性相类似，故中央归属于土。以时间结构季节配五行，春季草木萌发，蛰虫复醒，生机盎然，与木之特性相类似，故春季归属于木；夏季赤日炎炎，地热升腾，生态繁盛，与火的特性相类似，故夏季归属于火；夏季中有一段时间为雨季，古人称为长夏，此时气温高而湿度大，最利于谷物的灌浆和果实的成熟，是决定农作物收成的最重要的季节，这与土的特性相类似，故长夏归属于土；秋季西风肃杀，万物落叶而果实容平，与金的特性相类似，故秋季归属于金；冬季严寒，蛰虫深藏，与水的特性相类似，故冬季归属于水。以人体结构的五脏配五行，肝主疏泄条达，主升，与木的特性相似而归属于木；心主行血而温煦，与火的特性相似而归属于火；脾主运化为机体化生气血，与土的特性相似而归属于土；肺主肃降喜清洁，与金的特性相似而归属于金；肾主水而闭藏，与水的特性相似而归属于水。

由上述例子可以看出，事物五行属性的直接归类，有时也比较牵强附会，因而存在一定的局限性。

2.（间接）推演络绎法

仅仅借助直接归类法，还难以把自然界的各种事物最终都归纳到五行系统中。

因而古代医家还运用推演络绎法，即根据已知的某些事物的五行属性，推演络绎与此事物相关的其他事物的五行属性的认知方法。此法多用于人体归类中，例如已知肝具有疏泄条达和主升发的特性而归属木，而肝所主的筋体柔和曲伸自如，因而符合"木曰曲直"的特性，亦归属木；与肝相表里的胆，具有贮调胆汁的功能，含有舒畅之性，属性亦为木。可见肝、胆、筋的归类为直接取象比类而得，而肝在液为泪，在窍为目，在志为怒，其华在爪等，只能根据肝属木从其生理病理间接推演得出。这种方法有点类似于逻辑推理的"三段论"，即借助逻辑中的"A 相似或等于 B，B 相似或等于 C，所以 A 相似或等于 C"的论证思维加以说明。

上述两种归类方法都渗透到事物和现象五行属性归类之中，其意义在于以五行为中心，从天、地、人三个方面即天以五方、五季，地以五色、五味，人以五脏、五志等为基本框架，将自然界的事物和现象以及人体脏腑组织和功能按其属性进行归类，构建了人体内外环境相联系的五行系统进而阐明人体自身的整体性和自然环境相统一的整体观念，体现了五行作为方法论的科学意义，成为宇宙万物与人体之间相互联系、相互作用的共有功能性模型。它与 20 世纪 40 年代美籍奥地利生物学家 L. V. 贝塔朗菲提出的一般系统论相似；也与控制论的同构理论有相似之处。

有关五行的次序排列，在《尚书·洪范》中以"水"为五行之首，与古人认为水为万物生成之源的观念有关。如《管子·水地》说："水者何也？万物之本原也，诸生之宗室也。"今本《黄帝内经》及以后的著作，皆将"木"作为五行之始，如西汉董仲舒《春秋繁露·五行之义》说："木，五行之始也；水，五行之终也；土，五行之中也。"这可能是古人观察、分析四时气候及物候变化而得出的结论。而五脏与五行配属尚有不同认识，章太炎《论五脏附五行无定说》已提及这一点，近几年也引起医学界的讨论，五脏配五行，除现在通用的"肝木、心火、脾土、肺金、肾水"的配属模式外，在古文《尚书》《吕氏春秋》《礼记·月令》等中，尚有"脾木、肺火、心土、肝金、肾水"的配属模式。今本《黄帝内经》与今文《尚书》等古代书籍中，五脏与五行的配属模式即现行教科书的配属模式，因同医学理论与实践相符合，至今仍在应用，历经千年未曾改变。而古文《尚书》《吕氏春秋》和《礼记·月令》的配属模式，与古代祭祀有关，对中医学没有什么影响，也未被中医界所采用。

由于《黄帝内经》非一时一人之作，因而在天、地、人的五行配属上存在一些分歧，今摘取《金匮真言论》《阴阳应象大论》《脏气法时论》《宣明五气》《五运行大论》《五常政大论》《五味》《五音五味》等 8 篇内容以资参考，具体见表1。

表1 《黄帝内经》五行与事物和现象的配属表

类别	五行					《黄帝内经》篇名
	木	火	土	金	水	
方位	东	南	中	西	北	
五季	春	夏	长夏	秋	冬	《脏气法时论》
气候	风	热	湿	燥	寒	《阴阳应象大论》《五常政大论》
星宿	岁星	荧星	镇星	太白星	辰星	
生数	三	二	五	四	一	
成数	八	七	十	九	六	
天干	甲乙	丙丁	戊己	庚辛	壬癸	
五味	酸	苦	甘	辛	咸	《五常政大论》
五色	青	赤	黄	白	黑	《金匮真言论》
五臭	臊	焦	香	腥	腐	
五音	角	徵	宫	商	羽	
五化	生	长	化	收	藏	《阴阳应象大论》
五果	李	杏	枣	桃	栗	
五菜	韭	薤	葵	葱	藿	
五畜	鸡	羊	牛	马	彘	《金匮真言论》
五谷	小豆	麦	粳米	黄黍	大豆	《脏气法时论》
五脏	肝	心	脾	肺	肾	《阴阳应象大论》
五腑	胆	小肠	胃	大肠	膀胱	
官窍	目	舌	口	鼻	耳	
五体	筋	脉	肉	皮	骨	
五液	泪	汗	涎	涕	唾	
五神	魂	神	魄	意	志	
五志	怒	喜	思	悲	恐	
五声	呼	笑	歌	哭	呻	
五变	握	忧	哕	咳	栗	
病位	颈项	胸胁	脊	肩背	腰股	《金匮真言论》
病变	里急支满	瘛	否	咳	厥	《五常政大论》

从表1所见，《黄帝内经》将现代人看来风马牛不相及的事物纳入木、火、土、金、水5个系统中，通过五行归类，世界万物由复杂变得简单，由杂乱无章变得有规律可循了，它体现了人类认知水平的逐渐提高。

四、五行学说的基本规律

五行学说的基本规律包括五行相生与相克、五行制化与胜复、五行相乘与相侮，以及五行母子相及、乘侮并见4个方面。其中五行的相生与相克是指五行间存在着动态有序的相互资生和相互制约的关系；五行的制化和胜复，是指五行系统中具有的自我调节机制。由于五行之间存在着相生相克与制化胜复的关系，从而能维持五行结构系统的平衡与稳定，促进事物的生生不息。五行的相乘相侮、母子相及、乘侮并见是五行之间异常的生克变化，主要用于阐释某些异常的气候变化和人体的病理变化等。

（一）五行相生与相克

1. 五行相生

五行相生："生"，在《广韵》等中均释作"生长"。五行相生，是指木、火、土、金、水之间存在着有序的递相资生、助长和促进关系。

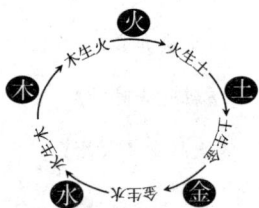

图5　五行相生

五行相生次序：木生火，火生土，土生金，金生水，水生木，依次递相资生而往复不休（图5）。五行相生次序见于《春秋繁露·五行之义》中"木生火，火生土，土生金，金生水"。但今本《黄帝内经》对五行相生次序没有直接的文字表达，而是通过五行归类在四时五季的春、夏、长夏、秋、冬时节阴阳流变的次序相生中表现出来，寓有木、火、土、金、水依次相生之义，这一内涵可能是受《易传·说卦传》中八卦分属五行思想的影响。五行相生原理，《五行大义》引《白虎通义》给出的解释是："木生火者，木性温暖伏其中，钻灼而出，故木生火。火生土者，火热故能焚木，木焚而成灰，灰即土也，故火生土。土生金者，金居石依山，津润而生，聚土成山，山必长石，故土生金；金生水者，少阴之气，润燥流津，销金亦为水，所以山石而从润，故金生水；水生木者，因水润而能生，故水生木也。"其中对"火生土，土生金，金生水"的解释的确勉强，这恐怕是《黄帝内经》没有以类似说法作为无形相生原理的理由吧！但《素问·阴阳应象大论》中有"筋生心……，血生脾……，肉生肺……，皮毛生肾……，髓生肝"之说，也寓有五行相生次序。

在五行相生关系中，任一行都具有"生我"和"我生"两方面的关系。犹如母子之间的代代相传，故《难经》将此关系比喻为母子关系。"生我"者为母，"我生"者为子。以火为例，"生我"者为木，木为火之"母"；"我生"者为土，土为火之"子"，故木与火是母子关系，火与土也是母子关系。因此，五行相生实际上是指将五行中任何一行对其"子行"的资生、促进和助长。

2. 五行相克

五行相克："克"，在《尔雅》《广韵》等中均释作"胜""相克"，在古代称作"相胜"。五行相克，是指木、火、土、金、水之间存在着有序的递相克制和制约的关系。

五星相克的次序：木克土，土克水，水克火，火克金，金克木，依次递相制约和克制，循环不止（图6）。这一次序《黄帝内经》比先秦阴阳家的表述更加明确，如《素问·宝命全形论》说，"木得金而伐，火得水而灭，土得木而达，金得火而缺，水得土而绝"，这里伐、灭、缺、绝都有限制、制约的意思。同时也可能是古人对四时（五时）气候"相胜"认识的结果，如《素问·金匮真言论》说"春胜长夏，长夏胜冬，冬胜夏，夏胜秋，秋胜春"。

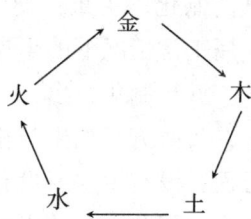

图6 五行相克

在五行相克关系中，任何一行都具有"克我"和"我克"两方面的关系。《黄帝内经》把相克关系称为"所胜"与"所不胜"关系，即克我者为我"所不胜"，我克者为我"所胜"。以木为例，克我者为金，金为木之"所不胜"，我克者为土，土为木之"所胜"。因此，五行相克实为五行中任何一行对其所胜行的克制和制约。

若从生克关系看每一行与其他四行的联系，既存在着相生方面的"生我"与"我生"，又存在相克方面的"克我"与"我克"关系。以木为例，则生我者"水"，我生者"火"，克我者"金"，我克者"土"。这充分说明五行中各行不是孤立的，而是密切联系不可分割的。

应当指出，对于五行生克关系的认识还可上溯到春秋战国的墨翟与孙武，他们是五行无常胜派的代表，分别在其著作《墨子·经说下》与《孙子·虚实》中，提出了"五行无常胜"的观点，强调了"过此量者为克"的原则。如金与火二者互相能克，"火多则火烁金，金多则金靡炭"，可看作倒相克的由来。五行相克不仅与事物性质有关，还取决于双方数量对比的多寡和力量对比的强弱，加深了对自然界制约关系复杂性的认识。后《黄帝内经》提出了相乘、相侮的概念，赵献可在《医贯》中探讨五行（五脏）相生关系的相对性，认为金能生水，水亦有助于金；土能生金，金亦能助土……寓有倒相生。此外，陈修园言"颠倒五行"，陈士铎在其著作《石室秘录》中提出五行生克别论等。这些都将自然界复杂的制生关系引入到中医学中。笔者在《中医倒五行探微》一文中上升为同顺五行一样，倒五行的生克表现在倒相生、倒相克中。今以木为例：①我倒生——木生水，②倒生我——火生木，③我倒克——木克金，④倒我克——土克木。其实质揭示了五行生克的相对性，符合唯物辩证法认为事物之间相互联系的观点。

（二）五行制化与胜复

1. 五行制化

五行制化："制"，即制约、克制；"化"，即生化、变化。五行制化，是指五行之间既相互资生，又相互制约，维持平衡协调，推动事物间稳定有序的变化与发展。其"制化"关系："生中有克制""克制中有生"，即相互生化、相互制约的关系，应属正常情况下的生克调节机制。

五行制化，出自《素问·六微旨大论》中的"亢则害，承乃制，制则生化"之论，实属五行相生与相克相结合的自我调节。五行的相生和相克是不可分割的两个方面：没有生，就没有事物的发生和成长；没有克，就不能维持事物间的平衡协调关系。因此，必须生中有克制，克制之中有生，相反相成，才能维持事物的平衡协调，促进稳定有序的变化与发展。

五行制化的规律：五行中一行亢盛时，必然随之有制约，以防止亢而危害，即相生中有克制，在克制中求发展。具体形式有二：一是"生中有克制"，如木生火，火生土，而木又克制土；火生土，土生金，而火又克制金；土生金，金生水，而土又克制水；金生水，水生木，而金又克制木；水生木，木生火，而水又克制火。如此循环往复，以解决相生太过为害的"生中有克制"的制化规律。二是"克制中有生"，如木克土，土生金，而金又克木；金克木，木生火，而火又克金；水克火，火生土，而土又克水；火克金，金生水，而水又克火；土克水，水生木，而木又克土。如此循环往复，以解决相克太过为害的"克制中有生"的制化规律。

由上可知，五行制化以实现动态平衡，是通过生克的动态均势取得的，而生克的动态均势是通过反馈机制实现的。如以"生中有克制"来看，木生火，火生土，则通过木克土进行调节以防相生太过；以"克制中有生"来看，木克土，金克木，则通过土生金进行调节以防相克太过。此外，《中医学基础》认为：五行生的关系和克的关系之间是不均衡的，有时是以生为主、克为次，此即"生中有克"；有时是以克为主、生为次，此即"克中有生"。可见五行制化的意义正如张介宾《类经图翼·运气》说："盖造化之几，不可无生，亦不可无制，无生则发育无由，无制则亢而危害。"

2. 五行胜复

五行胜复：载于《素问·五运行大论》"天地之气，胜复之作"，即言天气、地气胜复往来之义；其内容详见于《素问》的7篇"大论"中，而以《素问·至真要大论》为代表，借以说明五运六气太过、不及等异常变化导致人体发病的自行调节机制。

（1）五行胜复的概念

"胜"，即"胜气"；"复"，即"复气"，又可称"报气"。五行胜复，指五行学说中的胜气与复气。凡五行中一行亢盛之气，对"己所胜"的克制，称为胜气；而对胜气进行报复之气，称为复气。所谓五行胜复，是指在五行系统中由于胜气出现，必然遭到其所不胜之气的报复压抑，从而使五行之间生克归复协调的动态过程。由于在这一过程中存在着复气之母受到胜气所害，而复气是其母之子且为其母报仇并将胜气压抑下去，因而又将五行胜复称为"子复母仇"。所以，张志聪对此注释为："胜复之作者，淫胜郁复也"。《素问·至真要大论》从胜复关系上阐明了各自概念，即"夫所胜者，胜至已病，病已愠愠，而复已萌也""夫所复者，胜尽而起，得位而甚"。

（2）五行胜复的胜气情况

五行胜复中的胜气出现有两种情况：一是由于五行中一行的太过，即绝对亢盛而出现；二是由于五行中一行的不足而致其所不胜的一行相对偏盛。复气因胜气的出现而产生，即出现胜气，然后有复气产生，以对抗胜气进行"报复"，促使胜气复平。所以说复气是指胜气的"所不胜"的一行。例如胜气为木行，则复气为金行，因金能制木。同理，胜气为火行，则复气为水行，等等。

（3）五行胜复思维模式有3种

第一，自我调节五行胜负模式。这种模式是在五行间的调节范围内进行，旨在恢复五行制化状态，这又分为以下两类。

一是太过胜复的自我调节：若五行中一行绝对亢盛，则按相克次序克制，引起所不胜（复气）旺盛，以制约该行的亢盛，使之复归于常。如木行之气太过，作为胜气而克制，使土行之气偏衰，土衰不能利水，则水气偏盛而制火，火受制不能克制金，于是金气旺盛以制服木行之气太过，从而维系五行系统的正常调节状态。示意如图7，其余四行的太过胜复依此类推。

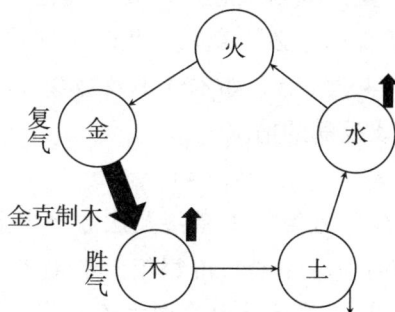

图7　太过胜复自我调节　　图8　不及胜复自我调节

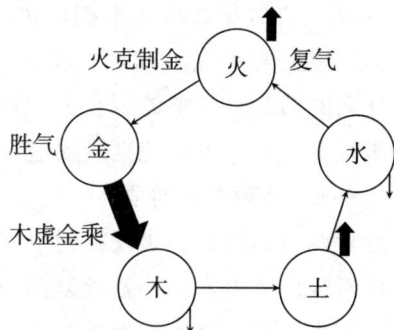

二是不及胜复的自我调节：若五行中一行不及而致其所不胜的相对偏盛，依然按相克次序克制，引起所不胜（复气）旺盛，以制约相对偏盛一行，使之复归于常。如木行之气不及，则将受金行之气的克制，同时木衰不能制土而引起土行之气偏盛，土气偏盛则加强抑水而水气偏衰，水衰无以制火而火行之气偏盛，火偏盛则复之而金行之气衰不能制木，利于木行之气恢复，从而维系五行系统的正常调节状态。示意如图8，其余四行的不及胜复依此类推。

上述两种胜复调节，正如《素问·天元纪大论》所说："形有盛衰，谓五行之治，各有太过不及也，故其始也，有余而往，不足随之，不足而往，有余从之。"这就是五行结构系统本身作为系统整体对局部出现太过或不及的自身调节机制的经典阐述。

第二，子复母仇胜复模式。这种胜复模式是通过"己所胜"一行之子来实现子复母仇，又分为以下两类。

一是太过胜复的子复母仇：如木气太过，作为胜气而克制土气，此时土气之子金气来复以制约木气，实现子复母仇。示意如图9。

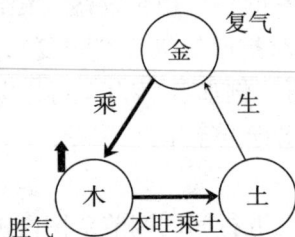

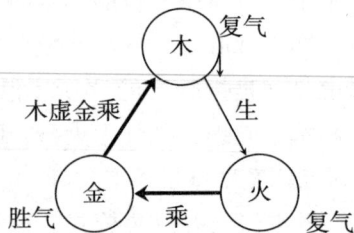

图9　"太过"子复母仇　　　　图10　"不及"子复母仇

二是不及胜复的子复母仇：如木气不及，则受到金气克制，称木虚金乘。此时木能生火，火气来复以制约金气，实现子复母仇。示意如图10。

第三，复而反病。上述子复母仇均可见复而反病的情况，如《素问·至真要大论》解释为复气"居非其位，不相得也。大复其胜则主胜之，故反病也"。即言复气到来与同时位上的主气不相容，复气报复后本身必然衰减，此时主气乘机胜之，形成复气反病的情况，其中体现在火、燥、热三气上。如木气不及被金气所乘，木之子火气来复金仇后，可出现火复太过令土燥反病的情况。

（4）五行胜复调节的特点

五行胜复调节的特点，表现在时令、方位、胜复往来微甚及次数多少上，其变化或调节正常或调节失常。一是胜复调节的时位，一般来说每年上半年多为胜气常发生时位，下半年多为复气常发生时位。所以，《素问·至真要大论》说："初气终三气，天气主之，胜之常也；四气尽终气，地气主之，复之常也。"二者有常以维系岁运德化政令有度，避免灾变胜复发生。二是胜复微甚有别，表现在有胜则复。

只要存在胜气，必有复气以报其胜，因为五行为单数，任一行出现胜气，必有其复气制约。所以《素问·至真要大论》说："有胜则复，无胜则否。"还有胜气甚，复气也甚；胜气微，复气也微。从五行相克来看，凡任一行有多少太过，另一行就有多少不及；反之，凡任一行有多少不及，必招致另一行多少太过。所以《素问·至真要大论》说"微者复微，甚者复甚"，即是此意。就胜气与复气往来可反复多次，直到胜气衰而胜复归于平衡为止。所以，《素问·至真要大论》又说："胜至则复，无常数也，衰乃止耳。"三是胜复调节即可表现为正常"德化政令"而促进万物生长变化，又可超出调节范围表现为异常灾变而伤害万物。所以，《素问·六微旨大论》说："气有胜复，胜复之作，有德有化，有用有变，变则邪气居之。"

（5）**五行胜复的实质**

若从子复母仇来看五行胜复实质：太过胜复的子复母仇为克中有生。克，一指胜气对"己所胜"相乘，二指复气相乘报复胜气；生，指复气由其母所生，对于不及的子复母仇，除具克中有生外，是否还具有生中有克呢？如木气虚则金气来乘是为胜气，此时金可以生水，进而水来生木促进木气恢复正常。因此我们认为当五行胜复发生以后，通过自身调节以恢复人体五行系统生中有克、克中有生的制化状态。因为相生相克的过程也就是事物消长变化的过程。在此过程中，一定会出现太过和不及的情况，这种情况的出现，其本身就是再一次相生相克的调节。这样，又会出现再一次的协调平衡。这种不平衡之中求得平衡，而平衡又立刻被新的不平衡所代替的循环运动，就不断地推动着事物的变化和发展。胜至则复，复已则胜，不复则害，它与《素问·六微旨大论》所说的"亢则害，承乃制，制则生化，外列盛衰，害则败乱，生化大病"是同一意思，均从正反两个方面揭示了五行胜复变化的实质。可以说，中医五行胜复的思维模式反映了中国传统文化重视二分法与五分法所形成的二、五思维辩证法。

（三）五行相乘与相侮

1. **五行相乘**

五行相乘，是指五行中一行对其所胜一行的过度制约或克制，又称"倍克"，属五行异常克制现象。

五行相乘的次序与相克相同，只将克改为乘，即木乘土，土乘水，水乘火，火乘金，金乘木，见图11。

导致五行相乘的原因有"太过"和"不及"两种情况。

太过导致的五行相乘，是指五行中的一行过于亢盛，对其所胜的行进行超正常限度的克制，引起其所胜行的虚弱或不足，从而导致五行之间的协调关系失常。如以木克土为例，正常情况下木能克土，土为木之所胜。若木气过于亢盛，对土克制太过，可导致土的不足。这种由于木的亢盛而引起的相乘，称为太过导致的"木旺乘土"。临床上有情绪太过，肝失疏泄引起脾、胃、肠病症。

不及所致的相乘，是指五行中某一行过于虚弱，难以抵御其所不胜行正常限度的克制，使其本身更显虚弱。仍以木克土为例，在正常情况下木能制约土，若土气不足，木虽然处于正常水平，土仍难以受木的克制，因而造成木乘虚侵袭，使土更加虚弱。这种由于土的不足而引起的相乘，称为"土虚木乘"。临床上有脾、胃、肠病症后可出现"土虚木乘"从而加重脾、胃、肠自身的病证。

此外，还有第三种情况是上述两种情况的组合，既有所胜行的过于虚弱，又有所不胜行的过于亢盛。如既有土气不足，又有木气过亢，从而出现差距拉大的严重相乘。临床上可见肝木疏泄太过又有脾土不足，其施治有一定难度。

2. 五行相侮

五行相侮，是指五行中一行对其所不胜行的反向制约和克制，又称"反克"，属五行异常反克的现象。

五行相侮的次序：木侮金，金侮火，火侮水，水侮土，土侮木，如图11所示。

导致五行相侮的原因，亦有"太过"和"不及"两种情况。

太过所致的相侮，是指五行中的某一行过于强盛，使原来克制它的一行不仅不能克制它，反而受到它的反向克制。例如木气过于亢盛，其所不胜金不仅不能克木，反而受到木的欺侮，出现"木旺侮金"的逆向克制现象，这种现象称为太过的"木亢侮金"。临床上有暴怒肝气上逆导致的胸痛咳嗽等。

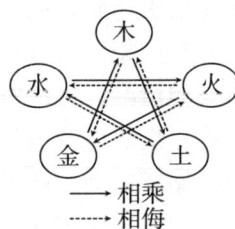

图11　五行相乘与相侮

不及所致的相侮，是指五行中某一行过于虚弱，不仅不能制约其所胜的一行，反而受到其所胜行的"反克"。如正常情况下金克木，但当金过度虚弱时不仅不能制约木，反而受到木的"反克"，这种现象称为不及的"金虚木乘"。临床上肺金不足时肝木常反侮。

此外，还有第三种情况是上述两种情况的组合，如既有金气不足又有木气偏盛，从而出现差距拉大的严重相侮。

总之，五行的相乘和相侮，都是不正常的相克现象，两者之间既有区别又有联系。相乘与相侮的主要区别：前者是按五行的相克次序发生过度的克制，后者是与五行相克次序发生相反方向的克制现象。两者之间的联系：在发生相乘时，也可同时发生相侮；发生相侮时，也可同时发生相乘。例如，木过强时，既可乘土又可侮金；金虚时，既可受到木侮又可受到火乘。因而相乘、相侮之间存在着密切联系。正如《素问·五运行大论》所说："气有余，则制己所胜而侮所不胜；其不及，则己所不胜侮而乘之，己所胜，轻而侮之。"这就是对五行相乘与相侮产生的原因及其相互关系所作的很好说明。

（四）五行的母子相及、乘侮并见

五行的母子相及包括母病及子、子病及母和母子相及 3 种情况，皆属于五行之间相生关系异常的现象。

1. 母病及子

母病及子，是指五行中一行异常，累及其子行，导致母子两行皆异常的现象。依发生原因其规律有二：一是母行虚弱累及子行不足，导致母子俱虚的母病及子，如木行虚弱常累及木不生火而火行不足；二是母行过盛可导致子行亦盛，形成母子俱实的母病及子，如木行太盛常出现木生火而火行亦旺。若从理论病机分析尚存在母实子虚或母虚子实的情况。

2. 子病犯母

子病犯母，是指五行中一行异常，累及到母行，导致子母两行异常的现象。依发生原因其规律有三：一是子行亢盛可累及母行亦盛，出现子母两行皆实的子病及母，如火行太盛可见子令母实而木行亦盛；二是子行虚弱，上累母行出现不足，导致子母两行皆虚的子病及母，如火行虚弱可影响木行，出现"子盗母气"的子母皆虚的情况；其三是子行亢盛劫夺母行，导致母行不足，出现"子盛母虚"的子母虚实夹杂的情况。

3. 母子相及

按照生我者为母，我生者为子，这种母子关系涉及三行，其母子相及异常既来自母行，又来自子行。如木行，生我者水行，我生者火行，依母子相及，母行异常既来自水行又来自火行，从而使木行病变更加复杂。若从两行来看母子相及，则是上述母病及子、子病犯母两行异常的组合。

4. 乘侮并见

见前《素问·五运行大论》所言，在此不再复述。

五、五行学说在中医学中的应用

五行学说在中医学中的应用，主要是运用五行的特性分析归纳人体脏腑、经络、形体、官窍等组织器官和精神情志等各种功能活动，构建以五脏为中心的生理病理系统，进而与自然环境相联系，建立天人一体的五脏体系观，并以五行的生克制化规律分析五脏之间的生理及其联系，以五行乘侮、胜复和母子相及规律来阐释五脏病机的五行传变，以及自然界五运六气变化规律对人体五脏系统的影响等，还指导疾病诊断、建立脏病五行辨证模式，进而判断预后及疾病转归，指导五行治则治法的确立并与养生康复相关。因而笔者认为：五行学说作为中医学主要的思维方法，论证了中医学关于人体自身以及人与自然社会的统一性，使中医学的整体观念更具系统性和可操作性。

（一）说明五脏的生理功能及其相互关系

五行学说在生理方面的应用主要包括解释人体组织结构，运用五行的特性类比五脏的生理特点，构建天人一体的五脏系统，并以生克制化说明五脏之间的生理联系等，以及人体的体质类型和寸口脉诊五脏的相生关系。

1. 类比五脏的生理特点

木性"曲直"类比肝。木有升发、生长、伸展之性，又具柔和、屈曲之德，而肝的禀性前人在实践中观察到既喜条达舒畅，又喜柔和滋润，二者类比故肝属木行。

火性"炎上"类比心。火有温暖、兴奋和向上发越之性，而心有搏动不息以维持人体温暖和生命之能，二者类比故心属火行。

土性"稼穑"类比脾。土有培育庄稼、长养万物的特性，即"土为万物之母"，而脾（胃）主腐熟水谷化生精微产生气血，以维持人体生命活动，二者类比故脾（胃）属土行。

金性"从革"类比肺。金既有顺从、肃杀、敛降之性，又有变革、成形之德，而肺具肃降而下、宣发向上之性，二者类比故肺属金行。

水性"润下"类比肾。水有滋润、寒凉、静谧、闭藏的特性，而肾有藏精、主水纳气之功，二者类比故肾属水行。

2. 构建天地人一体的五脏系统

五行学说除以五行特性类比五脏的生理特点以确定五脏的五行属性外，还以五脏为中心推演络绎整个人体的各种组织结构与功能，将人体的形体、官窍、精神、情志等分别归于五脏，构建以五脏为中心的人体生理病理系统。同时又将自然界在大的五方、五季等，在地的五味、五色等与人体五脏联系起来，构建以五脏为中心的天地人一体的五行大系统。比如从肝木系统来看：在天有五方为"东"，五季属"春"，五气为"风"，五星为"岁星"，生数为"3"，成数是"5"；在地有五畜为"鸡"，五臭为"臊"；在人有脏腑为"肝胆"，在体和"筋"，开窍于"目"，其华在"爪"，在液为"泪"，在志为"怒"；并且将天地人有机联系起来，如《素问·阴阳应象大论》说："东方生风，风生木，木生酸，酸生肝，肝生筋……肝主目"，《素问·金匮真言论》说："东方青色，入通于肝，开窍于目，藏精于肝，其病发惊骇，其味酸，其类草木"等。其余四脏似此（见表1），构筑了天人相应的五脏整体观念。

3. 说明五脏之间的生理联系

五脏的功能活动不是孤立的，而是相互联系的。五行学说不仅用五行特性说明五脏的功能特点，而且还运用生克制化规律来说明脏腑生理功能的内在联系，即五脏之间存在着既相互资生又相互制约的关系。

（1）以五行相生规律阐释五脏之间的资生关系

这一认识首见于《素问·阴阳应象大论》，其有"肝生筋，筋生心"之说，即认为肝属木，筋为肝合亦属木，心属火，故筋生心可理解为五行木生火，释为肝藏血以济心血畅旺，肝主疏泄以助心主行血；"心生血，血生脾"，即五行火生土，释为心之阳气可以温暖脾阳，以助脾主运化；"脾生肉，肉生肺"，可理解为五行土生金，释为脾主运化水谷化生精气上合宗气以助肺主呼吸；"肺生皮毛，皮毛生肾"，可理解为五行金生水，释为肺之阴津下行滋养肾精，肺之肃降以助肾主纳气；"肾生髓，髓生肝"，可理解为五行水生木，释为肾所藏之精可滋养肝血，肾阴资助肝阴以制约肝阳防其上亢。

随着人们对脏腑生理功能的了解日益深入，认知已大大超越了这种五行依次相生的范围。如《素问·玉机真脏论》说"五脏者皆禀气于胃，胃者五脏之本也"，以及后世发展提出脾胃为"后天之本"、气血生化之源的理论；《难经》中"左肾右命门"之说，以及后世发展提出命门学说，称"肾为先天之本"，足以说明对脾肾两脏的生理功能已不局限于"土生金""水生木"的简单资生，而对其他各脏也同样具有资生作用，这与五行互藏和五脏之气互藏有关。因而张景岳在《景岳全书》中说："凡五脏之气必相互灌濡，故五脏之中必各兼五气"；今人白云静在《从五行互藏探讨五脏互藏理论》一文中认为：任何一脏的功能均渗透到其他四脏之中，调控着其他四脏之中与己相关功能。这一认识体现在《难经》第三十四、第四十、第四十九难中。其一，青、赤、黄、白、黑五色之变在于肝木，即"肝主色"的功能渗透到五脏中，而又"自入为青，入心为赤，入脾为黄，入肺为白，入肾为黑"。其二，臊、香、臭、腥、腐五臭之变化在于心火，即"心主臭"的功能渗透到五脏中，而有"自入为焦臭，入脾为香臭，入肺为腥臭，入肾为腐臭，入肝为臊臭"。其三，酸、苦、甘、辛、咸五味之变化在于脾土，即"脾主味"的功能渗透到五脏中，而有"自入为甘，入肺为辛，入肾为咸，入肝为酸，入心为苦"。其四，呼、哭、歌、言、呻五音发自肺金，即"肺主音"的功能渗透到五脏之中，而有"自入为哭，入肾为呻，入肝为呼，入心为言，入脾为歌"。其五，泣（泪）、汗、涎、涕、唾五液之变化在于肾水，即"肾主液"的功能渗透到五脏中，而有"自入为唾，入肝为泣，入心为汗，入脾为涎，入肺为涕"。可见五色、五臭、五味、五音、五液各由一脏所主，兼入其他四脏化生，实为五行五脏理论在五脏生理中相互资助的应用。

（2） 以五行相克规律阐释五脏之间的制约关系

这一认识见于《素问·五脏生成》：“心之合脉也，其荣色也，其主肾也”，“主”可理解为克制之义，即肾水克制心火，故肾为心之主；“肺之合皮也，其荣毛也，其主心也”，即心火克制肺金，释为心阳之气温升以防肺气肃降太过，故心为肺之主；“肝之合筋也，其荣爪也，其主肺也”，即肺金克制肝木，释为肺气肃降可抑制肝气的升发上腾，故肺为肝之主；“脾之合肉也，其荣唇也，其主肝也”，即肝木克制脾土，释为肝气升发疏泄条达，可促进脾（胃）的运化，防其壅滞，故肝为脾之主；“肾之合骨也，其荣发也，其主脾也”，即脾土克制肾水，释为脾气运化水液可防止肾水泛滥，故脾为肾之主。

应该指出：在运用五行之间递相克制来解释五脏生理功能之间制约关系时，有些地方的实际意义并非真正的“相克”，而是含有“相助”作用。以“木克土”为例，肝的疏泄功能有助于脾胃运化水谷精微，即是《素问·宝命全形论》所说的“土得木而达”。有些地方的“相克”表现为相互制约，而不是单向的递相克制。以“金克木”为例，肝主升和肺主降之间，不能只认为是单向制约，而是相互制约的平衡关系。这些认识在笔者的临床治疗中都得到了验证。

（3） 以五行制化说明五脏之间的协调平衡

依据五行学说，五脏中的每一脏都具有生我、我生和克我、我克的生理联系，而五脏之间的生克制化，说明每一脏在功能上因有他脏的资助而不至于虚损不足，又因有他脏的制约和克制而不至于过亢。本脏之气太盛，则有他脏之气制约；本脏之气虚损，则又有他脏之气补助。如肝（木）之气虚损则肾（水）生之助之；其亢，又有肺（金）之气克制之。若以三脏来看或生中有克，如脾土生肺金，肺金生肾水，则脾土制约肾水；或克中有生，如脾土克肾水，通过肾水生肝木后，肝木制约脾土。将上述生克合看构成五行制化关系，从而保证人体五脏一体和人与内外环境一体。

4. 阐释人体的体质类型

五行学说还可以用于解释人体的不同体质类型。《灵枢·阴阳二十五人》提出了根据人禀五行之气多少偏全，联系脏腑经络、阴阳气血，结合人体肤色、体态、心理、性格，对自然界的适应性等进行归属，区分为木、火、土、金、水 5 类不同体质的人，以说明对四时气候适应及病变易感性。在《藏象学·体质》中标示如下：

木行人：东域之人禀木气而生。其态身体瘦长，皮肤苍色，面长头小，两肩广阔，背部挺直，即“瘦弱而苍”。其性“劲直而瑰仁”，多刚直急躁，常劳心多忧。对时令适应春夏，不耐秋冬。

火行人：南方之人禀火气而生。其态皮肤红润，脸面瘦尖，头手足小而稳重，肩背腹匀称，背脊肌肉宽厚，即“强悍而赤红”。其性“猛烈而尚礼”，处事敏捷而有气魄。对时令适应春夏，不耐秋冬。

土行人：中原之人禀土气而生。其态皮肤黄色，面圆头大，肩背丰厚，腹部宽大，下肢肌肉壮实，手足适中，步履稳重，即"丰腴而黄润"。其性"宽和有信"，为人忠厚。对时令适应秋冬，不耐春夏。

金行人：西北之人禀金气而生。其态皮肤色白，脸面方正，头肩、背腹、手足皆小，但足坚厚大，骨骼劲实，行动轻快，即"纤小而晰白"。其性"刚断而含义"，多清白廉洁，坚定不屈。对时令适应秋冬，不耐春夏。

水行人：北方之人禀水气而生。其态皮肤黑色，面部不光整，头大，颊腮清瘦，两肩狭小，腹部宽大，尻骨脊长，手足好动，行时摇身，即"粗壮而黑黝"。其性"沉稳多智"，无所畏惧。对时令适应秋冬，不耐春夏。

5. 阐释寸口分属五脏的五行相生关系

《难经·十八难》阐释了寸口分属五脏的五行相生关系，如图 12 所示。即"脉有三部"，分别为寸脉为上部、关脉为中部、尺脉为下部，以对应人体脏腑相互资生。具体是右寸肺金生左尺肾水，左尺肾水生左关肝木，左关肝木生左寸心火，左寸心火生右尺肾火，右尺肾火生右关脾土，右关脾土生右寸肺金。

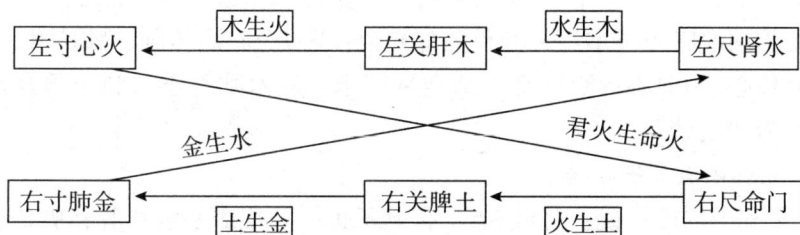

图 12 寸口分属脏腑五行相生图

应当指出，五脏的生理功能及其相互资生、相互制约的关系，是以五行的特性及其生克规律来论述的。然而，五脏的功能是多样错综的，其相互间的关系也是复杂的，因此，五行特性并不能完全说明五脏所有功能，而五行生克关系也难以完全阐释五脏间复杂的生理联系。所以，在研究脏腑的生理功能及其相互间的内在联系时，不能囿于五行之间相生相克的理论。

（二）说明脏腑的病理变化及其传变规律

五行学说不仅可以说明生理情况下脏腑间的相互联系，还可以说明在病理情况下五脏发病的相互影响，即本脏有病可以传至他脏，他脏有病也可以影响本脏，这种病理上的相互影响称为传变。这种传变可用五行的生克乘侮规律加以阐明，因而定义为脏腑病证的五行传变。

1. 阐释脏腑发病

五脏外应四时五行，一般五脏各以所主之时而受病，当其时，必先受之，称为主时之脏受邪发病。所以，春天的时候，肝先受邪；夏天的时候，心先受邪；长夏的时候，脾先受邪；秋天的时候，肺先受邪；冬天的时候，肾先受邪。但也有因气候失常——太过或不及发病。"太过"，即未至而至，如春季应温反热；"不及"，即至而不至，如春季应温仍寒冷。一般来说，气候太过发病急骤，常本气胜而流行致病。所以《素问·六元正纪大论》说："五常之气，太过不及，其发异也。"这种发病规律的推测，虽然不能完全符合临床实践，但它说明了五脏疾病的发生，受着自然气候变化影响。

2. 阐释脏腑病机五行传变

脏腑病机五行传变是指整个疾病过程中正邪斗争破坏了五脏系统正常生克制化关系，从本脏传及他脏，或由他脏传移本脏，形成母子乘侮的病机传化模式。它多用于分析内伤杂病，其内容详见于《黄帝内经》《难经》中，主要有以下几种。

（1）五脏依次相乘传变

《素问·玉机真脏论》有"五脏有病，则各传其所胜"，这里的"传"为乘之名。其传变相乘次序如《难经·五十三难》说："假令心病传肺，肺传肝，肝传脾，脾传肾，肾传心。"即心火乘肺金，肺金乘肝木，肝木乘脾土，脾土乘肾水，肾水乘心火，此为"七传"。

（2）五脏依次母子相传

《难经·五十三难》说："间脏者，传其子也……假令心病传脾，脾传肺，肺传肾，肾传肝，肝传心，是母子相传，竟而复始。"对此《难经集注》解释："间脏者，间其所胜之脏而相传也，心胜肺，脾间之；肝胜脾，心间之；脾胜肾，肺间之；肺胜肝，肾间之；肾胜心，肝间之。"示意如图13。

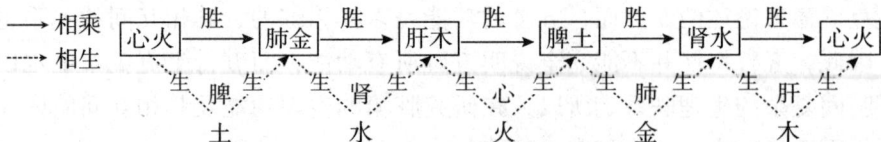

图13　五脏间脏相生传图

（3）五脏乘侮传变

其一，太过不及的乘侮传变。如《素问·六节脏象论》说："未至而至，此谓太过，则薄所不胜，而乘所胜也，命曰气淫。至而不至，此谓不及，则所胜妄行，而所生受病，所不胜薄之也，命曰气迫。"示意如图13。

其二，乘侮并见传变。如《素问·五运行大论》说："气有余则制己所胜而侮所不胜；其不及，则己所不胜侮而乘之，己所胜轻而侮之。"示意如图14。

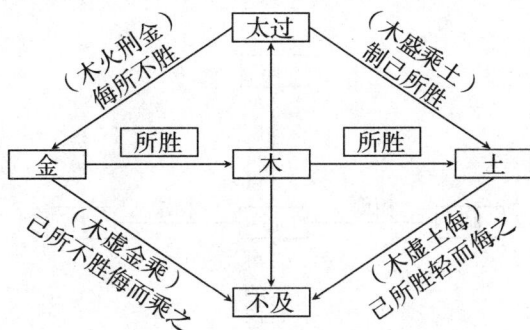

图14 五行乘侮并见示意图

（4）一脏病及四脏母子乘侮传变

这一脏腑病机五行传变见于《素问·玉机真脏论》，"五脏受气于其所生，传之于其所胜，气舍于其所生，死于其所不胜"。对此，王冰注释为："受气于其所生者，谓受病气于己之所生者（即母病及子）。传其所胜者，传于己之所克者（即相乘）。气舍所生者，谓舍于生己者也（即子病犯母）。死所不胜者，谓死于克己者之分位也（即反侮）。所传不顺，故必死焉。"若从五行相克次序看，则"相乘"传变为顺传，"相侮"传变为逆传。如以心脏病变为例，临床可出现传及四脏的母子乘侮传变，即心火病及脾土为母病及子，心火病及肝木为子病犯母，心火病及肺金为相乘，心火病及肾水为反侮。示意如图15。

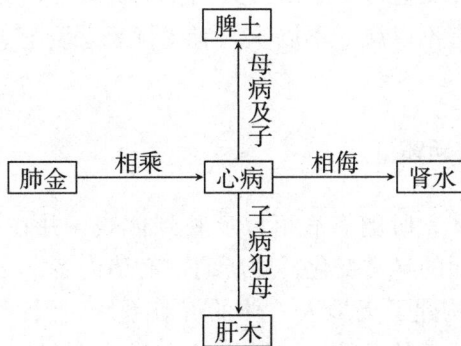

图15 一脏病传四脏图

（5）四脏病及一脏母子乘侮传变

四脏有病也可循母子乘侮传变波及一脏。如四脏病及心，即肝木病及心为母病及子，脾土病及心为子病犯母，肾水病及心为相乘，肺金病及心为反侮。正如《难经·十难》所说："心脉急甚者，肝邪干心也……心脉缓甚者，脾邪干心也……心脉涩甚者，肺邪干心也……心脉沉甚者，肾邪干心也。"示意如图16。

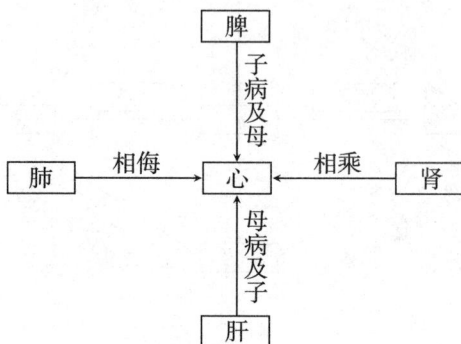

图16　四脏病传一脏图

（6）**胜复病传**

"胜复"首载于《素问·至真要大论》，并指出：在五行系统中，由于胜气的出现，必然遭到其所不胜之气的报复压抑，因复气是其母之子为母复仇将胜气压抑下去，故又称子复母仇。其规律"有胜则复，无胜则否"，指有胜气才有复气，没有胜气则没有复气。胜复规律与岁运有关，凡岁运太过或不及均可使人体发病。若岁土（脾）太过，土胜而肾水受害，则肝木来复；使岁土（脾）不及，木胜而脾土受害，则肺金来复。一旦超出胜复调节，人体即可发病。

在此应当指出某些突发疾病，由于在其发生、发展过程中的特殊性，因而不完全按照五行母子乘侮的传变进行。所以《素问·玉机真脏论》指出："然其卒发者，不必治于传，或其传化有不以次，不以次入者，忧恐悲喜怒，令不得以其次，故令人有大病矣。"

（三）指导疾病的诊断辨证

人体是一个有机整体，脏腑有病可以反映到体表，并在相应的部位出现色泽、声音、形态、舌脉等方面的异常变化，即所谓"有诸内者，必形于外"（《孟子·告子下》）。由于五行学说构建了天地人一体的五脏系统，因而运用中医望、闻、问、切四诊资料进行归类，分析其中脏腑五行相互关系，以确定五脏病变部位进行五行辨证，并推断病情进退和预后，达到《灵枢·本脏》所说"视其外应，以知其内脏"的目的。

1. **确定病变部位**

应用五行学说对事物、人体的五行属性归类和五行生克乘侮规律可初步确定五脏病变部位。如面色见青色，喜食酸味，脉象弦等可考虑肝病。面见赤色，口苦而脉弦等可考虑心火亢盛的心病。若心病见到面黑是水来乘火，心肾有病。然而正确的定位还须结合五行辨证。

2. 指导五行辨证

根据五行学说，笔者提出中医五行辨证。所谓五行辨证，是依据五行生克乘侮规律以识别脏腑病机、五行传变所表现证候的辨证方法。它源于《黄帝内经》，实践于历代医家并散见于临床医案中。

● 张仲景用五行辨伤寒"纵""横"类似证：如《伤寒论》第108条"伤寒，腹满谵语，寸口脉浮而紧，此肝乘脾也，名曰纵，刺期门"；第109条"伤寒发热，啬啬恶寒，大渴欲饮水，其腹必满，自汗出，小便利，其病解，此肝乘肺，名曰横，刺其门"。实为肝木旺乘脾侮肺的两种五行辨证，刺肝经募穴期门以平肝而收效。又在《金匮要略·脏腑经络先后病脉证第一》中提出了"夫肝之病，补用酸，助用焦苦，益用甘味之药调之。酸入肝，焦苦入心，甘入脾。脾能伤肾，肾气微弱，则水不行；水不行，则心火气盛，则伤肺；肺被伤，则金气不行；金气不行，则肝气盛，则肝自愈"的治疗肝虚证五行五味用药治法，上述实开肝病五行辨治用于临床的先河。

● 李东垣在《脾胃论》中力言五行辨证，并在《脾胃论·脾胃胜衰论》中概括了五脏之脾胃病证的表现及用药情况。主要区分：一是"至而不至"的"心之脾胃病"，实为母病及子辨证；二是"所生受病"的"肺之脾胃病"，也是母病及子辨证；三是"所胜妄行"的"肝之脾胃病"，实为相乘辨证；四是"所不胜乘之"的"肾之脾胃病"，实为反侮辨证。如脾土不及累及肺金的母病及子，可见胸满、少气、短气或寒热咳嗽，或喜悲神倦；可选用人参、白术、白芍、青陈皮、黄芪、桂枝、桔梗、桑白皮、甘草、五味子、槟榔等。

● 叶天士、丁甘仁等用五行辨证记载医案。温病学家叶天士不仅运用卫气营血辨治温热病，而且在其《临床指南医案》《未刻本叶氏医案》《叶案疏正》三书中记载了166个五行辨治医案。其中《临证指南医案》所载88个病证中有26个病证、77个医案，涉及内、外、妇、儿、五官等学科疾病，不同程度地采用五行的母病及子、子病犯母、相乘、相侮规律进行辨治。如"钱，胃虚少纳，土不生金，音低气馁，当与清补。（胃阴虚不饥不纳）麦冬、生扁豆、玉竹、生甘草、桑叶、大沙参"，实为母病及子辨治医案。此外，丁甘仁著《丁甘仁医案》共收载病证67个、医案374例，其中有18个病证、36个医案不同程度采用了五行辨证。

● 秦伯未在《谦斋医学讲稿》中力倡五行辨证。名医秦伯未在该书的"五行学说在临床上的具体运用"中，对脏腑病证力倡五行辨治。其要点有三：一是以脏腑生理病理为基础，二是要以病因病机为依托，三要掌握五行生克规律。如相生辨证中包括母病及子、子盗母气和单纯子病类；相克辨证中包括太过乘侮与不及乘侮四大类。如臌胀病涉及肝、脾、胃、肠，其五行辨证有木旺乘土、土虚木乘、土实侮木、母虚土侮等错综情况，而五行治法有疏木行水、培土制水或扶土抑木等。

● 《中医内科学（第6版）》《中医诊断学》中存在脏腑辨证的五行用语。在全国高等中医药院校教材《中医内科学（第6版）》病证辨证论治中，涉及五行辨证用语的有7个：一是咳嗽——肝火犯肺证，二是喘——肝气乘肺和水凌心肺证，三是心悸——水饮凌心证，四是眩晕——肝火上炎证，五是脾胃肠病——肝气犯胃证，六是遗精——心肾不交证，七是咳血——肝火犯肺证。此外，在《中医诊断学》中肝脾不调、肝火犯肺、肝火犯胃、肝肾阴虚也涉及了五行辨证用语，但未系统规范上升为一种辨证方法。

● 笔者本人在近20年中不断实践中医五行辨证并用于肝胆、脾胃、肠病证中，曾在《辽宁中医杂志》上发表了《1000例肝脏病证五行辨证探析》《319例脾脏病证五行辨证的应用探析》《562例心肺肾三脏病证五行辨证应用探析》等文章，其核心内容将在本书第二篇《中医五行研究之发展》开篇加以叙述。

（四）推断病情的转归预后

1. 主客色互胜测病情顺逆

由于人体脏腑精气的华彩外现于颜面，因此根据面部青、赤、黄、白、黑的主色与客色的生克变化关系，可推测病情顺逆。一般主色是指五脏的本色，客色为应时之色。凡主色胜客色，其病为逆；客色胜主色，其病为顺。所以《医宗金鉴·四诊心法要诀》说："肝青心赤，脾脏色黄，肺白肾黑，五脏之常，脏色为主，时色为客，春青夏赤，秋白冬黑，长夏四季色黄，常则客胜主善，主胜客恶。"

2. 色脉合参断病情预后

五行学说还将色诊和脉诊结合起来，即色脉合参来断疾病预后。如肝病色青而见弦脉，为色脉相符。如果不得弦脉而反见浮脉，则属相胜之脉，即脉克色为逆，预后不佳；若得沉脉，则病相生之脉，即脉生色为顺，预后较好。如《难经·十三难》说：肝病"色青其脉当弦而急"，为色脉相应，多主吉；若肝病"色青其脉浮涩而短"，为色脉相乘，多主凶。应当指出这仅是一个方面的参考。

3. 时辰五行节律测脏病转归预后

《黄帝内经》中应用昼夜十干、昼夜地支、四时五季、冬夏昼夜等时辰五行节律，用以辨别人体五脏疾病的起病、相持、加重、向愈；从脏病变化与时辰变化相关性中，推测人体疾病的转归和判断预后。

（1）昼夜十干五行节律辨脏病起持甚愈

一般昼夜划分为朝昼晡夜，并对应十干和脏腑五行：朝主甲乙属肝木，昼主丙丁属心火, 晡主庚辛属肺金, 夜主壬癸属肾水, 朝昼晡夜之交主戊己属脾土。《素问·脏气法时论》又将五行生克乘侮规律引入昼夜十干五行节律中, 用以推测五脏疾病的起病、相持、加重与向愈, 详见表 2。

表 2　脏病转归与昼夜十干五行节律相关性

	起病时辰	病持时辰	病甚时辰	病愈时辰
肝病	朝·甲乙	夜·壬癸 (水生木)	晡·庚辛 (金乘木)	昼·丙丁 (木生火, 子复母仇)
心病	昼·丙丁	朝·甲乙 (木生火)	夜·壬癸 (水乘火)	朝昼晡 夜之交·戊己 (火生土, 子复母仇)
脾病	朝昼晡 夜之交·戊己	昼·丙丁 (火生土)	朝·甲乙 (木乘土)	晡·庚辛 (土生金, 子复母仇)
肺病	晡·庚辛	朝昼晡 夜之交·戊己 (土生金)	昼·丙丁 (火乘金)	夜·壬癸 (金生水, 子复母仇)
肾病	夜·壬癸	晡·庚辛 (金生水)	朝昼晡 夜之交·戊己 (土乘水)	朝·甲乙 (水生木, 子复母仇)

(2) 昼夜地支五行节律辨脏病静甚慧

昼夜又可划分为平旦、日中、薄暮、夜半, 并与十二地支对应和脏腑五行属性相合: 平旦主寅卯属肝木, 日中主巳午属心火, 薄暮主申酉属肺金, 夜半主亥子属肾水, 平旦、日中、薄暮、夜半之交主辰未丑戌属脾土。《素问·脏气法时论》又将五行生克乘侮规律引入昼夜十二地支五行节律中, 用以推测五脏疾病的相对安静, 或加重, 或病人神志转清, 详见表 3。

表 3　脏病转归与昼夜地支五行节律相关性

	病静时辰	病甚时辰	病慧时辰
肝病	夜半·亥子 (水生木)	下晡·申酉 (金乘木)	平旦·寅卯 (木, 本位之时)
心病	平旦·寅卯 (木生火)	夜半·亥子 (水乘火)	日中·午未 (火, 本位之时)
脾病	日中·巳午 (火生土)	日出·寅卯 (木乘土)	日昳·未 (土, 本位之时)

续表

	病静时辰	病甚时辰	病慧时辰
肺病	平旦、日中、 薄暮、夜半之交·辰未丑戌 （土生金）	日中·午未 （火乘金）	下晡·申酉 （金，本位之时）
肾病	薄暮·申酉 （金生水）	四季·辰午丑未 （土乘水）	夜半·亥子 （水，本位之时）

（3）四时五季五行节律辨脏病持甚愈

根据四时五季与脏腑五行属性相合关系：春主肝木，夏主心火，长夏主脾土，秋主肺金，冬主肾水。《素问·脏气法时论》将五行生克乘侮引入四时五季五行节律中，以推测五脏疾病的起病、相持、加重和向愈，详见表4。

表4　脏病转归与四时五季五行节律相关性

	起病时节	病持时辰	病甚时辰	病愈时辰
肝病	春	冬 （水生木）	秋 （金乘木）	夏 （木生火）
心病	夏	春 （木生火）	冬 （水乘火）	长夏 （火生土）
脾病	长夏	夏 （火生土）	春 （木乘土）	秋 （土生金）
肺病	秋	长夏 （土生金）	夏 （火乘金）	冬 （金生水）
肾病	冬	秋 （金生水）	长夏 （土乘水）	春 （水生木）

（4）冬夏昼夜五分五行节律辨脏病死期

在《灵枢·病传》及《素问·标本病传论》中将脏病死期与冬夏的昼夜节律联系，即冬季昼夜划分为夜半、人定、日入、大晨、鸡鸣五个时辰，夏季后夜划分为早食、日出、日中、下晡、宴食五个时辰，并引入五行生克乘侮，形成冬夏昼夜五分五行节律，以推测脏腑疾病死期。如肝病死期在"冬日入，夏早食"。因"日入"在申，属金乘木；"早食"在卯属木，过极而衰。所以马莳注曰："冬之日入在申，以金旺木衰也。夏之早食在卯，以木旺气反绝也。"如心病死期在"冬夜半，夏日中"，脾病死期在"冬人定，夏晏食"，肺病死期在"冬日入，夏日出"，肾病死期在"冬大晨，夏晏晡"。有关六腑的死期，胃病在"冬夜半，夏日昳"，膀胱病在"冬鸡鸣，夏下晡"等不再多述。

总之，《黄帝内经》中时辰五行节律测脏腑病转归吉凶的总原则：凡虚性病证，逢生我或本脏旺时多主吉，如遇克我之时多主凶；凡实性病证，遇克我或本脏衰时多主吉，如遇生我之时多主凶。这一原则符合《素问·脏气法时论》中所说的"夫邪气之客于身也，以胜相加"的原则，其实质在于人体脏腑五行之气盛衰体旺与时辰五行节律的生克乘侮关系。

4. 据脏病母子乘侮传变测疾病预后

一般脏病母病及子，病顺主轻而预后较好；脏病子病犯母，病逆主重而预后较差。所以《难经经释》说："邪挟生气而来，则虽进而易退。""受我之气者，其力方旺，还而相克，其势必甚。"一般"贼邪"相乘病重，"微邪"反侮病轻。所以《难经经释》又说："所不胜，克我者也，脏气本已相制，而邪气挟其力而来，残削必甚，故为贼邪。""所胜，我所克也，脏气既受制于我，则邪气亦不能深入，故为微邪。"

（五）指导疾病的防治

五行学说联系临床还指导着疾病的预防与治疗：用五行归类药物色味，以指导脏腑用药制方；按五行生克乘侮规律，控制疾病的传变和确定治则治法；指导针灸取穴和情志疾病的治疗。

1. 指导脏腑用药制方

五行学说运用五行归类理论，将五脏、六腑、五体、五官和药物的五色、五味归属于五行，并根据"同气相求"的理论原则，认为同一行（类）的脏腑组织存在着某种"亲和"（即"归走"或"所入"）关系，并能调整该类脏腑组织的功能失调状态。具体言之，色青、味酸的药物属木，归走并作用于肝系统，如白芍、山茱萸味酸滋养肝血；色赤、味苦的药物属火，归走并作用于心系统，如丹参味苦色赤入心活血安神；色黄、味甘的药物属土，归走并作用于脾系统，如黄芪、白术味甘入脾补气；色白、味辛的药物属金，归走并作用于肺系统，如石膏辛寒清肺泻热；色黑、味咸的药物属水，归走并作用于肾系统，如玄参、生地色黑味咸入肾滋养肾阴等。此外，张元素根据五行理论，提出了药物互相气味观点，如同气异味分寒药，则有酸寒之白芍，苦寒之黄连，甘寒之生地，辛寒之石膏，咸寒之芒硝；同味异气分辛味药，则有辛凉之薄荷，辛寒之石膏，辛温之麻黄，辛热之附子。张元素进而应用五行生克结合《黄帝内经》所论，拟定了六淫致病制方大法。如"风淫于内"的风制法为"治以辛凉，佐以苦，以甘缓之，以辛散之"，并解释为木失常则火随而炽，治以辛凉，是为辛金克其木，凉水沃其火也，余法仿此。

2．控制脏腑病证的传变

由于脏腑有病，而自身不能实现五行制化调节，以及病变性质差异，而有母病及子、子病犯母、相乘、相侮等病传。因此，根据不同病变的传变规律，实施预见性防治措施，以控制脏腑疾病的传变，防止因病传而加重病情。如肝气过盛，最常发生的病传是木旺乘土和木旺侮金，故在肝病未发生乘脾侮肺前，予平肝疏气以消除肝气偏盛，兼顾补脾助金，这样脾肺得以顾护就阻断了来自肝木承袭之邪或反侮之邪。这一思想实现于《难经·七十七难》中的治未病，即"见肝之病，则知肝当传之与脾，故先实其脾气，无令得受肝之邪也"。其他脏腑病证的既病先防也可仿照进行。

临床上疾病是否传变还与脏腑虚实盛衰密切相关，一般原则是"盛则传，虚则受"。事实上脏腑的虚与实，关键在于邪正斗争的盛衰虚实，可以这样认为：凡邪气并而脏气胜则病传，邪气入而脏气虚则病受；前者多形成实证，后者多形成虚证。因此，在防治脏腑病变过程中，既要依据脏腑病机五行传变的模式来控制病情，以防患（传）于未然，又要依据具体病情加以辨证论治，切勿将其刻板化套用。

3．确定疾病的治则治法

五行学说不仅用以说明人体脏腑的生理功能和病理变化，指导疾病的诊断与辨证，推断病情的转归预后，而且还可用五行生克规律来确定疾病的治疗原则和治疗方法。

（1）依据五行相生规律确立治则和治法

临床上运用五行之间递相资生的规律所确定的治则和治法，一般是通过患病之脏的"生我"（母脏），或"我生"（子脏）进行调治，以纠正患病之脏的"太过"（即"实"）或"不及"（即"虚"），促进其恢复正常的生理功能。如肝病可以调整"生我"的母脏肾和"我生"的子脏心，以促进肝的生理功能恢复正常。调治"生我""我生"之脏的方法，一般可根据《难经》所确定的"虚则补其母""实则泻其子"的治疗原则进行。

"虚则补其母"，是指一脏虚证，除了要补益本脏虚以恢复功能之外，还可按五行递相资生的次序补其母脏，通过相生促进康复。这一原则适用于母子关系失调的虚证。如肝血亏虚证，除直接用当归、白芍等补益肝血药外，还可用生地、旱莲等补肾以养肝，实现"水能生木"的作用，促进肝血的充盈。当然在运用过程中要分析母子相及的主次以兼顾其用药比例。

"实则泻其子"，是指一脏实证，除了直接泻本脏实邪外，还可依五行相生次序，泻其子脏以消除母脏实邪。这一原则适用于母子关系失调的实证。如肝火炽盛实证，除用龙胆草、夏枯草等直泻肝火外，还可用木通、黄连等泻心火以平肝火进行治疗。当然在运用过程中要分析母子相及的主次以兼顾其用药比例。

今列举滋水涵木法、培土生金法、泻火平木法3种治法。

滋水涵木法，是指滋补肾阴以养肝阴的治法，又称滋肾养肝法或滋补肝肾法。适用于肾阴亏损而肝阴不足，甚或水不涵木而肝阳上亢证，常见头目眩晕、眼干目涩、耳鸣、口干、颧红、五心烦热、腰膝酸软、男子遗精、女子月经失调、舌红少苔、脉象细数等症。

培土生金法，是指健脾益气以补益肺气的治法，又称补养脾肺法。适用于脾气虚衰而生气无源，以致肺气虚弱证，常见久咳、痰多清稀或痰白而黏、食欲减退、大便溏薄、神疲乏力、舌淡脉弱等症。

泻火平木法，是指清泻心火以平肝木的治法。适用于心肝火旺而见头胀头痛、眩晕、目赤、鼻衄、心烦不宁等症。

（2）依据五行相克规律确定治则和治法

临床上运用五行之间递相克制所确定的治则和治法，一般是通过患病之脏的"所不胜"和"所胜"之脏进行调治，以纠正患病之脏的"太过"或"不及"，促使其恢复正常的生理功能。由于相乘、相侮必然出现一脏亢盛、一脏虚弱的失调，所以依据五行相克确立的治则是抑强扶弱。但在应用时必须分清主次：①抑强为主，扶弱为次。适用于相克太过引起的乘侮，如肝气横逆，乘脾犯胃，出现肝脾不调或肝胃不和证，治以平肝为主、扶脾（胃）为次。如土壅木郁及脾土壅滞反侮肝木，治以疏土为主、佐以调肝。临床上只要抑其强者，其弱者自能恢复。②扶弱为主，抑强为次。适用于相克不及引起的乘侮，如脾土虚而致肝木乘，出现肝脾不调，治以扶脾为主、调肝为次。又如脾土虚而肾水侮，形成水犯中焦证，治以扶脾为主、治肾为次。同样，临床上只要扶其弱者，就会抑其强者。

今列举抑木扶土法、佐金平木法、培土制水法、泻南补北法4种治法。

抑木扶土法，是指疏肝平木与健脾补土相结合的治法，又称疏肝健脾法、调理肝脾法或平肝和胃法。适用于木旺乘土或土虚木乘证，常见胸胁闷胀、易怒、不思饮食、嗳气、腹胀矢气、大便不调、苔白脉弦等症。

佐金平木法，是指辅佐肺金以平抑肝木的治法。适用于肺虚肝实证，包括肺阴不足致肝气相侮，治当滋肺为主、佐以清肝；肝火过盛致肝气左（反）升太过，上炎反侮肺金并伤其肺阴的"木火刑金"证，治当平肝为主、佐以养肺。两种情况均可见胁痛、口苦、咳嗽、痰中带血、烦闷急躁、脉弦数等症，只是各有侧重而已。

培土制水法，是指补益脾气以消除水湿滞留的治法，又称敦土利水法。适用于脾虚水泛的水肿病证，常见面色萎黄、形寒肢冷、面浮身肿、小便不利、舌淡白苔白滑、脉沉迟无力等症。

泻南补北法，是指泻心火补肾水的治法。因心主火，火属南方，肾主水，水属北方，故将此法称为泻南补北法，又称泻火补水法或滋阴降火法。《难经》中用治东方实西方虚的肝实肺虚证，今适用于肾阴不足、心火偏亢、水火不济的心肾不交证，常见心烦失眠、多梦、腰膝酸痛、遗精、舌红少苔、脉象细数等症。具体是若心火独亢于上，不能下交于肾者，则以泻心火为主，补肾水为次；若肾水亏虚不能上奉心火者，则以滋肾水为主，泻心火为次。

但必须指出，肾为水火之脏，肾阴虚亦能使相火偏亢，出现梦遗、耳鸣、咽痛等症，也可称为"水不制火"，但是属于一脏本身水火阴阳偏盛或偏衰，不能与五行生克的水不克火混为一谈。前已提到《难经·七十五难》："南方火，火者木之子也。北方水，水者木之母也。水胜火，子能令母实，母能令子虚，故泻火补水，欲令金不能平木也。"

（3）根据母子相及相侮传变拟定治法调整脏腑功能

如肺病除本脏受邪自病外，可由其他四脏病变传来，这时可依五行传变拟定治法调整肺脏功能。若心阳虚传肺出现咳嗽，称火不制金，治当温心阳为主。因肝火盛侮肺出现咳血，称木火刑金，治当直泻肝火为主。因脾虚生痰壅肺出现咳、喘、痰，称母病及子，治当健脾化痰为主。因肾阴不足肺失养出现干咳少痰；或因肾不纳气而肺气上逆出现喘咳，动则尤甚，二者均属子盗母气，其治法前者滋肾以润肺，后者温肾以纳气。可见调整肺脏生理功能还应遵循中医五行理论。

（4）依五行"亢害承制"确立五行治则

临床上依"亢害承制"五行理论，可确立"资其化源"以及"平其所复，扶其不胜"的五行治则。其一，治脏腑虚证之本："脾土虚者必温燥以益火之源；肝木虚者，必濡湿以壮水之主；肺金虚者，必甘缓以培土之基；心火虚者，必酸收以滋木之宰；肾水虚者，必辛润以保金之宗"。其二，治脏腑实证之本："木欲实者，金当平之；火欲实者，水当平之；土欲实者，木当平之；金欲实者，火当平之；水欲实者，土当平之"。其三，治脏邪之本："金为火治，泻心在保肺之先；木受金残，平肺在补肝之先；土当木贼，损肝在生脾之先；水被土乘，清脾在滋肾之先；火承水克，抑肾在养心之先"。其四，治胜复之本："金太过，则木不胜而金亦虚，火来为母报仇；木太过，则土不胜而木亦虚，金来为母报仇；水太过，则火不胜而水亦虚，土来为母复仇；火太过，则金不胜而火亦虚，水来为母复仇，皆亢而来制，治当平其所复，扶其不胜"。

4. 指导针灸取穴

在针灸疗法中，将手足十二经脉近手足末端的井、荥、输、经、合"五腧穴"与五行属性合为井木、荥火、输土、经金、合水。在治疗脏腑不同病证时，依据腧穴五行属性的生克关系，以确定针刺手法。正如《难经·七十三难》指出，当肝脏病实证时，根据"实则泻其子"取本经"行间"以泻肝实，或取手少阴心经荥穴"少府"（属火）泻子之法；当肝脏病虚证时，根据"虚则补其母"，取本经"曲泉"穴直接补肝，或取足少阴肾经合穴"阴谷"（属水）补母之法，通过泻实补虚，恢复脏腑正常生理功能。

5. 指导情志疾病治疗

人的情志活动生于五脏，因而情志活动异常又会损伤相应五脏。因此，在临床实践中可根据五脏之间五行相制关系，治疗情志疾病。常有悲可制怒，因悲为肺志属金，怒为肝志属木，肺金可制约肝木的缘故。恐可制喜，因恐为肾志属水，喜为心志属火，肾水可制约心火的缘故。怒可制思，因怒为肝志属木，思为脾志属土，肝木可制约脾土的缘故。喜可制忧，因喜为心志属火，忧为肺志属金，心火可制约肺金的缘故。思可制恐，因思为脾志属土，恐为肾志属水，脾土可制约肾水的缘故。

所以《素问·阴阳应象大论》说："怒伤肝，悲胜怒。……喜伤心，恐胜喜。……思伤脾，怒胜思。……忧伤肺，喜胜忧。……恐伤肾，思胜恐。"金元医家张子和在《儒门事亲》中应用五行相胜治疗情志的医案，有学者统计占该书总医案的20%~25%。

······

第二篇　中医五行研究之发展

······

第三章　脏腑病机五行传变

　　病机，即疾病发生发展与变化的机理。中医病机理论包括基本病机、系统病机、症状发生病机等内容。其中系统病机主要指脏腑病机与经络病机，而脏腑病机是指疾病在其发生发展过程中脏腑的正常生理功能产生失调的内在机理。脏腑失调的内在机理主要表现在 3 个方面：一是各脏腑生理功能的太过与不及，以及各生理功能之间的失调；二是脏腑本身的阴阳、气血失调；三是脏腑之间五行生克关系失常。这里主要研究脏腑生克关系失常，我们称为脏腑病机五行传变，其中也贯穿着脏腑功能与阴阳气血失调。

　　所谓脏腑病机五行传变，是指人体在疾病过程中，正邪斗争盛衰影响着五脏系统正常生克关系，又不能实现五行制化调节，病变从本脏传及他脏，或由他脏传及本脏，形成母子乘侮、胜复的病机传变模型。这一模型多用于分析内伤杂病，其经典内容详载于《黄帝内经》《难经》等著作中，历代医家均在临床中运用解释病证，但未见系统集成发展。今提出五脏病机五行传变的条件、总规律并分别详述肝、心、脾、肺、肾各脏病机五行传变模式。

一、五脏病机五行传变的条件

　　五脏病机五行传变的前提是肝、心、脾、肺、肾各脏自病，并与脏气脏邪盛衰、五行亢害承制和失治误治伤正气等 3 个条件密切相关。

1. 脏气脏邪盛衰决定传变

脏气,乃人体脏腑正常之气,表现在脏腑功能活动和抗病能力上,可视为正气。脏气虚实与脏病邪气的盛衰,直接决定着病机虚实变化和疾病的传变。若人体五脏之气充实旺盛,则不会感邪发病,反之五脏之气虚弱不足,则易感邪发病。即《素问·评热病论》言:"邪之所凑,其气必虚。"若脏病邪气偏盛,正邪斗争激烈,气有余则亢而为害,易发生传变,即"邪气盛则实";若脏病邪气偏衰,正邪斗争不激烈,气不及则不易发生传变,即"精气夺则虚"。所以,尤在泾在《金匮要略心典》中将此概括为:"盖脏病,唯虚者受之,而实者不受;脏邪,唯实则能传,而虚则不传。"

2. "亢害承制"失调出现传变

《素问·六微旨大论》指出:"(五行)亢则害,承乃制,制则生化。"说明五脏五行之气相互资生,又相互制约,维系着五脏功能协调,称为"五行制化"。其实质为五行相生与相克规律相结合的五脏五行系统的自我调节。在制化关系中"亢"是原因,"制"是手段,而"化"是目的。一般来说,"亢"能否为害导致五脏病机五行传变,还要看是否有"制"。如果"亢"而被胜己之气所"制",则属正常生化;反之,如果"亢"而不能被胜己之气所"制",则破坏了五行系统的动态平衡,从而出现脏腑病机五行传变。所以,张景岳在《类经图翼》中说:"造化之几,不可无生,亦不可无制,无生则发育无由,无制则亢而为害。"

3. 失治误治伤正影响传变

失治误治,也称"医源性致病因素",病人失治、医生误治,或未将疾病控制在本脏范围内,进而损伤人体正气抗邪能力,而机体又不能实现五行制化调节,就会影响他脏而产生病机的五行传变。如《素问·玉机真脏论》记载了风寒入侵人体,不及时诊治而进入肺,肺病不治"传而行之肝",肝病不治继而出现传脾、传肾、传心的五行相乘传变情况,导致预后不良。

二、五脏病机五行传变总规律

(一)母子病机传变规律

1. 一脏有病可连续母病及子病传

一脏有病可母病及子,并循五行相生次序依次下传,称连续的母病及子病传规律。这一规律首载于《难经·五十三难》，称"间脏者，传其子也"。所谓"间脏"，《难经集注》中吕广注释为"间其所胜之脏而相传也"，这里的"间"即隔。间脏，指五行相克的两脏中，间隔一脏相生。如心火克肺金，在心火与肺金相克之中相间脏是脾土，这样把相克关系变成心火生脾土，脾土生肺金的母子病传关系，《难经》称为"间脏"相生母病及子病传。这中间还可细分为二脏母子病传和三脏母子相及病传。

2. 二脏之间的母子病传

母脏有病，可传其所生之子脏，或子脏有病传及母脏，称二脏之间的母子病传。以肝木与心火而言，其二脏母子病传规律为肝病及心为母病及子，心病及肝为子病犯母。

3. 三脏之间的母子相及病传

一脏有病，循五行母子关系传移至另二脏，称三脏之间的母子相及病传。细分有2种情况：①本脏传他脏的三脏母子相及病传，如肝木传肾水、心火，即肝木传肾水为子病及母，肝木传心火为母病及子；②他脏传本脏的三脏母子相及病传，如上从肾水传肝木为母病及子，同时心火传肝木为子病犯母。

（二）乘侮病机传变规律

1. 一脏有病可连续相乘病传

一脏有病，可传其所生之脏，并循五行相克顺序依次连续下传，称连续相乘病传。这一规律首载于《素问·玉机真脏论》，称"五脏有病，则各传其所胜"。《难经·五十三难》又称为"七传者，传其所胜也"。具体次序是"心病传肺，肺传肝，肝传脾，脾传肾，肾传心，一脏不再伤，故言七传"。对"七"的理解有2种：一是吕广注释为"次"，即依次相乘传移；二是指某脏第二次相乘，中间经历七脏，二说均可联系临床实践参考。

2. 二脏之间的乘侮病传

一脏有病，可传其所生之脏，或被其所胜之脏反侮，称为二脏之间的乘侮病传。如肝木太过乘脾土为二脏之间相乘病传，肝木不及被脾土反侮为二脏之间相侮病传。

3. 三脏之间的乘侮并见病传

一脏有病，循五行乘侮关系同时传及二脏，称三脏之间的乘侮并见病传。首见于《素问·五运行大论》："气有余，则制己所胜而侮所不胜；其不及，则己所不胜侮而乘之，己所胜轻而侮之。"如肝木太过，则乘脾土侮肺金。

（三）一脏有病可传及其他四脏母子乘侮规律

一脏有病，可循五行母子乘侮病传其他四脏，称一脏病传四脏母子乘侮规律。这一规律始载于《素问·玉机真脏论》中："五脏受气于其所生，传之于其所胜，气舍于其所生，死于其所不胜。"王冰注释：受气于所生者，谓受病气于己之所生者（即母病及子病传）。传所胜者，谓传于己之所克者也（即相乘病传）。气舍所生者，谓舍于生己者已（即子病犯母病传）。死所不胜者，谓死于克己者之分位也（即反侮病传）。所传不胜，故必死焉。如"肝受气于心"为母病及子，"传之于脾"为相乘传变，"气舍于肾"为子病犯母，"至肺而死"为相侮传变。

（四）四脏有病可传其一脏母子乘侮规律

四脏有病可及一脏，出现母子乘侮病传规律。这一规律见于《难经·十难》，借脏邪干心与小肠而脉象十变，内寓四脏有病可及一脏的脏腑病机五行传变，包括脏邪干心和腑邪干小肠两种形式。

1. 脏邪干心的病传

脏邪干心，心脉有微甚变化，借脉论四脏病及心的五行病传。如见心脉急甚是肝邪干心，寓母病及子；心脉缓甚是脾邪干心，寓子病及母；心脉沉甚是肾邪干心，寓相乘传变；心脉涩甚是肺邪干心，寓反侮传变。

2. 腑邪干小肠的病传

腑邪干小肠，心脉亦有微甚变化，借脉论四腑病及小肠的五行病传。如见心脉缓甚是胆邪干小肠，寓母病及子；心脉微缓是胃邪干小肠，寓相乘传变；心脉微涩是大肠邪干小肠，寓反侮传变。

（五）胜复病传规律

"胜复"首载于《素问·至真要大论》。凡五行中一行亢盛之气对"己所胜"行的克制，称为胜气；对胜气进行报复之气，称为复气。所谓五行胜复，是指在五行系统中由于胜气出现，必然遭到其所不胜行之子的报复压抑，从而使五行之间生克重归协调的动态过程。一旦超出胜复调节，则出现胜复病传。

胜复病传规律与岁运有关。凡岁运太过或不及均可影响人体发病。如脾·岁土太过的胜复病传，病因为湿、寒、风三气，病位在脾、肾、肝三脏，病机变化有本脏太过、相乘传变和子复母仇 3 种；不及的胜复病传，病因为湿、风、燥三气，病位在脾、肝、肺三脏，病机变化有本脏不及、土虚木乘和子复母仇 3 种。

（六）复合病传变规律

《素问·六节脏象论》指出：在气不及时可见"所胜妄行，而所生受病，所不胜薄之也"的情况，称"气迫"病传规律。如心气不足时则所胜肺金妄行反侮，心火不生脾土为母病及子，同时所不胜的肾水反侮，形成乘侮并见和母病及子的五行胜复合并传变规律。

此外，突发情志病、意外的虫兽咬伤和枪弹伤等，由于其发生发展过程中的特殊性，因而不可能循五行母子、乘侮病传规律变化，这种突发情况称为"不必治于传"。这一认识在《素问·玉机真脏论》中指出："然其卒发者，不必治于传，或其传化有不以次。"马莳注释为：病有猝时爆发而为大病者，不必按照一定的次序相传。可见，对于五脏病机五行母子、乘侮、胜复病机传变规律不能死板看待，当随证辨之。

三、五脏病机五行传变的模型

模型，是为特定目的而对认识对象所作的一种简化表现或描述。模型最突出的特点是简化，便于分析。中医五脏绝非单纯的血肉之脏，中医脏腑是对脏器作了简化提炼，而五脏病机五行传变的母子、乘侮、胜复等形式，是将错综复杂的脏腑病机传变，从中医五行生克理论加以思维模型化，并在历代医家运用五行辨治得到疗效中加以印证，因而能自圆其说，具有临床实用性，是组成中医病机学的重要内容。现将心、肝、脾、肺、肾五脏病机五行传变模型，以中医经典内容为主，佐以代表医家之说，分别论述如下。

（一）心脏病机五行传变的模型

心脏病机五行传变的模型，是指心脏的自身病变在其发生发展过程中，不能实现五行制化的正常调节，而遵循五行母子、乘侮、胜复病机传变规律波及其他四脏或肝、脾、肺、肾四脏有病可能传及心脏的病机模型，其实质是揭示心脏五行病机的系统性和整体性。

1. 心脏自病

心脏自病，是指心脏出现太过或不及产生自身病变，尚未传及他脏，局限于本脏病，即《难经·四十九难》所说"正经自病"，也可称为心脏的本经自病。

（1）病因

六淫或秽毒循血脉克于心：六淫中火热病邪太盛，形成热毒炽盛侵入血脉而直犯心营，进而损伤心脏发病。风、寒、湿三气杂合为病，从肌表留于筋骨、关节、肌肉形成痹证，其中的"脉痹"日久不愈可内舍于心，出现心脏病变。秽毒一类可侵犯生殖系统进入人体损伤心脉，导致心病。

饮食失节引发心病：饮食失节包括五味偏嗜，嗜食肥甘厚味，饥饱失常，饮酒过度等。如偏食过咸可伤血脉，多食苦可心病传肺而皮槁毛脱，过食甘味之品可脾病传心发生喘满。

情志内伤损心神：心是人体生命活动的主宰，它主宰着人体的心理与生理活动，包括情志活动，而情志变化是心神对集体内外环境的反映。所以情志失调是形成内伤心病的主要因素之一，故《灵枢·口问》说"悲哀愁忧则心动，心动则五脏六腑皆摇"。心主喜，然暴喜则伤心神，使心气过缓，甚至涣散不收，出现狂乱等精神症状，故《灵枢·本神》说"喜乐者，神惮散而不藏"。

其他因素：因禀赋不足或先天异常，可影响心脏先天虚弱而功能不足；其衰老即《灵枢·天年》中论及的"六十岁心气始衰，苦忧悲，血气懈惰，故好卧"。其他还有如创伤受损、过服中药附子等有毒、大辛、大热之品导致心脉受损而发病。

（2）发病

发病，是指心脏疾病的发生过程，常引起本脏腑太过与不及，从而出现虚实病证，也可病及经络、体窍华液志等，还涉及《黄帝内经》中以"五"为基数的心病。

心本脏病内证或外证：《难经·十难》从心脉变化辨心脏本病，即"心脉大甚者，心邪自干心也"。《难经·十六难》结合面色、情志、部位等方面详述心脏自病的内证或外证，即"假令得心脉，其外证：面赤，口干，喜笑；其内证：脐上有动气，按之牢若痛，其病烦心，心痛，掌中热而哕"。滑寿在《难经本义》中注释"哕"为干呕。

心本脏病太过或不及证：《素问·玉机真脏论》论及心脏病太过或不及证："其气来不盛去反盛，此谓不及，病在中……太过则令人身热而腹痛，为浸淫；其不及，则令人烦心，上见咳唾，下为气泄。"对此，王冰注释：心太过谓心经火热太盛，不及指心气不足为病。审其文，此乃以脉测证也。

心病虚证与实证：《灵枢·厥病》记载："真心痛，手足清至节，心痛甚，旦发夕死，夕发旦死。"真心痛是一种病邪直入心脉（心脏）的危重病证。到张仲景《金匮要略·胸痹心痛短气病脉证治第九》，首先将胸痹、心痛合论，认为重者见"胸背痛"，甚则"心痛彻背，背痛彻心"，而轻者仅"胸中气窒、短气"。而《景岳全书·虚实篇》指出心悸的临床表现为"里虚者为心怯心跳，为惊惶，为神魂之不宁……或闻人声而惊"。心病实证在《素问·脏气法时论》中的记载为"心病者，胸中痛，胁支满，胁下痛，膺背肩甲间痛，两臂内痛"。

心病及小肠证：小肠经脉与心经脉互为络属，当心火下移小肠，每每心咳不已传移小肠，出现小肠咳。即《素问·咳论》所说："心咳不已则小肠受之，小肠咳状，咳而矢气，气与咳俱失。"

心病及体窍华液志证：心在体合脉，其华在面，心气血虚多面色淡白，血脉瘀滞则面色青紫。故《灵枢·经脉》有："手少阴气绝则脉不通……脉不通则血不流，血不流则髦色不泽，故其面黑如漆柴者，血先死。"心开窍于舌，又称舌为心苗。《灵枢·脉度》说："心气通于舌，心和则舌能知五味矣。"结合经脉心系舌本，故心的功能失常可见舌质淡白胖嫩或紫暗，或舌生疮，或舌强舌卷等。心在液为汗，血与汗均为水谷精气所化生，因而有"血汗同源"之说，而心主血，故有"汗为心之液"的说法。如心气虚损则见自汗出，心阳暴脱又可见大汗淋漓等。此外，《难经》以暑伤心为正经自病。要知心病少阴君火，暑为火热阳邪多伤心，故《素问·生气通天论》"因于暑，汗，烦则喘喝"。心在志为喜，《素问·阴阳应象大论》说："在体为脉……在志为喜。"即是说五志之中，喜为心志。一旦心神受损而心脏发病，每每喜悦之情难以表述，出现忧愁，这是因为血脉是神的物质基础。

（3）以"五"为基数的心病证

以"五"为基数分类的心脏病证见于《素问》相关篇章的心疟、心风、心咳、心痹、心胀等。今举二类说明，如《素问·痹论》有"心痹者，脉不通，烦则心下鼓，累上气而喘，嗌干善噫"。因心合脉，今病邪干血脉而不通畅，势必导致心火郁而烦闷，心烦则出现心下悸动不安，又见气随上壅而喘息，火郁津伤而咽干嗳气。《素问·风论》讲："心风之状，多汗恶风，焦绝善怒吓，赤色，病甚则言不可快，诊在口，其色赤。"此乃风气内迫于心，邪从热化致多汗而恶风，火盛伤津则口唇干燥，易怒易惊并见面色发赤情况。

综上所述，心本脏自病是心脏病机五行传变的基础前提，一旦心脏自病后又不能实现五行制化而进行自我调节时，就会发生传变而影响到其余四脏，出现各种母子、乘侮、胜复传变模型。

2. 心脏病机五行传变的模型

"病机"首见于《素问·至真要大论》："谨守病机，各司其属，有者求之……盛者责之，虚者责之，必先五胜。"五胜，王冰注释为五行更胜，指出要认真分析各种病机变化和其症状属性，有无五行之邪和脏气盛衰变化，从中推理出病变机理的所在。心脏病机五行传变的模型，就是心脏自身病变的太过与不及，在其发展过程中不能实现五行制化调节并遵循五行母子、乘侮、胜复传变规律影响其余四脏或四脏有病可传及心脏的传变模型。本模型以六气太过或不及影响人体，以人体脏气虚实与病邪有无相争为依据。

（1）心脏太过或不及母子传变模型

在五行关系中，心属火，肝属木，脾属土，木能生火而火能生土，故心火是肝木子脏，又为脾土之母脏。以心火为中心而发生的母子关系的病机传变模型，是指心脏有病时，其五行病机变化既有两脏相生关系失常而分别影响脾脏和肝脏的母病及子、子病犯母，也有心、肝、脾三脏母子相及的传变模型。一般来说，母病及子是先有母脏证候而后见子脏证候；子病犯母，表现为先有子脏证候后见母脏证候；母子相及则此二者俱在。一般病传特点：太过则实，不及则虚。

1）太过母子传变模型

当心火亢盛时称太过，可影响脾土和肝木，发生母病及子或子病犯母的传变，形成母子皆实或实中夹虚的传变模型。

心火烁脾土，母病及子：指心火太过传及子脏脾土，形成"火多土焦"的病机传变，可称为"母实传子"。其病机变化有二：一是母实令子实。如《素问·生气通天论》说："味过于苦，脾气不濡，胃气乃厚。"因苦味入心，过食苦味食物可使心火太盛，火气烁土，脾气不能濡泽脏腑，出现胃燥脾约证。二是母实令子虚。李东垣在《脾胃论》中指出"火胜则乘其土位"的"热中"病证，可见"当脐有动气，按之牢若痛"以及"食入则困倦"的脾虚症状。

心火炎肝木焚，子病犯母：心火太盛可引动肝木之火上炎，发生火炎木焚的传变，称为子病犯母或"子实犯母"。王叔和在《脉经》中说："心，火也，肝，木也；火木，子母也，火乘于木，子扶母也，此为二脏偏实也。"《素问·逆调论》亦说："肝一阳也，心二阳也。"肝属木而内寄相火，心属火而内有君火。正常下君相二火共行温煦之功，若心火亢盛可致肝火上炎，肝火又加重心火，可见头晕胀痛、口疮口苦、急躁易怒、舌红苔黄、脉弦数等心肝俱实的证候。此外，壮火蚀气还存在着实中夹虚的情况。

心火实上累肝木下及脾土，母子相及病传：心火太盛，可上犯肝木母脏，下累脾土子脏，出现火炎木焚土焦的母子相及并见的传变。李东垣在《脾胃论》中说："心火太盛，左迁入于肝木之分，风湿相搏一身尽痛，其脉洪大而弦，时缓……"即指心火太盛影响肝木与脾土的母子相及传变。

2）不及母子传变模型

当心火不足时亦可影响脾土和肝木，发生母病及子或子病犯母的传变，形成母子皆虚或虚中夹实的传变模型。

心火不生脾土，母病及子：心火不足，发生火弱不生脾土的传变，多由心火不足导致脾土虚弱的母病及子，又称为"母虚累子"。《素问·阴阳别论》说："二阳之病发心脾，有不得隐曲，女子不月。"马莳注释为女子情志抑郁，致心不生血，血不养脾，脾不运化，进而伤胃，水谷衰少，无以化生精微之气，致血脉遂枯，而月事不下。临床上心脾两虚证候多为火不生土的母子皆虚病传模型；亦有心的气阴不足累及脾土，致使中焦失运，湿痰郁热互结，而见心悸失眠、多汗、腹胀痞满、不思饮食、脉细黄腻等虚中夹实的证候。

心火虚累肝木，子病犯母：心阴心血亏损导致肝木失养，发生火虚累木的子病犯母传变，又称"子虚及母"。因心主血脉，肝主藏血；若心血不足则肝无所藏，多见头晕、两目干涩、肢体麻木、妇人月经量少等心肝子母两虚证。对于某些胸痹心痛，名医施今墨认为是与心阴血不足肝木失养有关的本虚标实证。

心火虚上累肝木下及脾土，母子相及：心血不足每致肝失所养而血不归脾，发生心火虚上累肝木下及脾土，母子相及并见的传变。名医施今墨认为：心血不足见心悸气短，血不藏肝见头晕眠不安，血不归脾见手足心热而食不知味的三脏母子皆虚证。此外也可见心、肝、脾三脏虚中夹实病证。

（2）心脏太过或不及乘侮传变模型

在五行关系中心属火，肺属金，肾属水，火克金而水克火，故心火为肺金之所不胜，为肾水之所胜。以心火为中心而发生的乘侮关系的病机传变模型，是指心脏有病时，其病机变化既有两脏乘侮失常而分别影响肺脏和肾脏的相乘与相侮；也有心、肺、肾三脏并见的乘侮并传模型，上述均区别为太过乘侮传变和不及乘侮传变的模型。

1）太过乘侮传变模型

一方面，心火太过对被克方肺金进行相乘传变；另一方面，作为被克方心火太过可对克己一方肾水进行反克，即反侮传变。

心火太过，强火熔肺：心火太过对其所胜肺金过度克制，导致肺金受病，发生强火熔金的相乘传变。如《素问·气厥论》："心移寒于肺，肺消。""心移热于肺，传为膈消。"此乃心脏病邪太过传乘肺脏，寒蒸为热，烁炼肺津或为肺消或为膈消。《素问·至真要大论》所说"热气大来，火之胜也，金燥受邪，肺病生焉"，明确了心火太胜传移肺金相乘病机，与《灵枢·病传》所说"病先发于心，一日而之肺"传变不谋而合。

心火太过，火亢侮肾：心火太过对其所不胜肾水反克，导致肾水受病，发生火亢侮水的反侮传变。如《素问·阴阳类论》："二阴二阳皆交至，病在肾，骂詈妄行，巅疾为狂"，此"巅疾"狂病应为火升而水衰所致。《素问·痿论》有肾水不胜心火发为骨痿的论述，即"内伐则热舍于肾，肾者水脏也，今水不胜火，则骨枯而髓虚，故足不任身，发为骨痿"。

心火太过，火盛乘肺侮肾并传：心火太过对其所胜肺金相乘和对其所不胜肾水的反侮，导致肺金和肾水同时受病，发生火盛乘肺侮肾的乘侮并见传变。《素问·六节脏象论》说："未至而至，此谓太过，则薄所不胜，而乘所胜也，命曰气淫。"此言时令未到而气候先到，称为太过。根据四时五脏收受观点，心火太过则乘金侮水称为"气淫"，即五行乘侮并见传变。《素问·气交变大论》说："岁火太过，炎暑流行，金肺受邪，民病疟，少气咳喘……身热肤痛而为浸淫"，阐释了火运心火太过乘侮并见症状，乘肺则少气、咳喘，侮水则骨痛疮疡。在临床实践中这一病传模型可认为是上述强火熔金与火亢侮水的复合传变。

2）不及乘侮传变模型

一方面心火不及，更不能忍受克方肾水的克伐，为心火不及的相乘传变；另一方面心火不及时，被克方肺金进行反克，为心火不及的反侮传变。

心火不及，火虚肾乘：心火不足可受到己所不胜的肾水克伐，导致肾水相乘，发生火虚肾乘传变。如《素问·痹论》说："心痹者，脉不通……厥气上则恐。"马莳注释：因心气不足而肾水相凌乘于心，出现神气不足而恐惧的症状。

心火不及，火虚肺侮：心火不足可受到己所胜肺金的反克，导致肺金反侮，发生火虚肺侮传变。如《灵枢·本神》说："心藏脉，脉舍神，心气虚则悲。"马莳注释：心在声为笑，在志为喜，……故心气衰不能胜肺，则不足而悲。

心火不及，火虚肾乘肺侮并传：心火不足，出现所不胜肾水和其所胜肺金相对偏亢，导致肾水相乘与肺金反侮的乘侮并见传变。《素问·五运行大论》说："其不及，则己所不胜侮而乘之，己所胜轻而侮之"，指明了乘侮并传规律。《素问·五常政大论》说："伏明之纪，是谓胜长，长气不宣，脏气反布，收气自政，……寒清数举。"《素问今释》认为，"胜长"是指火运所主的长养之气，即火运不及则水来乘之、金反侮之的乘侮传变，在临床上可理解为上述火虚肾乘与火虚肺侮的复合传变。

（3）心火太过或不及胜复模型

五行胜复中的胜气出现有两种情况：一是五行中一行绝对亢盛；二是五行中一行不足而致其所不胜的一行相对偏盛。复气因胜气的出现随之产生以对抗胜气进行"报复"。

1）心·岁火太过胜复

心火太过对所胜肺金过度克制，又遭到肺金之子肾水的报复压抑，导致心火肺金的病变，发生心·岁火太过胜复传变。《素问·五常政大论》将此称喻为"赫曦之纪，是谓蕃茂"。其胜复模型：一方面心火胜气乘袭肺金，出现疮疡、出血、疟疾、目赤、发狂等症状；另一方面火运太过，被肺金之子肾水来复，出现阴寒凝结和雨水寒霜等情况，从而病及心脏。所以《素问·气交变大论》说："岁火太过，炎暑流行，金肺受邪，民病疟，少气咳喘，……身热肤痛而为浸淫。收气不行，长气独明，雨水霜寒，上应辰星。"可见心·岁火太过胜复，病因为火气太过而寒水为患；病变脏在心、肺、肾；其病机变化为心本脏太过，火旺乘金和水复火仇。

2）心·岁火不及胜复

心火不及，遭其所不胜肾水的过度克制，肾水又受到心火之子脾土的报复压抑，导致心火肾水的病变，发生心·岁火不及胜复传变。《素问·五常政大论》将此称喻为"伏明之纪，是谓胜长"。其胜复模型：一方面心气不足而善悲善忘，火为水乘则寒冷之气侵入，出现阴寒惨淡、凛冽寂静的现象；另一方面肾水被心火之子脾土来复，出现暴雨淋漓、湿气过胜的现象。所以《素问·气交变大论》说："岁火不及，寒乃大行，……黑气乃辱，病鹜溏腹满，食饮不下，寒中肠鸣。"可见心·岁火不及胜复，病因为火气不及而湿土为患；病变脏在心、肾、脾；其病机变化为心本脏不及，火虚水乘和土复水仇。

正如《素问·至真要大论》所说："有胜则复，无胜则否""胜至则复，无常数也。""微者复微，甚则复甚。"均说明了有胜气就必有复气，胜气甚则复亦甚，胜气微则复亦微。一般"诸胜复"在一定常数内，可趋于相对平衡，若复气超出一定常数则发生脏腑病变或复而反病。

（4）四脏太过或不及传及心脏的病机模型

《难经·十难》论述了一脏之脉其变有十。徐大椿认为：五脏之本脉为肝急、心大、脾缓、肺涩、肾沉。且见何脏之脉，则知何脏之邪干也。对于心脏，假令心脉急甚者，肝邪干心也；心脉微急者，胆邪干小肠也。心脉缓甚者，脾邪干心也；心脉微缓者，胃邪干小肠也。心脉涩甚者，肺邪干心也；心脉微涩者，大肠邪干小肠也。心脉沉甚者，肾邪干心也；心脉微沉者，膀胱邪干小肠也。其实质是寓有四脏——肝、脾、肺、肾病传心的母子乘侮病机模型。

1）肝木病传心火，母病及子

肝属木，心属火，木能生火，故肝木为母脏，心火为子脏。当肝木发生病变而影响心火时，发生母病及子传变。

若肝木太过病及心火，导致木多火塞的母病及子传变。《难经·十难》以脉测病机有"假令心脉急甚者，肝邪干心也"，即言心脏病时脉象却表现为肝木"急甚"少胃气脉，是肝之病邪犯心的母实传子。《素问·气厥论》说"肝移寒于心，狂""肝移热于心，则死"。马莳认为：肝移寒于心，传其我所生的心脏，而心为阳脏，神处其中，今寒冷逼迫，故神气乱离发为狂。又因心属君火，肝寓相火，肝移热于心传其我所生，二火炎炽病不可支，故死。

若肝木不及病及心火，导致木少火弱也会发生母病及子的传变。《素问·四气调神大论》说："春三月，……逆之则伤肝，夏为寒变，奉长者少。"马莳认为：逆春气则伤肝木，而肝木不能生心火，至夏之时有寒变之病。陈士铎在《石室秘录》中说："心惊非心病也，乃肝血虚而不能养心也"，即肝血不足不能养心，出现胆小易惊的症状，此为母虚累子而肝心同病。

2）脾土病传心火，子病犯母

脾属土，心属火，火生土，故心火为母脏，脾土为子脏，当脾土发生病变时可影响心火，发生子病犯母传变。

若脾土太过病及心火，导致土壅火晦。《难经·十难》以脉测病机有"心脉缓甚者，脾邪干心也"，即言心脏病时脉象却表现为脾土"缓甚"少胃气脉，是脾邪犯心的子令母实传变。又如《素问·生气通天论》说："味过于甘，心气喘满。"王冰注释为"甘多食之可令人心闷，因甘性滞缓，多食则使脾土壅塞，土多火晦，使得心气失畅而满闷"。《难经·四十九难》说："知脾邪入心，为喜苦味也。其病身热而体重，嗜卧，四肢不收。其脉浮大而缓"，则指出了脾邪入心，子病犯母的症状。

若脾土不及病犯心火，导致土虚火弱，发生子病犯母传变。李东垣在《脾胃论》中说："脾胃既虚，不能升浮，为阴火伤其生发之气，营血大亏，……阴火炽盛，日渐煎熬，血气亏少，……血减则心无所养，致使心乱而烦，病名曰悗。"即言脾胃中的阳气不足，而生化无权，营血亏乏，心神失养，表现为心中惑乱而烦闷不安，称为"悗"。

3）肺金病及心火，反侮传变

肺属金，心属火，火克金，故心火为肺金之所胜，当肺金发生病变时可病及心火，发生相侮传变。

若肺金太过则对其所不胜心火反克，导致金多火衰，发生金实侮火的反侮传变。《素问·咳论》举出不在其时肺病传心的"心咳之状，咳则心痛，喉中介介如梗状，甚则咽肿喉痹"，正是肺先受邪反侮心火，出现咳嗽连心，咽喉不利，甚至出现肿痛闭塞感。《素问·经脉别论》说："有所惊恐，喘出于肺，淫气伤心"，是指惊恐气逆气陷，导致肺气逆乱而喘咳，进而伤及心神而神无所归，出现惊恐等症状。

4）肾水病累心火，相乘传变

肾属水，心属火，水克火，故心火为肾水之所胜，当肾水发生病变时可影响心火，发生相乘传变。

若肾水太过则对已所胜心火过度克制，导致水多火熄，发生相乘传变。《素问·生气通天论》说："味过于咸，大骨气劳，短肌，心气抑"，此乃过食咸味之品伤肾，肾主骨而致骨病，水上逆凌心致心气受抑。此外，《素问·奇病论》说："肾风……善惊，惊已心气痿者死。"此乃肾主水而水气凌心相乘传变，出现心气受损而致心悸或情绪惊恐。

（二）肝脏病机五行传变的模型

肝脏病机五行传变的模型，是指肝脏的自身病变在其发生发展过程中，不能实现五行制化的正常调节，而遵循五行母子、乘侮、胜复病机传变规律波及其他四脏，或心、脾、肺、肾四脏有病可能传及肝脏的病机模型。其实质是揭示肝脏五行病机的系统性和整体性。

1. 肝脏自病

肝脏自病，是指肝脏出现太过或不及产生自身病变，尚未传及他脏，局限于本脏病。《难经·四十九难》说"正经自病"，也可称为肝脏的本经自病。

（1）病因

外感六淫：自然界气候的变化也会影响到人体脏腑之气的变化。故《素问·阴阳应象大论》说："天之邪气，感则害人五脏。"如春天气候异常，人体的肝木之气也会相应地发生太过或不及的变化，轻则可以通过制化自行平复，甚则导致肝脏自病。若风气偏盛，风客淫气，精乃亡，邪伤肝也。《素问·咳论》说："五脏各以其时受病，非其时各传以与之。"在一般情况下，五脏各在其所主之时感邪受病，如肝主春，春多风，而"风气通于肝""风伤肝"，故在春天肝木主令之时，其病多为肝病。同时，秽毒一类可侵袭血脉而导致肝病。

情志内伤：人体情志变化是脏腑之气的外在反映，而情志异常变化也会反过来影响人体脏腑之气，进而产生疾病。《灵枢·百病始生》说"忿怒伤肝"，是指暴怒而致肝气疏泄太过，气机上逆，甚则血随气升，出现头胀头痛、面红目赤、呕血，甚则昏厥猝倒；若肝气横逆可见腹痛、腹泻。所以《素问·举痛论》说："怒则气逆，甚则呕血及飧泄。"

饮食失节、五味偏嗜伤肝：因肝主筋，其华在爪，如偏食辛味之品，则会出现筋脉拘急和爪甲枯槁的情况。这是因为五味偏嗜，日久会致相应脏的脏气偏盛，功能活动失调而产生病变。即《素问·至真要大论》所说："久而增气，物化之常也。气增而久，夭之由也。"

其他因素：禀赋不足或先天异常，可影响肝脏先天虚弱而功能不足。肝脏衰老即《灵枢·天年》论及的"五十岁，肝气始衰，肝叶始薄，胆汁始减，目始不明"。其他还有创伤受损、药物过量等均可致肝脏自身病变。

（2）**发病**

发病，是指肝脏疾病的发生过程，常引起本脏腑太过与不及，从而出现虚实病证，也可病及经络、体窍华液志等，还涉及《黄帝内经》中以"五"为基数的肝病。

肝本脏病内或外证：《难经·十难》从心脉变化以领悟肝脉急甚为肝邪自干肝也。《难经·十六难》结合面色、情志、部位等方面详述肝脏自病的内证或外证，即"假令得肝脉，其外证：善洁，面青，善怒；其内证：脐左有动气，按之牢若痛，其病四肢满闭，癃溲，便难，转筋。"

肝本脏病太过或不及证：《素问·玉机真脏论》论及肝脏病太过或不及证，是以脉气之象测证，"其气来实而强，此谓太过，病在外；其气来不实而微，此谓不及，病在中，……太过令人善忘，忽忽眩冒而巅疾；其不及则令人胸痛引背，下则两胁胠满"。

肝脏虚证及实证见于《素问·脏气法时论》上说："肝病者，两胁下痛引少腹，令人善怒，虚则目䀮䀮无所见，耳无所闻，善恐，如人将捕之。"

肝病及胆证：足少阳胆经与足厥阴肝经互为络属。因此《素问·咳论》说："肝咳不已，则胆受之，胆咳之状，咳呕胆汁。"

肝病及体窍华液志证：肝在体合筋，筋即筋膜，是联结关节肌肉、主司运动的组织；其营养有赖于肝血滋润，才能健强有力而活动自如。故《素问·痿论》说："肝主身之筋膜。"一般肝病血不养筋，则可见肢体麻木、屈伸不利，甚则拘挛震颤。故《素问·至真要大论》说："诸风掉眩，皆属于肝。"肝开窍于目，目即眼睛，为视觉器官。由于肝的经脉上连目系，肝藏血与肝主疏泄互用支撑着目的视觉功能，若肝病导致目失养，则可见两目干涩、视物昏花，或目赤红肿疼痛或头目眩晕。肝在液为泪，泪为两目分泌的液体，具有保护和润泽眼睛的功能。故肝病可见泪液分泌异常，如两目干涩，或红赤，或羞光，或眼眵增多。肝其华在爪，肝血的盛衰直接影响爪甲的荣枯，若肝血不足，则爪甲脆薄，颜色枯槁，甚则变形脆裂。肝在志为怒，怒是人们对外界刺激的一种否定反应，是一种不良的情志刺激。由于情志活动属于精神活动的组成部分，而气血是神的物质基础，故肝病时，每每导致情志失调，表现为情绪不稳、心烦易怒。

（3）以"五"为基数的肝病证

以"五"为基数分类的肝脏病证见于《素问》相关篇章的肝疟、肝风、肝痹、肝胀等。今举二类说明，如《素问·痹论》有"肝痹者，夜卧则惊，多饮数小便，上为引如怀"。今病邪在肝留而不去，则可见夜卧时惊骇不定，多饮水而小便频数，痹痛循足厥阴肝经可致少腹部肿满如妊娠状。又如《素问·风论》有"肝风之状，多汗恶风，善悲，色微苍，嗌干善怒，时憎女子，诊在目下，其色青"。今风邪袭肝，可见多汗恶风，或悲或怒，面色微青或目下青，有时厌恶女性，咽喉干燥。

综上所述，肝本脏自病是肝脏病机五行传变的基础和前提，一旦肝脏自病后又不能实现五行制化进行自我调节时，就会发生传变而影响到其余四脏，出项各种母子、乘侮、胜复病传模型。

2. 肝脏病机五行传变的模型

肝脏病机五行传变的模型，是指肝脏自病后不能实现五行制化调节，并遵循着五行母子、乘侮、胜复传变规律影响其余四脏；或心、脾、肺、肾四脏有病可传及肝脏的传变模型。本模型以六气太过或不及影响人体，以人体脏气虚实与病邪有无相争为依据。

（1）肝脏太过或不及母子传变模型

在五行关系中，肝属木，心属火，肾属水，水能生木，而木能生火，故肝木是肾水之子脏，又为心火之母脏。以肝木为中心而发生的母子关系的病机传变模型，是指肝脏有病时，其五行病机变化既有两脏相生关系失常而分别影响肾脏和心脏的子病犯母和母病及子，也有肾、肝、心三脏母子相及的传变模型。一般来说，母病及子是先有母脏证候而后见子脏证候，子病犯母是先有子脏证候而后见母脏证候；母子相及则此二者俱在。一般病传特点：太过则实，不及则虚。

1）太过母子传变模型

当肝木亢盛时称太过，可影响心火和肾水，发生母病及子或子病犯母的传变，形成母子皆实或实中夹虚的传变模型。

肝木炎心火焚，母病及子：指肝木在太过传及子脏心火，形成"木旺火焚"的病机传变模型。《素问·气厥论》说"肝移热于心，则死""肝移寒于心，狂，隔中"，是母脏肝之寒热传子脏心的记载。此乃木盛化火而心又主火，两阳相合形成木火相燔的母子实证，易耗竭阴血，多难治易死。或阳并于阳作狂，心居膈上而肝居膈下，肝邪上移于心，留于心下，故为膈中。《难经·十难》以脉测病机说："假令心脉急甚者，肝邪干心也。"在四时平脉当中钩为心的正常脉象，而此却表现为肝无胃气的"急甚"之脉,此为肝之邪盛干心,母实传子也。

肝木炎及肾水,子病犯母:指肝木太过病及母脏肾水的传变。其病机变化有两种:一是子实令母实。如《灵枢·五味》说:"酸走筋,多食之令人癃",此因酸入肝而味涩滞,多食酸味令肝气郁滞,可出现肾与膀胱气化壅闭而小便不利。与《景岳全书》所说"肾实者,多下焦壅闭"相合。二是子实令母虚。吴鞠通在《温病条辨》中说:"木病热,必吸少阴肾中真阴,阴伤故骚扰不得安卧也"。实为肝木化火下劫肾阴,阴不敛阳,火扰心神不得卧的虚实夹杂证。此外,《冯氏锦囊秘录》提出"肾之阴虚则精不藏,肝之阳强则火不秘,以不秘之火,加临不藏之精,有不梦,梦即泄矣",即木旺水弱的子病犯母形成遗精。

肝木炎上累肾水下及心火,母子相及并传:这一模式是从生我者为母,我生者为子来看肾、肝、心三脏病传,则为母子相及传变。这种模式实为上述二脏之间的母病及子和子病犯母模式的复合。《傅青主女科》有:"大怒则血不能藏,……肝血来枯,必断绝心肾之路,胎因心肾之路断,胞胎失水火之养,所以堕也",是临床上用肝、心、肾三脏母子相及虚证阐明妇人堕胎之理。

2)不及母子传变模型

当肝木不足时亦可影响心火和肾水,发生母病及子或子病犯母的传变,形成母子皆虚或虚中夹实的传变模型。

木少火弱,母病及子:肝木不足发生木少火弱的母病及子病传,又称"母虚累子"。《素问·四气调神大论》说:"春三月,……逆之则伤肝,夏为寒变,奉长者少。"马莳认为:逆春气则伤肝木,而肝木不能生心火,至夏之时有寒变之病。黄元御在《素灵微蕴》中说:"肝心子母之脏,肝气传心,母病累子,心液亡而神明乱,故烦躁谵语,风木疏泄,阳气不敛,君相升浮,故不能寐。"

木虚水弱,子盗母气:肝木不及发生子虚令母虚的子盗母气的子病犯母传变模型。如《石室秘录》中说:"肝木不能生肾中之火,则肾水日寒,必有腰脊难于俯仰之症"。此为肝木生发阳气不足,无以资助肾命之火而肾水虚寒;或肝木阴血不足,令肾水肾精失充,出现腰脊屈伸失灵的子母皆虚证。

肝木虚上累肾水下及心火,母子相及病传:这一模式从生我者为母,我生者为子来看肾、肝、心三脏并传,则为母子相及传变。这种模式实为上述二脏之间的母病及子和子病犯母模式的复合。一般多为虚证。

(2)肝脏太过或不及乘侮传变模型

在五行关系中肝属木,肺属金,脾属土,金克木而木克土,故肝木为脾土之所不胜,为肺金之所胜。以肝木为中心而发生的乘侮关系的病机传变模型,是指肝木有病时,其病机变化既有两脏乘侮失常而分别影响脾脏和肺脏的相乘与相侮,也有肝、脾、肺三脏共见的乘侮病传模型。上述均区别为太过乘侮传变和不及乘侮传变的模型。

1）太过乘侮传变模型

一方面，肝木亢盛太过对被克方脾土进行相乘传变；另一方面，作为被克方肝木太过可对克己一方肺金进行反克，即反侮传变。

肝木太过，木旺乘土：肝木太过对其所胜脾土过度克制，导致脾土受病，发生木旺乘脾的相乘传变。《素问·至真要大论》说："厥阴司天，风淫所胜，……胃脘当心而痛，上支两胁，膈咽不通，饮食不下。"《素问·气交变大论》亦说："岁木太过，风气流行，脾土受邪，民病飧泄食减，体重烦冤，肠鸣腹支满。"均阐明了风淫肝木太过，出现乘脾犯胃的病传。《灵枢·病传》指出"病先发于肝，三日而之脾"的传变模式。医家张仲景《伤寒论》第 111 条："伤寒腹满谵语，寸口脉浮而紧，此肝乘脾也，名曰纵，刺期门"，此为五行病机阐释伤寒的代表条文。

肝木太过，木旺侮肺：肝木太过，木极化火对其所不胜肺金进行反克，发生"木火刑金"的反侮传变。《素问·至真要大论》说："少阳司天，火淫所胜，……民病头痛，发热，恶寒而疟，热上皮肤痛，色变黄赤，传而为水，身面胕肿，腹满仰息，泄注赤白，疮疡咳唾血，烦心胸中热，甚则鼽衄，病本于肺"，此乃木火淫胜刑金而病及肺的记载。《伤寒论》第 112 条："伤寒发热，啬啬恶寒，大渴欲饮水，其腹必满，自汗出，小便利，其病欲解，此肝乘肺也，名曰横，刺期门"，此为五行病机阐释伤寒的又一代表条文。

肝木太过，木旺乘脾侮肺并传：肝木太过对其所胜脾土相乘和对其所不胜的肺金反侮，导致脾土和肺金同时受病，发生木旺乘脾侮肺的乘侮并传。正如《素问·五运行大论》所说："气有余，则制己所胜而侮所不胜。"临床上肝木太过则会出现胸胁胀满，拘急疼痛；脾被肝乘继之运化失司，出现食少，呕吐，腹胀，身体重；肺金被侮，则卫外不固而出现恶寒怕冷等证候。故《素问·至真要大论》说："岁厥阴在泉，风淫所胜，……民病洒洒振寒，善伸数欠，心痛支满，两胁里急，饮食不下，膈咽不通，食则呕，腹胀善噫。"此外，尤怡在《医学读书记》中说："肝脏失调，侵脾则痛，侮肺则干咳，病从内生，非外感客邪之比，是宜内和脏气。"在临床实践中这一病传模型可以是上述木旺乘脾与木旺侮肺的复合传变。

2）不及乘侮传变模型

一方面，肝木不及则更不能忍受克方肺金的克伐，为肝木不及的相乘传变；另一方面，肝木不及则其被克方脾土进行反克，为肝木不及的反侮传变。

肝木不及，木虚肺乘：肝木不及可受到其所不胜的肺金克伐，导致肺金相乘，发生木虚肺乘传变。《素问·气交变大论》说："岁木不及，燥乃大行"，此指肝木虚肺金乘，可见惊恐、拘急、疮疡等症状。同时，这一病传每致疫气流行，即《素问·本病论》所说："木运太虚，反受金胜，……后三年化疠，名曰木疠，其状如风疫"。

肝木不及，木虚脾侮：肝木不及可受所胜脾土反克，导致脾土反克，发生木虚脾侮传变。此种病传记载不多，多并列于木虚金乘土侮之中，如《素问·气交变大论》说:"岁木不及,燥乃大行"而有肠鸣、溏泄等症,多由肝木之气升发不及,导致木虚土侮所致。有人认为木虚金乘出现子复母仇时,可见火令土燥,进而燥土侮肝,此种情况亦可参考。

肝木不及,木虚肺乘脾侮并传:肝木不及,出现所不胜肺金和所胜脾土相对偏亢,导致肺金相乘与脾土反侮的乘侮并见传变。如《素问·腹中论》有因"大脱血,若醉以入房,气竭肝伤",此时肺金来乘则"病至则先闻腥臊臭,出清液",脾土反侮则"妨于食"的记载。在临床上可以理解为上述木虚肺乘与木虚脾侮的复合传变。

(3)肝木太过或不及胜复模型

五行胜复中的胜气出现有两种情况:一是五行中一行绝对亢盛,二是五行中一行不足而致其所不胜的一行相对偏盛。复气因胜气的出现随之产生以对抗胜气进行"报复"。

1)肝·岁木太过胜复

肝木太过对所胜脾土过度克制,又遭到脾土之子肺金的报复压抑,导致肝木脾土的病变,发生肝·岁木太过胜复传变。《素问·气交变大论》说:"岁木太过,风气流行,脾土受邪。民病飧泄食减,体重烦冤,肠鸣腹支满,……甚则忽忽善怒,眩冒巅疾。"就是说风气流行,形成生气独治的胜气,在物候上表现为云物飞动草木不宁,不但肝本脏亢而为病,症见胁痛吐甚、善怒、眩冒巅疾,而且乘袭人体脾土,影响运化功能,发生飧泄、食少、体重烦冤、肠鸣腹胀等症状。然岁运之常规,有胜则有复,木气胜土,土之子金气来复木仇。故《素问·至真要大论》说:"阳明之复,清气大举,……病生胠胁,气归于左,善太息,甚则心痛痞满,腹胀而泄,……甚则入肝,惊骇筋挛。"可见肝·岁木太过胜复,病因为木气太过而燥金为患;病变脏在肝、脾、肺;其病机变化为木脏太过,木旺乘土和金复木仇。

2)肝·岁木不及胜复

肝木不及,遭其所不胜肺金的过度克制,肺金又受到肝木之子心火的报复压抑,导致肝木肺金的病变,发生肝·岁木不及胜复传变。《素问·气交变大论》说"岁木不及,燥乃大行,生气失应,草木晚荣,肃杀而甚,……民病中清,胠胁痛,少腹痛,肠鸣溏泄,……复则炎暑流火",而见"病寒热疮疡痱胗,痈痤"。就是说在物候上表现为草木晚荣,肃杀萧条,在人体可引起与本运相应的肝脏受制而发病,出现中清,两胁及少腹痛;此时肝木之子心火来复母仇,出现炎暑气候而草木焦槁;人体易见心火亢盛,内合膺胁,外在经络发生寒热疮疡等病证。故总结为脾土受邪,赤气后化,心气晚治,上胜肺的火乘金。可见肝·岁木不及胜复病因为风气不及而燥火为患,病变脏在肝、肺、心,其病机变化在本脏不及木虚金乘和火复金仇。

应当指出肝木太过或不及胜复模型,在一定常数内可趋于相对平衡,若复气超出一定常数则发生脏腑病变或复而反病。

（4） 四脏太过或不及传及肝脏的病机模型

《难经·十难》论及了一脏之脉其变有十，并举心脏之脉十变寓肝、脾、肺、肾病传心的母子乘侮病机模型。徐大椿认为：五脏之本脉为肝急、心大、脾缓、肺涩、肾沉。且见何脏之脉，则知何脏之邪干也。若肝脉分见大、缓、涩、沉得太过或不及，即甚与微，则分别为心、脾、肺、肾四脏病及肝的母子乘侮病机模型。

1） 心火病传肝木，子病犯母

心属火，肝属木，故肝木为母脏，心火为子脏，当心火发生病变可影响肝木，发生子病犯母传变。《脉经》说："心，火也，肝，木也；火木，子母也，火乘于木，子扶母也，此为二脏偏实也。"《难经·四十九难》说："肝为心邪，……其病身热，胁下满痛，其脉浮大而弦"，是心火及肝木二脏俱实的子病犯母。若心火不及常致肝木失养，出现子虚及母传变，临床常见的心肝血虚证亦属此类模型。

2） 肾水病传肝木，母病及子

肾属水，肝属木，故肾水为母脏，肝木为子脏，当肾水发生病变时可影响肝木，发生母病及子传变。若肾寒及肝为母实传子，则如《素问·气厥论》所说"肾移寒于脾，痈肿，少气"。王冰认为：肾移寒于肝则阳气不散，血聚气涩，故痈肿少气。若肾水不足而精气虚弱，每致水不涵木，母虚及子。如《临证指南医案》亦说："肝为风脏，因精血衰耗，水不涵木，木少滋荣，故肝阳偏亢，内风时起。"

3） 肺金病传肝木，相乘传变

肺属金，肝属木，故肺金是肝木所不胜，当肺金发生病变时可影响肝木，发生相乘传变。《素问·标本病传论》说"肺病喘咳，三日而胁支满痛"，即言肺病喘咳，3日后传其所胜之肝，出现两胁满痛的症状。《类经》说："辛入肺，过于辛则肺气乘肝。肝主筋，故筋脉沮弛。"

4） 脾土病传肝木，反侮传变

脾属土，肝属木，故肝木为脾土之所不胜，当脾土发生病变时可病及肝木，发生相侮传变。《素问·气厥论》说"脾移寒于肝，痈肿，筋挛"，即指脾中寒邪过盛反传肝木，出现肉寒而肿，肝寒则筋脉受寒而拘挛筋急。

（三）脾脏病机五行传变的模型

脾脏病机五行传变的模型，是指脾脏的自身病变在其发生发展过程中，不能实现五行制化的正常调节，而遵循五行母子、乘侮、胜复传变规律波及其他四脏，或心、肝、肺、肾四脏有病可能传及脾脏的病机模型，其实质是揭示五行病机的系统性和整体性。

1. 脾脏自病

脾脏自病，指脾脏出现太过或不及产生自身病变未传及他脏，病变局限于本脏病，即《难经·四十九难》所说"正经自病"，也可称为脾脏的本经自病。

（1）病因

内外合湿则困脾：脾喜燥恶湿，脾土外与湿气相通，因而六淫外湿病邪易伤及脾土，如天之雨露、地之泥水、汗衣湿衫等，均可侵袭人体，而致脾脏受邪。《三因极一病证方论》说："在天为雨，在地为土，在人脏为脾，故湿喜归脾，脾虚喜中湿。"所以，脾虚失运化易产生内湿，进而湿聚蕴热中阻，出现肿满湿病，即《素问·至真要大论》所说："诸湿肿满，皆属于脾"。

情志过度则伤脾：脾藏意而主思，因过度思虑而七情内伤，可导致脾脏气机郁滞而精神萎靡，如张景岳指出：若意有所着，思有所伤，劳倦过度，则脾神散失矣。七情内伤也可数情交炽伤及脾，如《灵枢·本神》说"脾愁忧而不解则伤意"。《三因极一病证方论》在阐释"思则气结"时说："思伤脾者，气留不行，积聚在中脘，不得饮食，腹胀满，四肢怠惰。"

饮食失宜则伤脾：脾胃为后天之本，司饮食的运化与受纳，一旦饮食失宜，或过饥而气衰，过饱致肠胃受损，或食用变质食物致病生。偏食寒凉之品，则伤脾阳而寒从内生；偏食湿热之品，则胃肠积热而里热证见；偏食酸可导致肌肉受损等。正如《医学正传》说"致病之由，多因纵恣口腹，喜好辛酸，恣饮热酒煎爆，复餐寒凉生冷，朝伤暮损，日积月深"，进而损胃及脾，发生病症。

劳逸失度则损脾：过度劳累既可直接耗伤脾气，又可损害肌肉及内伤形体，即李东垣所说："形体劳役则脾病"。若过度贪图安卧，则脾气不畅，出现《素问·宣明五气》所说的"久坐伤肉""久卧伤气"，从而导致脾胃之气损伤而发病。

（2）发病

发病，是指脾脏疾病的发生过程，常引起本脏太过与不及，从而出现虚实病证，也可病及经络、体窍华液志等，还涉及《黄帝内经》以"五"为基数的脾病。

脾本脏病内证或外证：《难经·十难》举心脉变化领悟为脾脉缓甚，为脾邪自干脾也。《难经·十六难》结合面色、情志、部位等方面详述脾脏自病的内证或外证，即"假令得脾脉，其外证：面黄，善噫，善思，善味；其内证：当脐有动气，按之牢若痛；其病腹胀满，食不消，体重节痛，怠惰嗜卧，四肢不收"。

脾本脏病太过或不及证：《素问·玉机真脏论》论及脾脏病太过或不及证是以脉气之象测证，即"其来如水之流者，此谓太过，病在外；如鸟之喙者，此谓不及，病在中。……太过则令人四肢不举；其不及则令人九窍不通，名曰重强。"

脾病虚证与实证：见于《素问·脏气法时论》，即"脾病者，身重，善肌，肉痿，足不收行，善瘈，脚下痛，虚则腹满肠鸣，飧泄食不化"。

脾病及胃证：足太阴脾经与足阳明胃经互为络属，因此《素问·咳论》说"脾咳不已，则胃受之，胃咳之状，咳而呕，呕甚则长虫出"。《素问·太阴阳明论》又说："今脾病不能为胃行其津液，四肢不得禀水谷气，气日以衰，脉道不利，筋骨肌肉，皆无气以生，故不用焉。"

脾病及体窍华液志证：脾在体合肉，即《素问·痿论》所说"脾主身之肌肉"。

就是说脾气健运，气血生化有源则全身肌肉才得以充养，健壮有力；若脾失健运而气血不足，则可致肌肉瘦削无力，甚至痿软不用而影响全身运动。脾开窍于口，首见于《素问·阴阳应象大论》，只有脾气强健，则饮食和口味才能正常；如果脾失运化则不仅可见食欲不振，还可见到口味异常，或口淡乏味，或口甜、口腻等。脾其华在唇，即《素问·五脏生成》所说："脾之合肉也，其荣唇也"。凡口唇色泽变化均与脾健血生有关，如脾失健运则多见口唇淡白无华，甚则萎黄不泽。脾在液为涎，一指涎是人体津液之一，脾为胃行其津液，其津液源于水谷，而布散全身，津液随脾脉上行，泌于口为涎，脾为涎的生化之源；二指脾对涎量多少有固摄作用，一旦脾胃不和，则往往可导致涎液分泌的增多而出现口涎自出的情况。脾在志为思，此所言思泛指思考、思维，属心主导下的精神活动的一部分。若思虑过度多影响脾的运化功能，导致脾气结而不行，影响脾运、脾升，从而出现纳呆、食欲不振、脘腹胀闷等症，所以《素问·举痛论》说"思则气结"，还可引起咳嗽。

（3）以"五"为基数的脾病证

以"五"为基数分类的脾脏病证见于《素问》相关篇章的脾疟、脾风、脾咳、脾痹、脾胀等。今举二类说明，如《素问·痹论》有"脾痹者，四肢解堕，发咳呕汁，上为大塞"，此乃邪气留于脾导致气血不利的脾痹，症见四肢倦怠、咳嗽、呕吐清水、上腹痞塞感等。《素问·风论》说"脾风之状，多汗恶风，身体怠惰，四肢不欲动，色薄微黄，不嗜食，诊在鼻上，其色黄"，此乃风邪入侵伤脾所见症候。

综上所述，脾本脏自病是脾脏病机五行传变的基础和前提，一旦脾脏自病后又不能实现五行制化而进行自我调节时，就会发生传变而影响到其余四脏，出现各种母子、乘侮、胜复病传模型。

2. 脾脏病机五行传变的模型

脾脏病机五行传变的模型，是指脾脏自病后不能实现五行制化调节，并遵循着五行母子、乘侮、胜复传变规律影响其余四脏，或心、肝、肺、肾四脏有病可传及脾脏的传变模型。本模型以六气太过或不及影响人体，以人体脏气虚实与病邪有无相争为依据。

（1）脾脏太过不及母子传变模型

在五行关系中，脾属土，肺属金，心属火，火能生土而土能生金，故脾土是心火之子脏，又为肺金之母脏。以脾土为中心而发生的母子关系的病机传变模型，是指脾脏有病时，其五行病机变化既有两脏相生关系失常而分别影响心脏和肺脏的子病犯母和母病及子，也有心、脾、肺三脏母子相及的传变模型。一般来说，母病及子是先有母脏证候而后见子脏证候，子病犯母是先有子脏证候而后见母脏证候，母子相及则此二者俱在。一般病传特点：太过则实，不及则虚。

1）太过母子传变模型

当脾土壅塞时称太过，可影响心火和肺金，发生母病及子或子病犯母的传变，形成母子皆实或实中夹虚的传变模型。

土壅金塞，母病及子：指脾土邪实而壅塞，影响子脏肺金，形成土壅肺实的母子俱实病机传变模型。《素问·咳论》指出邪气乘袭于长夏之季，则脾先受病而累及肺，可见"脾咳之状，咳则右胁下痛，阴阴引肩背，甚则不可以动，动则咳剧"。此外，《诸病源候论》有脾移热于肺，见"其人身热发黄白，视其舌下白垢生者"。

土壅火晦，子病犯母：指脾土邪实太过病及母脏心火的传变，可致"土壅火晦"子母两脏皆实。《素问·生气通天论》记载了多食甘味之品，令脾气太过致使心气不畅，喘促而满闷。《灵枢·厥病》记载："厥心痛，痛如以锥针刺其心，心痛甚者，脾心痛也。"由于足太阴脾支脉注入心中，若脾失运化则逆气攻心致心痛。巢元方进一步指出"积冷在内，克于脾而乘心络故也"。此外，七情思虑过度，脾土受邪可致心血不足而不寐的子实母虚证。如《杂病源流犀烛》说"有思虑过度，因脾主思，致脾经受邪"而见"经年累月不寐"。

脾土壅塞上累心火下及肺金，母子相及病传：这一模式是从生我者为母，我生者为子来看心、脾、肺三脏病传，则为母子相及传变。这种模式实为上述三脏之间的母病及子和子病犯母模式的复合。临床上土壅每致火晦，而土壅每致痰浊停肺，出现气虚痰停的咳嗽痰饮。

2）不及母子传变模型

当脾土不足时亦可影响肺金和心火，发生母病及子或子病犯母的传变，形成母子皆虚或虚中夹实的传变模型。

土不生金，母病及子：脾土母脏不足导致肺金子脏虚弱，发生母虚累子两脏俱虚的病传，常称为"土不生金"。《素问·方盛衰论》说："至阴虚，天气绝。"吴昆注释："至阴，脾也。天气，肺气也，……言脾气虚者，肺气必绝。金以土为母，母病故，子绝也。"李东垣在《脾胃论》中提出"肺之脾胃虚"的观点，为《黄帝内经》所言"所生受病"临床可见胸满、少气、短气，或咳嗽寒热，或喜悲神倦等肺金症状。此外，由于脾土虚弱不能运化水湿变生痰饮，并随气机向上，上袭肺金，出现母虚子实的夹杂病传，后世医家将此概括为"脾为生痰之源，肺为贮痰之器"，内寓着"土不生金"本虚标实的传变模型。

土虚火弱，子病犯母：脾土子脏不足导致心火母脏虚弱，发生子虚犯母两脏俱虚的病传，常称为"土虚火弱"。《素问·阴阳别论》说"二阳之病发心脾"，李念莪在《内经知要》中注释为子脏脾（胃）伤则母脏心火受病也。《脾胃论》说："脾胃既虚，不能升浮，为阴火伤其生发之气，营血大亏，营气伏于地中，阴火炽盛，日渐煎熬，血气亏少。且心包与心主血，血减则心无所奉养，致使心乱而烦，病名曰悗。悗者，心惑而烦闷不安也。"即言这一病传模式所出现的症状。

脾土虚上累心火下及肺金，母子相及病传：这一模式是从生我者为母，我生者为子来看心、脾、肺三脏并传，则为母子相及传变。这种模式实为上述二脏之间的母病及子和子病犯母模式的复合，一般多为虚证，即土虚火弱与土不生金共见。

（2） 脾脏太过或不及乘侮传变模型

在五行关系中脾属土，肝属木，肾属水，木克土而土克水，故脾土为肾水之所不胜，为肝木之所胜。以脾土为中心而发生的乘侮关系的病机传变模型，是指脾土有病时，其病机变化既有两脏乘侮失常而分别影响肝木和肾水的相乘与相侮，也有脾、肝、肾三脏并见的乘侮病传模型，上述均区别为太过乘侮传变和不及乘侮传变的模型。

1） 太过乘侮传变模型

一方面，脾土太过对被克方肾水进行相乘传变；另一方面，作为被克方脾土太过可对克己一方肝木进行反克，即反侮传变。

脾土太过，土旺乘水：脾土太过克伐其所胜肾水，发生土旺乘水的相乘传变。《素问·至真要大论》说"湿气大来，土之胜也，寒水受邪，肾病生焉"，即说的是脾土太过肾水受邪的相乘传变。《脾胃论》说"脾病则下流乘肾，土克水则骨乏无力，是为骨蚀。令人骨髓空虚，足不能履地"，阐明了脾病相乘传肾而生骨痿。《素问·生气通天论》和《素问·五脏生成》中均记载有过食甘味之品而发生病传肾水，出现面色发黑及肾气失衡的骨痛发落症状。《伤寒论》第252条"伤寒六七日，目中不了了，睛不和，无表里证，大便难，身微热者，此为实也"，此即后世医家所称的"土燥水竭"证。

脾土太过，土旺侮木：脾土太过对其所不胜肝木反克，导致肝木受病，发生土旺侮木的反侮传变。《素问·气厥论》说"脾移寒于肝，痈肿筋挛""脾移热于肝，则为惊衄"，即脾中寒邪过盛反传肝木，出现肉寒而痈肿；脾中热邪过盛反传肝木，出现风火交争的惊乱与鼻中出血。笔者认为：临床上湿热蕴脾，熏蒸肝胆而胆汁外溢的黄疸病亦属土旺侮木证。

脾土太过，土旺乘水侮木并传：脾土太过对其所胜肾水相乘和对其所不胜肝木反侮，导致肾水和肝木同时受病，发生土旺乘水侮木的乘侮病传。《素问·至真要大论》中记载"湿淫所胜"的脾土太过，除见水饮停积或饥不欲食外，乘肾水则见耳聋、二便难、腰膝关节不利，反侮肝木则见头痛目胀或眩晕等。

2） 不及乘侮传变模型

一方面脾土不及，更不能忍受肝木的克伐，称为土虚木乘传变；另一方面脾土不及，其被克方肾水进行反克，称土虚水侮传变。

脾土不及，土虚木乘：脾土不及，肝木相对偏亢来乘脾土，称为"土虚木乘"。李东垣在《脾胃论》中称：肝之脾胃病，缘由所不胜乘之，可见身体沉重疼痛、目病、转筋、脉弦等症。《类证治裁》记载了痛厥可由"胃阳久衰，肝木来乘，浊气攻胃"所致。儿科学上的慢脾风，多由小儿吐泻脾虚，肝木来乘内风所致。此外，木虽生于水而长于土，土气冲和则肝随脾升，胆随胃降，木荣而不郁。若有土弱而不能达木，则木气壅塞，肝病下陷而胆病上逆，木郁横侵，土被其贼，脾不能升而胃不能降，即是后世所称"土壅木郁"五行辨病机。土壅缘由脾虚失运所致水谷壅滞脾土，木郁指乙木陷于土壅之中。

脾土不及，土虚水侮：脾土不及，不仅不能制约肾水，反遭到肾水反侮，称为"土虚水侮"或"土不制水"。这种传变虽在《黄帝内经》中记载极少，但也不乏历代医家论述。李东垣在《脾胃论》中指出脾土不足，不能制约肾水，妄行的肾水可挟肝木上升之势而"反来侮土"发病并称为"所胜妄行"。《石室秘录》中论述有二：一是"胃气转虚，不能制肾水之胜，而水益侵胃土"；二是"脾气更困，不能伏肾水之凌，而水益欺脾土"。名医秦伯未将此传变称"土不克水"，每致水湿泛滥形成水肿病。

脾土不及，土虚木乘水侮并传：脾土不及，被所不胜肝木相乘，又被所胜肾水反侮，发生土虚木乘水侮的乘侮病传。《素问·气交变大论》说"岁土不及，风乃大行"，可出现"飧泄霍乱，体重腹痛，筋骨繇复，肌肉瞤酸"等土虚木乘之候，又见"脏气举事，……咸病塞中"等土虚水侮之候。

（3）脾土太过或不及胜复模型

五行胜复中的胜气出现有两种情况：一是五行中一行绝对亢盛，二是五行中一行不足而致其所不胜的一行相对偏盛。复气因胜气的出现随之产生以对抗胜气进行"报复"。

1）脾·岁土太过胜复

脾土太过对所胜肾水过度克制，又遭到肾水之子肝木的报复压抑，导致脾土肾水的病变，发生脾·岁土太过胜复传变。《素问·气交变大论》说"岁土太过，雨湿流行，肾水受邪。民病腹痛，清厥意不乐，体重烦冤。"脾土本脏亢而为病出现腹满，大便溏泻，肠鸣等症。此时必遭肾水之子肝木来复，表现在自然界则为狂风大作，裸虫不荣，在人体则出现"少腹坚满，里急暴痛"等症。可见脾土太过胜复病因为湿、寒、风三气，病位在脾、肾、肝三脏，病机变化有本脏太过、相乘传变和子复母仇三种。

2）脾·岁土不及胜复

脾土不及，遭其所不胜肝木的过度克制，肝木又受脾土之子肺金的报复压抑，导致脾土肝木的病变，发生脾·岁土不及胜复传变。《素问·气交变大论》说"岁土不及，风乃大行，化气不令"而成厥阴之胜，在物候上可见"草木茂荣，飘扬而甚，秀而不实"。脾土不及，肝木来乘，出现"飧泄霍乱，体重腹痛，筋骨繇复，肌肉瞤酸，善怒"等土虚木乘证。此时必遭脾土之子肺金来复，自然界表现为严峻肃杀，大树苍干凋落，在人体则出现胸胁痛下引少腹，善太息等。可见脾·岁土不及胜复病因为湿、风、燥三气，病位在脾、肝、肺三脏，病机变化有本脏不及、土虚木乘和子复母仇三种。

应当指出脾土太过或不及胜复模型，在一定常数内可趋于相对平衡，若复气超出一定常数则发生脏腑病变，或复而反病的情况。

（4）四脏太过或不及传及脾脏病机模型

《难经·十难》借心脉十变内寓四脏有病可及一脏的脏腑病机五行传变。今脾脉分见急、大、涩、沉等太过或不及脉，区分为甚与微，则分别为肝、心、肺、肾四脏病及脾的母子乘侮病机模型。

1）心火病传脾土，母病及子

心属火，脾属土，故心火为母脏，脾土为子脏，当心火发生病变时可影响脾土，发生母病及子传变。其病机变化：一是母实传子。如《素问·生气通天论》说："味过于苦，脾气不濡，胃气乃厚。"乃心病因过食苦味之品病传脾土，出现胃燥脾约证。二是母实令子虚。如《脾胃论》说："脾虚，缘心火亢甚而乘其土也"。三是木虚令子虚的火不生土。如医家秦伯未在《谦斋医学讲稿》中所强调："若将火不生土只作脾肾关系，从整个五行生克规律来讲，就很难说通了。"

2）肺金病传脾土，子病及母

肺属金，脾属土，故肺金为子脏，脾土为母脏，当肺金发生病变时可影响脾土，发生子病及母传变。其病机变化：一是子令母实，如《素问·咳论》描写了非其时，肺咳传脾的咳嗽，为"咳则右胁下痛，阴阴引肩背，甚则不可以动，动则咳剧"。二是子虚令母虚，如《素问·示从容论》说"夫伤肺者，脾气不守"，对此医家张景岳解释：肺病及脾，盗母气也，肺金受伤，窃其母气，故脾不能守。

3）肝木病传脾土，相乘传变

肝属木，脾属土，故肝木是脾土所不胜，当肝木太过发生病变时可影响脾土，发生相乘传变。《素问·气交变大论》说"岁木太过，风气流行，脾土受邪，民病飧泄食减，体重烦冤，肠鸣腹支满"，阐明肝木旺乘脾土的相乘传变及病症。《伤寒论》第111条病证解释为肝乘脾的"纵"，可刺肝经的"期门"穴治疗。

4）肾水病传脾土，反侮传变

肾属水，脾属土，土克水，故脾土为肾水之所不胜，当肾水发生病变时可病及脾土，发生相侮传变。《素问·阴阳别论》中将肾病传脾，水反侮土，病传所不胜之脏称为辟阴，即"肾之脾，谓之辟阴"。《素问·气厥论》记载有肾病寒热移脾的病证，即"肾移寒于脾，痈肿，少气。肾移热于脾，传为虚，肠澼"。

（四）肺脏病机五行传变的模型

肺脏病机五行传变的模型，是指肺脏的自身病变在其发生发展过程中，不能实现五行制化的正常调节，而遵循五行母子、乘侮、胜复传变规律波及其他四脏，或心、肝、脾、肾四脏有病可能传及肺脏的病机模型，其实质是揭示肺脏五行病机的系统性和整体性。

1. 肺脏自病

肺脏自病，指肺脏出现太过或不及产生自身病变，尚未传及他脏，病变局限于本脏病，即《难经·四十九难》所说"正经自病"，也可称为肺脏的本经自病。

（1）病因

外感六淫，燥邪先伤肺：燥邪伤人，多从口鼻而入首先犯肺，致肺阴受伤和肺失清肃，出现口鼻干燥，干咳无痰或少痰，呼吸不利或喘促胸痛等症。燥邪致病又有凉燥、湿燥区别，前者燥而兼寒，后者燥而兼热。由于肺位最高又为娇脏主皮毛，通于鼻与外界相通，故风寒湿火也可合邪导致肺脏病变。此外，戾气痨虫也可侵袭人体肺脏，出现肺痨。

饮食偏嗜伤肺：《素问·五脏生成》中有"多食辛，则筋急而爪枯"，可因肺脏之气偏盛而自病，也可影响筋脉和爪甲。过食苦味之品，常出现皮毛病变，此乃久而增气，影响肺脏所致。

情志内伤损其肺：七情中悲忧属肺，若悲忧太过，可损伤肺脏之气。《素问·举痛论》说"悲则气消，……悲则心系急，肺布叶举，而上焦不通，荣卫不散，热气在中，故气消矣"，即可见意志消沉、精神不振、气短胸闷、乏力懒言等症。

其他病因：过劳耗气，久卧伤气，均可影响肺主气的功能，且病理性产物痰饮随气机升降到肺，出现痰浊阻肺的咳嗽、多痰、气促、胸满等症。此外《灵枢·天年》说"八十岁，肺气衰"，指明了肺功能衰退。

（2）发病

发病，是指肺脏疾病的发生过程，常引起本脏腑太过与不及，从而出现虚实病证，也可病及经络、体窍华液志等，还涉及《黄帝内经》以"五"为基数的肺病。

肺本脏病内证或外证：依据《难经·十难》心脉变化，则肺涩；若肺涩甚者，肺邪自干肺也。《难经·十六难》结合面色、情志、部位等方面详述肺脏自病的内证或外证，即"假令得肺脉，其外证：面白，善嚏，悲愁不乐，欲哭；其内证：脐右有动气，按之牢若痛；其病喘咳，洒淅寒热"。

肺本脏病太过或不及证：《素问·玉机真脏论》论及肺脏病太过或不及证时说："其气来毛而微，此谓不及，病在中……太过则令人逆气，而背痛愠愠然；其不及则令人喘，呼吸少气而咳，上气见血，下闻病音。"审其文此乃以脉测证也。

肺病虚证与实证：《素问·脏气法时论》说："肺病者，喘咳逆气，肩背痛，汗出。尻阴股膝髀腨胻足背痛，虚则少气不能报息，耳聋嗌干"，即指肺病实证为喘息、咳嗽、气逆、肩皆痛、出汗，且有尾骨、阴部、大腿关节、髋部、足胫部等疼痛。肺病虚证为气少不足以续，耳聋、咽喉干等。

肺病及大肠证：《素问·咳论》说"肺咳不已，则大肠受之，大肠咳状，咳而遗矢"，即指肺与大肠相表里，脏病肺咳日久，通过经脉传入腑病大肠，出现大肠咳嗽伴见大便排出情况。

肺病及体窍华液志证：肺在体合皮，其华在毛。皮指全身皮肤，是由肺脏管理，一指肺气宣发，将津液和水谷精微向上向外布散于全身皮肤，使之红润光泽；二指肺气宣发，宣散卫气于体表，以利于卫气温分肉、充皮肤而肥腠理，司开合及防御外邪的作用。毛,指毛囊,其营养来自于肺将脾胃运化的精微物质送到毫毛。一旦发生肺病,可及皮毛,或皮肤松弛,或皮毛枯槁,或抗邪能力下降,或汗孔(腠理)调节失常等。肺开窍于鼻,中医学认为,鼻的通气和嗅觉功能均需依赖于肺气的作用,如《灵枢·脉度》说:"肺气通于鼻,肺和则鼻能知臭香矣。"喉主通气和发声,也赖于肺气的作用,故称喉为肺之门户。一旦肺病,常引起鼻塞、流涕、喷嚏、喉痒、喉痛、音哑或失声等。而外邪常自口鼻而入,引发肺的病变。肺在液为涕,涕由肺脏化生,故《素问·宣明五气》说"五脏化液,……肺为涕"。在正常情况下,涕液可润鼻窍而不外流。一旦肺感寒受病则鼻流清涕,感热受病则涕黄质稠等。肺在志为忧,若过度悲忧则耗气伤肺。所以《素问·举痛论》说:"悲则气消,……悲则心系急,肺布叶举,而上焦不通,荣卫不散,热气在中,故气消矣。"反之在肺虚时,则令人体对外来非良性刺激的耐受性下降,从而易产生悲忧的情志变化。

(3) 以 "五" 为基数的肺病证

以"五"为基数分类的肺脏病证见于《素问》相关篇章的肺疟、肺风、肺咳、肺痹、肺胀等。今举二类说明,如《素问·痹论》有"肺痹者,烦满喘而呕"。由邪犯肺脏,肺失宣肃,肺气上逆而见喘逆、烦满,肺经环行胃口而见呕吐。《素问·风论》讲:肺风之状,多汗恶风,色皏然白,时咳短气,昼日则差,暮则甚。"此乃风邪犯肺,肺主气功能失调,可见汗多恶风,面色惨淡而白,不时咳嗽气短,白天减轻,傍晚加重。

综上所述,肺本脏自病是肺脏病机五行传变的基础和前提,一旦肺脏自病后又不能实现五行制化而进行自我调节时,就会发生传变而影响到其余四脏,出现各种母子乘侮胜复病传模型。

2. 肺脏病机五行传变的模型

肺脏病机五行传变的模型,是指肺脏自病后不能实现五行制化调节,并遵循着五行母子、乘侮、胜复传变规律影响其余四脏,或心、肝、脾、肾四脏有病可传及肺脏的传变模型。本模型是以六气太过或不及影响人体,人体脏气虚实与病邪有无相争为依据的。

(1) 肺脏太过不及母子传变模型

在五行关系中,肺属金,肾属水,脾属土,土能生金而金能生水,故肺金是脾土之子脏,又为肾水之母脏。以肺金为中心而发生的母子关系的病机传变模型,是指肺脏有病时,其五行病机的变化既有两脏相生关系失常而分别影响脾脏和肾脏的子病犯母和母病及子,也有脾、肺、肾三脏母子相及的传变模型。一般来说母病及子是先有母脏证候而后见子脏证候,子病犯母是先有子脏证候而后见母脏证候,母子相及则此二者俱在。一般病传特点:太过则实,不及则虚。

1）太过母子传变模型

当肺金亢盛时称太过，可影响脾土和肾水，发生母病及子或子病犯母的传变，形成皆实或虚实夹杂的传变模型。

金多水浊，母实传子：指肺金太过或太盛传及子脏肾水，形成"金多水浊"的病机传变模型。《素问·气厥论》中有两种情况：一是肺热移于肾，导致筋脉拘急，称之为"肺移热于肾，传为柔痓"；二是肺寒移于肾，出现肺肾同病，水道不利的壅滞症状，即"肺移寒于肾，为涌水"。此外，肺实痰多，日久伤其肾水，出现肾虚不能化气行水，水泛为痰加重阻遏肺气，形成虚实夹杂的咳喘，即上实下虚证。

金多土变，子实传母：指肺金太过或太盛传及母脏脾土，形成"金多土变"的病机传变模型。《素问·咳论》描述了非其时肺咳传脾的症状，为"咳则右胁下痛，阴阴引肩背，甚则不可以动，动则咳剧"，此称为脾咳。《素问病机气宜保命集》指出肺咳有痰，乃先伤于肺气则为咳，病传及脾，动于脾湿，故有痰也。其病传特点为母子皆实。

肺金上累脾土下及肾水，母子相及并传：这一模式是从生我者为母，我生者为子来看脾、肺、肾三脏病传，则为母子相及传变。这种模式实为上述二脏之间的母病及子和子病犯母模式的复合，从而影响脾运化水液和肾主水的功能，出现水液代谢障碍的病症。其病传特点以实证多见。

2）不及母子传变模型

当肺金不足时亦可影响肾水和脾土，发生子病犯母或母病及子的传变，形成母子皆虚或虚中夹实的传变模型。

金不生水，母虚传子：若肺金亏虚，每致子脏肾水受病，发生母虚累子的病传，出现母子两脏皆虚。徐大椿在《医学源流论》中说"咳嗽不止，则肾中之元气震荡不宁"，是由于"肺为肾之母，母病则子亦病故也"，此即为母虚累子病传。秦伯未在《谦斋医学讲稿》中论中医五行辨证中的"金不生水"，即指肺虚不能布津以滋肾，多表现为肺肾阴虚兼内热，如气短、潮热、口微渴、小便短赤、腰膝酸软等。其病传特点多为虚证。

金虚累土，子盗母气：若肺金亏虚，每致母脏脾土受病，发生子盗母气的病传，出现子母两脏俱虚，称为"子盗母气"。《素问·示从容论》说"夫伤肺者，脾气不守"，朱丹溪在《格致余论》解释为"伤脾者，肺为脾之子，肺耗则液竭，必窃母气以自救"。此外，由手太阴肺经，下络大肠环行胃口，所以当肺虚不能输布津液时，则影响脾气散精，上归于肺，出现脾不升清而水液停滞，变生痰饮，此乃子虚犯母形成的虚中夹实传变。

肺金虚上累脾土下及肾水，母子相及并传：这一模式从生我者为母，我生者为子来看脾、肺、肾三脏病传，则为母子相及传变。这种模式实为上述二脏之间的母病及子和子病犯母模式的复合。一般多为虚证。

（2）　肺脏太过或不及乘侮传变模型

在五行关系中肺属金，心属火，肝属木，火克金而金克木，故肺金为肝木之所不胜，为心火之所胜。以肺金为中心而发生的乘侮关系的病机传变模型，是指肺金有病时，其病机变化既有两脏乘侮失常而分别影响心脏和肝脏的相侮与相乘，也有肺、心、肝三脏共见的乘侮并传模型。上述均区别为太过乘侮传变和不及乘侮传变的模型。

1）太过乘侮传变模型

一方面，肺金亢盛太过对被克方肝木进行相乘传变；另一方面，作为被克方肺金太过可对克己一方心火进行反克，即反侮传变。

肺金太过，强金伐木：肺金过于亢盛，对其所胜之肝木过度克制，导致肝木受病，称为"强金伐木"的相乘传变。《素问·标本病传论》说"肺病喘咳，三日而胁支满痛"，此乃肺金先病咳嗽气喘，3 日而传肝木之脏出现胁肋满痛，并如《素问·咳论》所言"肝咳之状，咳则两胁下痛，甚则不可以转，转则两胠下满"。《素问·至真要大论》说"阳明司天，燥淫所胜，……病本于肝"，即指明阳明燥金之气太过，直接损害人体肝脏。此外，《素问·五脏生成》说"多食辛，则筋急而爪枯"，就是指辛味入肺，过食辛味之品令肺金之气偏盛，进而伤及肝木出现筋急和爪枯的症状。其病传特点以实证为多见。

肺金太过，金多火衰：肺金过于亢盛，使心火不仅不能克制肺金，反而受到肺金的反向克制，导致"金实侮火"的反侮传变。《素问·水热穴论》说："秋者金始治，肺将收杀，金将胜火。"即指肺气旺于秋，当其位而胜火也。《素问·咳论》指出肺咳侮心的"心咳之状，咳则心痛，喉中介介如梗状，甚则咽肿喉痹。"《难经·十难》指出金侮火的脉象为"心脉涩甚"，继而《难经·四十九难》中描述了症状"为谵言妄语也""其病身热，洒洒恶寒，甚则咳喘"。又如《素问·经脉别论》说"有所惊恐，喘出于肺，淫气伤心"，说明惊则气乱而喘息内出于肺，而心无所依，神无所归，所胜妄行致心反受侮。另外，《温病条辨》所言"肺病逆传则为心包"，即指温热病邪从肺卫直接逆传心包和心，出现危重病候，从五行病机来看为金实侮火的病传模型。其病传特点以实中夹虚为多见。

肺金太过，金盛乘肺侮心并传：肺金太过对其所胜肝木相乘和对其所不胜心火的反侮，导致肝木和心火同时受病，发生金盛乘肺侮心的乘侮并传。《素问·至真要大论》说由于阳明燥淫所胜，出现"筋骨内变，民病左胠胁痛"等肝木症状，同时又见"目眜眦，疡疮痤痈"等心火症状。其病传特点多表现为实证。在临床实践中这一病传模型可以认为是上述强金伐木与金多火衰的复合传变。

2）不及乘侮传变模型

一方面肺金不及，更不能忍受克方心火的克伐，为肺金不及的相乘传变；另一方面肺金不及时，其被克方肝木进行反克，即为肺金不及的反侮传变。

肺金不及，金虚火乘：肺金不足可受到己所不胜心火的克伐，导致心火相乘，发生金虚心乘传变。《素问·气交变大论》说"岁金不及，炎火乃行"则出现"民病肩背瞀重，鼽嚏血便注下，收气乃后"。对此，王冰解释：瞀，谓闷也，受热邪故生是病。收气，金气也，火先胜，故收气后，火气胜金，金不能盛，故受病。同时还兼见肺金不及见症影响胸背肩及皮毛。其病传特点以虚中夹实为多见。

肺金不及，金虚木伐：肺金不足可受到己所胜肝木的反克，导致肝木反侮，发生金虚肝侮传变。在叶天士《临证指南医案》中记载有气逆而咳血后胁痛的金不制木的病案。其病传特点以虚中夹实为多见。

肺金不及，金虚心乘肝侮并传：肺金不足，出现所不胜心火和所胜肝木相对偏亢，导致心火相乘与肝木反侮的乘侮并见传变。王履在《医经溯洄集》中论四气所伤，认为"秋令不及，所胜妄行，故火得以炎上而克金。心火既刑于肺，故肺气逆而为咳。所不胜者侮之，木气上行，与火同德，动而不息者也"。其病传特点以虚中夹实为多见。在临床上可理解为上述金虚火乘与金虚木侮的复合传变。

（3）**肺金太过不及胜复模型**

五行胜复中的胜气出现有两种情况：一是五行中一行绝对亢盛，二是五行中一行不足而致其所不胜的一行相对偏盛。复气因胜气的出现随之产生以对抗胜气进行"报复"。

1）肺·岁金太过胜复

肺金太过对所胜肝木过度克制，又遭到肝木之子心火的报复压抑，导致肺金肝木的病变，发生肺·岁金太过胜复传变。《素问·五常政大论》将此喻为"坚成之纪，是谓收引"。其胜复模式：一方面肺金太过乘袭肝木的病变，出现皮肤疮疡、气喘口渴、端坐呼吸、胁痛、仰引太息等症状；另一方面肺金太过，被肝木之子心火来复，出现暑热流行，炎热灼烁，草木将枯，进而损伤肺脏等情况。所以《素问·气交变大论》说："岁金太过，燥气流行，肝木受邪，民病两胁下少腹痛，目赤痛眦疡，耳无所闻。"可见肺·岁金太过胜复，病因为燥气与火热为患；病变脏在肺、肝、心；其病机变化为肺金本脏太过、金脏乘木和火复金仇。

2）肺·岁金不及胜复

肺金不及，遭其所不胜心火的过度克制，心火又受到肺金之子肾水的报复压抑，导致肺金、心火的病变，发生肺·岁金不及胜复传变。《素问·五常政大论》将此喻为"从革之纪，是谓折收"。其胜复模式：一方面肺金不及被心火乘袭，出现肩背郁闷沉重感、鼻塞流清涕、喷嚏、大便下血等症；另一方面被肺金之子肾水来复心火，出现寒雨之气暴来损害万物，出现脑后疼痛、身热、口疮或心痛等症。所以《素问·气交变大论》说："岁金不及，炎火乃行，……民病肩背瞀重，鼽嚏血便注下。""复则寒雨暴至，……头脑户痛，延及囟顶发热，……民病口疮，甚则心痛。"可见肺·岁金不及胜复，病因为燥气不及而寒水为患；病变脏在肺、心、肾；其病机变化为肺本脏不及、金虚火乘和水复火仇。

应当指出胜复模型特点，正如《素问·至真要大论》所说："有胜则复，无胜则否""胜至则复，无常数也"。《素问·至真要大论》说的"微者复微，甚者复甚"等，均说明了有胜气就必有复气，胜气甚则复亦甚，微则复亦微。一般诸胜复在一定常数内，可趋于相对平衡，若复气超出一定常数则发生脏腑病变，或复而反病的情况。

（4）四脏太过或不及传及肺病机模型

《难经·十难》论及了一脏之脉其变有十，并举心脏之脉十变寓肝、肺、肾、脾病传心的母子乘侮病机模型。徐大椿认为：五脏之本脉为肝急，心大，脾缓，肺涩，肾沉。且见何脏之脉，则知何脏之邪干也。若肺脉分见急、大、缓、沉的太过或不及，即甚与微，则分别为肝、心、脾、肾四脏病及肺的母子乘侮病机模型。

1）脾土病传肺金，母病及子

脾属土，肺属金，故脾土为母脏，肺金为子脏，当脾土发生病变时可影响肺金，发生母病及子传变。其病机变化：一是脾气虚必致肺气绝的母虚累子，故《素问·方盛衰论》说"至阴虚，天气绝"，即指脾为至阴，肺主天气，母病及子也。《脾胃论》提出"肺之脾胃虚"为"所生受病"，有胸满、少气、短气或咳嗽寒热，或喜悲神倦等症，为后世所言"脾为生痰之源，肺为贮痰之器"奠定了母病及子的五行病机说。二是土壅及肺的母实及子传变。《素问·咳论》指出邪气乘袭长夏之季，则脾先受病而累及肺的咳嗽，是其代表。

2）肾水病传肺金，子病及母

肾属水，肺属金，故肾水为子脏，肺金为母脏，当肾水发生病变时可影响肺金，发生子病犯母传变。其病机变化：一是子虚累母。张景岳认为"肺金之虚多由肾水之涸，正以子令母虚也"。临床多指肾阴不足不能上济肺阴的肺肾阴虚证。二是水寒射肺的子病及母虚实夹杂证。沈金鳌在《杂病源流犀烛》中说"肾水上泛为痰，肺受之，则喘壅而嗽"，实指肾阳虚不能蒸腾气化而致水寒射肺的喘咳病证。

3）心火病传肺金，相乘传变

心属火，肺属金，故心火是肺金所不胜，当心火太过发生病变时可影响肺金，发生相乘传变。《素问·至真要大论》说"热气大来，火之胜也，金燥受邪，肺病生焉"，即指热气大来候火之胜，火来乘金，其症在《素问·气交变大论》中描述为"民病疟，少气咳喘，血溢血泄注下"。《素问·标本病传论》说"夫病传者，心病先心痛，一日而咳"，即指心病后1日传肺出现咳嗽。

4）肝木病传肺金，反侮传变

肝属木，肺属金，金克木，故肺金为肝木之所不胜，当肝木发生病变时可影响及肺金，发生相侮传变。《素问·咳论》记载了邪气乘袭于春，则肝先受病，而后传于肺，不仅有肝木病证，也有传肺咳嗽，"咳则两胁下痛，甚则不可以转"。此外，《伤寒论》第112条记载了"伤寒发热，啬啬恶寒，大渴欲饮水，其腹必满，自汗出，小便利，其病欲解，此肝乘肺也，名曰横，刺期门"，是用五行反侮阐释伤寒病的条文。

（五）肾脏病机五行传变的模型

肾脏病机五行传变的模型，是指肾脏的自身病变在其发生发展过程中，不能实现五行制化的正常调节，而遵循五行母子、乘侮、胜复传变规律波及其他四脏，或心、肝、脾、肺四脏有病可能传及肾脏的病机模型。其实质是揭示肾脏五行病机的系统性和整体性。

1. 肾脏自病

肾脏自病，指肾脏出现太过或不及产生自身病变未传及他脏，病变局限于本脏病，即《难经·四十九难》所说"正经自病"，也可称为肾脏的本经自病。

（1）病因

外感六淫：自然界气候异常变化会影响到人体的脏腑进而发病，故外感六淫可伤及肾。如肾脏五行合冬，故冬之寒邪每多犯肾，称"寒喜中肾"，出现腰膝关节冷痛。湿邪也常犯肾，《难经·四十九难》说"久坐湿地，强力入水则伤肾"。六淫之邪伤肾可以相兼为患，如"肾着"乃寒湿伤身，着而不行之病。

情志内伤：人体情志变化是脏腑之气的外在反应，而情志异常变化也会反过来影响人体脏腑之气，进而产生疾病。故《灵枢·百病始生》说："喜怒不节则伤脏。"肾在志为恐，若恐惧过度，则易伤肾脏，且"恐则气下"，导致肾气失固，出现二便失禁，甚则骨软、滑精等症。所以《灵枢·本神》说："恐惧而不解则伤精，精伤则骨酸痿厥，精时自下。"

饮食失节：饮食失节或五味偏嗜可伤肾。如《素问·生气通天论》所说："味过于咸，大骨气伤，短肌，心气抑。"对此，吴昆注释为"咸味入肾入骨，能软缩诸物，故过食之能令骨劳短肌。又咸从水化而走血，水胜则火灭，故心气抑"。这是由于五味偏嗜，日久会导致相应脏的脏气偏盛，功能活动失调而产生病变。

其他因素：过度劳累可伤骨伤肾，如《素问·宣明五气》所说的"久立伤骨"，出现腰膝痛及关节屈伸不利。若先天禀赋不足，每多肾虚而发育不良而骨节软弱、久不能行、腰膝酸软。其他如病理产物痰饮、瘀血、结石均可损伤肾脏。

（2）发病

发病，是指肾脏疾病的发生过程，常引起本脏太过与不及，从而出现虚实病证，也可病及经络、体窍华液志等，还涉及《黄帝内经》以"五"为基数的肾病。

肾本脏病内证或外证：《难经·十难》举心脉变化以领悟为肾脉沉甚为肾邪自干肾也。《难经·十六难》结合面色、情志、部位等方面详述肾脏自病的内证或外证，即"假令得肾脉，其外证：面黑，喜恐欠；其内证：脐下有动气，按之牢若痛。其病逆气，小腹急痛，泄如下重，足胫寒而逆"。

肾本脏病太过或不及证：《素问·玉机真脏论》论及肾脏病太过或不及证，是以脉气之象测证的："其气来如弹石者，此谓太过，病在外；其去如数者，此谓不及，病在中，……太过则令人解㑊，脊脉痛而少气不欲言；其不及则令人心悬，如病饥，眇中清，脊中痛，少腹满，小便变。"即太过肾脉象是坚硬如弹石，症见体倦、脊背痛、少气等；不及肾脉象是虚数，症见心如虚悬、胠脊清冷不温、脊椎痛、少腹胀满和小便异常。

肾病虚证与实证：《素问·脏气法时论》中有"肾病者，腹大胫肿，喘咳身重，寝汗出憎风，虚则胸中痛，大腹小腹痛，清厥意不乐"，即肾病实证见腹大足肿、喘息咳嗽、身体沉重、盗汗、恶风，肾病虚证见胸痛、大腹、小腹痛、四肢清冷厥逆、情志不乐等。

肾病及膀胱证：足少阴肾经与足太阳膀胱经互为络属，因此《素问·咳论》说："肾咳不已，则膀胱受之，膀胱咳状，咳而遗溺。"指出肾咳久不愈，则影响膀胱气化，出现咳嗽而小便遗尿。

肾病及体窍华液志证：肾在体合骨，又称肾主骨，是指肾藏精生髓，髓充骨腔以营养骨骼，一旦肾虚骨失充养，成人则骨质疏松而骨痿，小儿则生长发育迟缓而骨弱无力。此外，齿为骨之余，肾中精气不足，可见牙齿松动或脱落。肾开窍于耳，耳的听觉功能与肾的精气盛衰有密切关系。故《灵枢·脉度》说"肾气通于耳，肾和则耳能闻五音矣"。如果肾的精气不足，不能充养耳，则可见耳鸣、听力减退，甚或耳聋等。肾还开窍于二阴，前阴具有排尿及生殖功能，而尿的生成与排泄还与肾的气化功能密切相关，一旦肾的气化失常，则可见排尿困难或癃闭；若肾的封藏不固，则可见尿频、尿失禁等。肾主人体生殖，若肾的功能失常，可导致生殖功能障碍，男子精少、阳痿，女子月经不调、不孕等。后阴即肛门，其功能为排泄糟粕，即排出大便，还与肾主开阖有关，所以《景岳全书》说"肾为胃关，开窍于二阴，所以二便之开闭，皆肾脏之所主"。肾其华在发，是指肾精化血，血能养头发，若肾的精气不足，可导致头发失荣，或生长迟缓，或早白早衰等。肾在液为唾，是指口腔中较黏稠的唾液，为肾精所化，起到润泽口腔、滋润食物及滋养肾精的功能。一旦肾的精气不足，则唾少或质稀，上述唾的功能就减弱。肾在志为恐，恐是人们对事物惧怕的一种精神状态。恐为自知，俗称胆怯。《素问·举痛论》说"恐则气下"，是指人在恐惧状态下，导致气的升降失常而迫于下，产生腹部胀满，甚则遗尿。这与恐伤肾、失闭藏有关。

（3）以"五"为基数的肾病证

以"五"为基数分类的肾脏病证见于《素问》相关篇章的肾疟、肾风、肾咳、肾痹、肾胀等。今举二类说明，如《素问·痹论》有"肾痹者，善胀，尻以代踵，脊以代头"。今病邪在肾久而不去，则可见腹胀，骨痿而下肢不能用，行走时尾骨着地，头不能抬起，脊柱反高于头部。又如《素问·风论》有"肾风之状，多汗恶风，面疮然浮肿，脊痛不能正立，其色炲，隐曲不利，诊在颐上，其色黑"，即指出肾风的症状，是多汗恶风，面肿，腰脊痛不能直立，面色黑而小便不利，诊察时肤色黑。

综上所述，肾本脏自病是肾脏病机五行传变的基础和前提，一旦肾脏自病后又不能实现五行制化进行自我调节时，就会发生传变而影响到其余四脏，出现各种母子乘侮胜复病传模型。

2. 肾脏病机五行传变的模型

肾脏病机五行传变的模型，是指肾脏自病后不能实现五行制化调节，并遵循着五行母子、乘侮、胜复传变规律影响其余四脏，或心、脾、肺、肝四脏有病可传及肾脏的传变模型。本模型以六气太过或不及影响人体，以人体脏气虚实与病邪有无相争为依据。

（1）肾脏太过或不及母子传变模型

在五行关系中，肾属水，肝属木，肺属金，金能生水而水能生木，故肾水是肺金之子脏，又为肝木之母脏。以肾水为中心而发生的母子关系的病机传变模型，是指肾脏有病时，其五行病机变化既有两脏相生关系失常而分别影响肺脏和肝脏的子病犯母和母病及子，也有肺、肾、肝三脏母子相及的传变模型。一般来说，母病及子是先有母脏证候而后见子脏证候，子病犯母是先有子脏证候而后见母脏证候，母子相及则此二者俱在。一般病传特点：太过则实，不及则虚。

1）太过母子传变模型

当肾水亢盛时称太过，可影响肺金和肝木，发生子病犯母或母病及子的传变，形成母子皆实或实中夹虚的传变模型。

肾水旺传肝木，母病及子：指肾水太过或太盛传及子脏肝木，形成"水旺木损"的母子皆实病机传变模型。《素问·气厥论》说："肾移寒于脾，痈肿少气。"对此，王冰注释：肾寒传于肝，导致肝中阳气不散，易出现血聚气涩的痈疡，肤肿与少气。若肾经受寒滞于肝脉，可见挛急疼痛。正如吴昆所说："肾脉络膀胱贯肝膈，肝经布胁肋，故肾气壅而不利者，令人胁下至少腹皆精。"

肾水旺传肺金，子病犯母：指肾水太过或太盛病及母脏肺金的传变，称"水多金浊"的虚实夹杂病机传变模型。《难经·十难》"一脉十变"中指出若肺脉沉甚者，肾邪干肺也，此为子病及母的脉象。《杂病源流犀烛》说"肾水上泛为痰，肺受之，则喘壅而嗽"，实为临床常讲的水寒射肺所致的咳喘病证。《素问·经脉别论》说"夜行则喘出于肾，淫气病肺"，即指肾不纳气而上逆，进而伤及肺金发为喘咳。

肾水旺上累肺金下及肝木，母子相及并传：这一模式是从生我者为母，我生者为子来看肺、肾、肝三脏病传，则为母子相及传变。实为上述二脏之间的母病及子和子病犯母模式的复合。

2）不及母子传变模型

当肾水不足时亦可影响肝木与肺金，发生母病及子或子病犯母的传变，形成母子皆虚或虚中夹实的传变模型。

肾水虚传肝木，母病及子：指肾水不足，发生水虚不能养木的母虚传子，称为"水不涵木"。《素问·四气调神大论》说："逆之则伤肾，春为痿厥。"马莳注释：逆冬天之气则伤肾水之气，肾水不能生养肝木，每至春天易见痿厥的肾肝病证。又如《素问·标本病传论》说"肾病少腹腰脊痛，……三日两胁支痛"，即为水不涵木所致肝筋失养两胁拘急作痛。对于"水不涵木"五行病机传变还有水亏木旺的肝阳上亢内风证；也有水亏不能柔肝，出现水亏木郁的一贯煎方证。

肾水虚传肺金，子病犯母：指肾水不足虚弱病传模型。《医学衷中参西录》说："因肾阴亏损而致成肺病者，盖肾与肺为子母之脏，子虚必吸母之气化以自救，肺之气化即暗耗。"可表现为潮热、咳嗽或干咳无痰，或吐痰腥臭，或兼喘促，其脉细数无力等。

肾水虚上累肺金下及肝木，母子相及并传：这一模式从生我者为母，我生者为子来看肝、肾、肺三脏病传，则为母子相及传变。这种模式实为上述二脏之间的母病及子和子病犯母模式的复合，一般变为虚证。如《何子淮女科经验集》指出妇人暗哑多由"妇人多次流产或更年期肾水渐虚，使肾气奇虚，则肝血失养，肺阴益亏"所成，强调治疗应益肾，同时兼柔肝润肺。

（2）肾脏太过或不及乘侮传变模型

在五行关系中肾属水，脾属土，心属火，土克水而水克火，故肾水为心火之所不胜，为脾土之所胜。以肾水为中心而发生的乘侮关系的病机传变模型，是指肾水有病时，其病机变化既有两脏乘侮失常而分别影响心脏和脾脏的相乘与相侮，也有脾、肾、心三脏共见的乘侮并传模型。上述均区别为太过乘侮传变和不及乘侮传变的模型。

1）太过乘侮传变模型

一方面，肾水太过或亢盛对被克方心火进行相乘传变；另一方面，作为被克方肾水太过可对克己一方脾土进行反，克即反侮传变。

肾水太过，水旺乘心：肾水太过亢盛，对其所胜心火过度克制，导致心火受病，发生水旺乘火的相乘传变。《难经·十难》记载了肾脏病邪侵犯心脏的相乘脉象，即"心脉沉甚者，肾邪干心也"。《素问·玉机真脏论》说："肾传之心，病筋脉相引而急，病名曰瘈。"又在《素问·气交变大论》中记载了肾水乘心火的证候："岁水太过，寒气流行，邪害心火"，可见"烦心、躁悸，……谵妄心痛"。

肾水太过，水旺侮脾：肾水太过或亢盛，可对其所不胜脾土进行反克，发生"水旺侮土"的反侮传变。《素问·阴阳别论》中将肾病传脾，水反侮土，病传所不胜脾土称为辟阴，即"肾之脾，谓之辟阴"。《素问·气厥论》记载有肾移热于脾的证候："肾移热于脾，传为虚，肠澼。"对此，张景岳在《类经》中注释："肾移热于脾者，阴火上炎也，邪热在下，真阴必亏，故传为虚损。肾本水脏，而挟热侮脾，故为肠澼。"钱乙在论述水反克土的肿病时说："肾热……逆于脾胃，脾胃虚而不能制肾，水反克土，脾随水行，脾主四肢，故流走而身面皆肿也。"

肾水太过，水旺乘心侮脾并传：肾水太过则乘己所胜心火，又反侮己所不胜脾土，发生水旺乘心侮脾的乘侮并传。《素问·生气通天论》说："味过于咸，大骨气劳，短肌，心气抑。"张景岳对此解释：过食咸则伤肾，故骨伤气伤，水邪盛则侮土，故肌肉短缩；水上凌心，故心气抑。在临床上这一病传模型可以是上述水旺乘心与水旺侮脾的复合传变。

2）不及乘侮传变模型

一方面肾水不及，更不能忍受克己方脾土的克伐，为肾水不及的相乘传变；另一方面肾水不及，其被克方心火进行反克，为肾水不及的反侮传变。

肾水不及，水虚脾乘：肾水不及可受到己所不胜的脾土克伐，发生水虚土乘传变。《素问·气交变大论》中记载了岁水不及，水虚土乘的病传，"岁水不及，湿乃大行，……民病腹满，身重濡泄，寒疡流水，……足痿清厥，脚下痛，甚则跗肿"。肾在志为恐，若恐惧伤肾而精却，脾气可乘虚犯肾。故《素问·玉机真脏论》说："恐则脾气乘矣。"《医宗金鉴》针对食则反吐，提出多由"肾水虚竭，……脾土过燥，不守常化"所致。

肾水不及，水虚心侮：肾水不及可受所胜心火的反克，发生水虚心侮的传变。《医学衷中参西录》说："肾虚则水精不能上输以镇心，而心易生热，是由肾而病及心也"。《伤寒论》中记载的"少阴病，得之二三日以上，心中烦，不得卧，黄连阿胶汤主之"，即为少阴热化而肾心不交所致失眠。刘完素也认为："所谓恐则喜惊者，恐则伤肾而水衰，心火自甚，故喜惊也。"《世医得效方》则具体描述了水虚火侮的症状："肾水枯竭不能上润，心火上炎不能既济，煎熬而生。心烦躁渴，小便频，阴痿弱。"傅青主拓展了心肾不交所致中风的理论："人有口渴索引，眼红气喘，心脉洪大，舌不能言，……乃肾虚之极，不能上滋于心，心火亢极，自焚闷乱，逆致身倒，有如中风者。"

肾水不及，水虚脾乘心侮并传：肾水不及，出现所不胜脾土和所胜心火相对偏亢，导致脾土相乘与心火反侮的乘侮并见传变。《素问·气交变大论》说"岁水不及，湿乃大行"，即肾水偏衰不制心火，遭其反侮见"烦冤"；又遭脾土乘之而见"民病寒疾于下，甚则腹满浮肿"。在临床上可理解为上述水虚脾乘与水虚火侮的复合传变。

（3）肾脏太过或不及胜复模型

五行胜复中的胜气出现有两种情况：一是五行中一行绝对亢盛，二是五行中一行不足而致其所不胜的一行相对偏盛。复气因胜气的出现随之产生以对胜气进行"报复"。

1）肾·岁水太过胜复

肾水太过对其所胜心火过度克制，又遭到心火之子脾土的报复压抑，导致肾水心火的病变，发生肾·岁水太过胜复传变。《素问·气交变大论》说："岁水太过，寒气流行，邪害心火。"一方面肾水太过出现"腹大胫肿，喘咳，寝汗出憎风"；另一方面肾水乘心火表现为"民病身热烦心躁悸，……谵妄心痛"，最终遭心火之子脾土来复，出现腹满肠鸣、溏泄食不化等症。可见肾·岁水太过胜复，病因为寒水太过而湿土为患；病变脏在肾、心、脾，其病机变化为本脏太过、水旺乘火和土复水仇。

2）肾·岁水不及胜复

肾水不及，遭其所不胜脾土的过度克制，脾土又受到肾水之子肝木的报复压抑，导致肾水脾土的病变，发生肾·岁水不及胜复传变。《素问·气交变大论》说"岁水不及，湿乃大行"，一方面肾水偏衰则"民病腹满，身重濡泄，寒疡流水，腰股痛发，腘腨股膝不便，烦冤，足痿清厥，脚下痛，甚则胕肿"。肾水虚则脾土乘之，表现为"民病寒疾于下，甚则腹满浮肿"。土气胜则肾水之子木气来复，则有"面色时变，筋骨并辟，肉𥉊瘛，目视𥉉𥉉"等症。可见，肾·岁水不及胜复病因在寒气不及而湿土为患，病变脏在肾、脾、肝，其病机变化在本脏不及、水虚土乘和木复土仇。

应当指出肾水太过或不及胜复模型，在一定常数内可趋于相对平衡，若复气超过一定常数则发生脏腑病变，或复而反病的情况。

（4）四脏太过或不及传及肾脏病机模型

《难经·十难》论及了一脏之脉其变有十，并举心脏之脉十变寓肝、脾、肺、肾病传心的母子乘侮病机模型。徐大椿认为：五脏之本脉为肝急、心大、脾缓、肺涩、肾沉。且见何脏之脉，则知何脏之邪干也。若肾脉分见急、大、缓、涩的太过或不及，即甚与微，则分别为肝、心、脾、肺四脏及肾的母子乘侮病机模型。

1）肝木病传肾水，子病犯母

肝属木，肾属水，故肾水为母脏，肝木为子脏，当肝木发生病变时可影响肾水，发生子病犯母传变。《灵枢·五味》说："酸走筋，多食之令人癃。"此乃酸味收涩，多食之致气机收敛，肝气郁结影响肾与膀胱，出现小便不畅。又如《灵枢·病传》说："病先发于肝，……三日而之肾。"其证候在《素问·标本病传论》中描述为"头目眩，胁支满，……三日腰脊少腹痛胫酸"。

2）肺金病传肾水，母病及子

肺属金，肾属水，故肺金为母脏，肾水为子脏，当肺金发生病变时可影响肾水，发生母病及子传变。《素问·气厥论》记载了若肺移寒气于肾，肺病及肾则出现水道不利而壅滞，即"肺移寒于肾，为涌水"。若肺移热于肾，导致筋脉拘急。再如《素问·咳论》认为："五脏各以其时受病，非其时，各传以与之。"因此，若非肾水主令之时，则肺先受邪而传之与肾发为肾咳，其症如"咳而腰背互相牵引作痛，甚则咳吐痰涎"。此外，《内经知要》中则记载有肺主皮毛，若外感风寒可"汗出中风，母病及子，故肾病而小便数且欠也"。

3）脾土病传肾水，相乘传变

脾属土，肾属水，故脾土是肾水所不胜，当脾土发生病变时可影响肾水，发生相乘传变。《素问·至真要大论》说"湿气大来，土之胜也。寒水受邪，肾病生焉"，即说明脾土太过肾水受邪的相乘传变。《素问·玉机真脏论》说：当风寒入侵，"脾传之肾，病名曰疝瘕，少腹冤热而痛，出白"。《类经》注释说乃土邪乘肾所致病证。再如《脾胃论·脾胃胜衰论》中有脾病传肾而生骨痿，即"脾病则下流乘肾，土克水，则骨乏无力，是为骨蚀。令人骨髓空虚，足不能履地"。

4）心火病传肾水，反侮传变

心属火，肾属水，故肾水为心火之所不胜，当心火发生病变时可病及肾水，发生相侮传变。《素问·痿论》说"内伐则热舍于肾，肾者水脏也，今水不胜火，则骨枯而髓虚，故足不任身，发为骨痿"，此为心火病传肾水所致。又如《素问玄机原病式·热类》说："心火热甚则肾水衰，而志不精一。"君火在心，相火在肾，心火动则相火亦动，发生心肾不交之遗精。

第四章　脏腑病机五行传变的转归与预后

脏腑病机五行传变的转归与预后，记载于《黄帝内经》多个篇章，是将古代先民对时辰记载的甲、乙、丙、丁、戊、己、庚、辛、壬、癸十干法，子、丑、寅、卯、辰、巳、午、未、申、酉、戌、亥十二地支法，以及二者相结合的"干支"法，与人体脏腑的（阴阳）五行属性生克相配合，形成中医脏腑病机五行传变特有的时辰五行节律：一是昼夜十干五行节律，将昼夜划分为朝昼、晡夜，并与十干对应和脏腑五行属性相合，朝主甲乙属肝木，昼主丙丁属心火，晡主庚辛属肺金，夜主壬癸属肾水，朝昼晡夜之交主戊己属脾土。二是昼夜地支五行节律，将昼夜划分为平旦、日中、薄暮、夜半，并与十二地支对应和脏腑五行属性相合，平旦主寅卯属肝木，日中主巳午属心火，薄暮主申酉属肺金，夜半主亥子属肾水，平旦、日中、薄暮、夜半之交主辰未戌丑属脾土。三是四时五季五行节律，即春主肝木，夏主心火，长夏主脾土，秋主肺金，冬主肾水。四是冬夏昼夜五分五行节律，即冬季昼夜划分为夜半、人定、日入、大晨、鸡鸣五个时辰，夏季昼夜划分为早食、日出、日中、下晡、晏时五个时辰。上述四种对时辰划分均引入五行生克、乘侮规律，用以辨别五脏病证的起病、相持、加重、向愈等；并从脏病变化的相关性中，推测疾病的转归和判断预后。此外，《难经》还对脏腑病机五行传变中的母病及子、子病犯母、相乘、相侮的轻重缓急也作出预后判断。这些均可供临床诊疗借鉴或参考，进一步作出验证和修订。

一、心脏病机五行传变的转归与预后

（一）心火自病的五行转归与预后

1. 昼夜十干五行节律辨心病起持甚愈

一般病多在本脏本位之时或发病，在我生之时疾病易治，生我之时疾病相持，克我之时疾病加重。所以，心病多起病在本脏对应时辰"丙丁"；病情滞留于"甲乙"，因"甲乙"属木，木能生火，故变化不大；病情严重在"壬癸"，因其属水，水乘火之故；病情易治在"戊己"，因其属土，可子复母仇而致水不能乘火，有利于心病恢复。

2. 昼夜地支五行节律辨心病静甚慧

一般疾病在本脏本位之时病人神志可转清，在生我之时病多安静，克我之时病多加重。心病在平旦时多相对安静，因木旺于寅卯，火得木养；病情加重在夜半，因水旺于子亥，当位而乘火；病人神志易转清在日中，因火旺于午巳而相助。

3. 四时五季五行节律辨心病持甚愈

一般疾病在我生之时节易治，生我之时节相对稳定，克我之时节加重。所以，心病多起于夏季，病情在春季变化不大，因春季属木而火得养；病情加重在冬季，因冬属水而乘火；长夏是治愈心病的最佳季节，因其属土，子复母仇而水不能乘火，有利于心病恢复。

4. 冬夏昼夜五分五行节律心病死期

一般心病死期在"冬夜半，夏日中"。因夜半在亥，属水乘火；日中在午属火，过极而衰。所以，张景岳注释："心火畏水，故冬则死于夜半；阳邪亢极，故夏则死于日中，盖衰极亦死，盛极亦死"。

（二）心脏病机五行传变的预后与转归

1. 依母子乘侮传变明病情轻重

依《难经·五十难》所言，心火传肺金为"贼邪"相乘，则病情较重；心火传肾水为"微贼"反侮，病情较轻；心火传脾土为"虚邪"母病及子，病情较轻；心火传肝木为"实邪"子病犯母，病情较重。

2. 依五行顺逆传变断病情生死

心脏病机五行依次相乘传变和依次母病及子是为顺传。前者即《素问·玉机真脏论》所说"传五脏而当死,是顺传所胜之次";后者连续母子传变则预后较好而主生,即《难经·五十三难》所说"间传者生",指"间脏者,传其子也"。心脏病机五行的反侮传变为逆传,即《素问·玉机真脏论》心病"至肾而死",实为反侮传变的逆传,因传至其所不胜,故多主死。

二、肝脏病机五行传变的转归与预后

(一)肝木自病的五行转归与预后

1. 昼夜十干五行节律辨肝病起持甚愈

一般疾病在本脏本位之时或发病,在我生之时疾病易治,生我之时疾病相持,克我之时疾病加重。所以,肝病多起病本脏对应时辰"甲乙";病情滞留于"壬癸",因"壬癸"属水,水能生木,故变化不大;病情加重在"庚辛",因"庚辛"属金,金乘木之故;病情易治在"丙丁",因"丙丁"属火,可子复母仇而致金不能乘木,有利于肝病恢复。

2. 昼夜地支五行节律辨肝病静甚慧

一般疾病在本脏本位之时病人神志可转清,在生我之时病多安静,克我之时病情多加重。肝病在夜半多相对安静,因水旺于子亥,木得水养;病情加重在下晡,因金旺于申酉,当位而乘木;病人神志易转清在平旦,因木旺于寅卯而相助。

3. 四时五季五行节律辨肝病持甚愈

一般疾病在我生之时节易治,生我之时节相对稳定,克我之时节加重。所以,肝病多起于春季,病情在冬季变化不大,因冬属水而木得养;病情加重在秋季,因秋属金而乘木;夏季是治愈肝病的最佳季节,因夏属火,子复母仇而金不乘木,利于肝病恢复。

4. 冬夏昼夜五分五行节律辨肝病死期

一般肝病死期在"冬日入,夏早食"。因日入在申,属金乘木;早食在卯属木,过极而衰。所以,马莳注释:"冬之日入在申,以金旺木衰也。夏之早食在卯,以木旺气反绝也。"

（二）肝脏病机五行传变的转归与预后

1. 依母子乘侮传变明病情轻重

依《难经·五十难》所言，肝木传脾土为"贼邪"相乘，则病情较重；肝木传肺金为"微邪"反侮，病情较轻；肝木传心火为"虚邪"母病及子，病情较轻；肝木传肾水为"实邪"子病犯母，病情较重。

2. 依五行顺逆传变断病情生死

肝脏病机五行依次相乘传变和依次母病及子是为顺传。前者即《素问·玉机真脏论》所说："传五脏而当死，是顺传所胜之次"；后者连续母子传变则预后较好而主生，即《难经·五十三难》所说："间传者生"，指"间脏者，传其子也"。肝脏病机五行的反侮传变为逆传，即《素问·玉机真脏论》中肝病"至肺而死"。实为反侮传变的逆传，因传至其所不胜，故多主死。

三、脾脏病机五行传变的转归与预后

（一）脾土自病的五行转归与预后

1. 昼夜十干五行节律辨脾病起持甚愈

一般疾病在本脏本位之时或发病或汗解，在我生之时疾病易治，生我之时疾病相持，克我之时疾病加重。所以，脾病多起病本脏对应时辰"戊己"；病情滞留于"丙丁"，因丙丁属火，火能生木，故变化不大；病情加重于"甲乙"，因甲乙属木，木乘土之故；病情易治于"庚辛"，因庚辛属金，子复母仇而木乘土之故，有利于脾病恢复。

2. 昼夜地支五行节律辨脾病静甚慧

一般疾病在本脏本位之时病人神志可转清，在生我之时病多安静，克我之时病情多加重。脾病在下晡（申酉）多相对安静，因金旺于此，子复母仇而木不乘土之故；病情在日出（寅卯）加重，因木旺于此，木乘土故也；病人在日昳（未时）神志多转清，因为土本位之时。

3. 四时五季五行节律辨脾病持甚愈

一般疾病在我生之时节易治，生我之时节相对稳定，克我之时节多加重。所以脾病多起于本脏对应的长夏，病情在夏季变化不大，因夏属火而土得养；病情在春季加重，因春属木而乘土；秋季是治愈脾病的最佳时节，因秋属金，子复母仇而木不乘土，利于脾病的恢复。

4. 冬夏昼夜五分五行节律辨脾病死期

一般脾病死期在"冬人定，夏晏晡"。因冬"人定"在亥时，土不胜水；夏天"晏晡"在寅时，木来乘土之故。胃病死期在"冬夜半，夏日昳"，因冬天"夜半"在子时，土不胜水；夏天"日昳"，在未时，土气正衰之故。

（二）脾土病机五行传变的转归与预后

1. 依母子乘侮传变明病情轻重

依《难经·五十难》所言，脾土传肾水为"贼邪"相乘，则病情较重；脾土传肝木为"微邪"反侮，病情较轻；脾土传肺金为"虚邪"母病及子，病情较轻；脾土传心火为"实邪"子病犯母，病情较重。

2. 依五行顺逆传变断病情生死

脾脏病机五行依次相乘传变和依次母病及子是为顺传。前者即《素问·玉机真脏论》所说："传五脏而当死，是顺传所胜之次。"后者连续母子传变则预后较好而主生，即《难经·五十三难》所说"间传者生"，指"间脏者，传其子也"。脾脏五行病机的反侮传变为逆传，即《素问·玉机真脏论》中脾病"至肝而死"，实为反侮传变的逆传，因传至其所不胜，故多主死。

四、肺脏病机五行传变的转归与预后

（一）肺金自病的五行转归与预后

1. 昼夜十干五行节律辨肺病起持甚愈

一般疾病在本脏本位之时或发病，在我生之时疾病易治，生我之时疾病相持，克我之时疾病加重。所以，肺病多起病本脏对应时辰"庚辛"；病情滞留于"戊己"，因戊己属土，土能生金，故变化不大；病情加重于"丙丁"，因丙丁属火，火乘金之故；病情易治于"壬癸"，因壬癸属水，子复母仇而火不乘金之故，有利于肺病恢复。

2. 昼夜地支五行节律辨肺病静甚慧

一般疾病在本脏本位之时病人神志可转清，在生我之时病多安静，克我之时病情多加重。肺病在夜半多相对安静，因水旺于此，子复母仇而火不乘金之故；病情在日中（午未）加重，因火旺于此，火乘金之故；病人在下晡（申酉）神志多转清，因为肺金本位之时。

3. 四时五季五行节律辨肺病持甚愈

一般疾病在我生之时节易治，生我之时节相对稳定，克我之时节多加重。所以肺病多起于本脏对应的秋季，病情在长夏变化不大，因长夏属土而金得养；病情在夏季加重，因夏属火而乘金；冬季是治愈肺病的最佳时节，因冬属水，子复母仇而火不乘金，利于肺病的恢复。

4. 冬夏昼夜五分五行节律辨肺病死期

一般肺病死期在"冬日入，夏日出"。因冬"日入"在申，夏"日出"在午，此皆肺气的出入，"申"在肺位，"午"火乘金，故主死期。

（二）肺脏病机五行传变的转归与预后

1. 依母子乘侮传变明病情轻重

依《难经·五十难》所言，肺金传肝木为"贼邪"相乘，则病情较重；肺金传心火为"微邪"反侮，病情较轻；肺金传肾水为"虚邪"母病及子，病情较轻；肺金传脾土为"实邪"，病情较重。

2. 依五行顺逆传变断病情生死

肺脏病机五行依次相乘和依次母病及子是为顺传。前者即《素问·玉机真脏论》所说："传五脏而当死，是顺传所胜之次。"后者连续母子传变则预后较好而主生，即《难经·五十三难》所说"间传者生"，指"间脏者，传其子也"。
肺脏病机五行的反侮传变为逆传，即《素问·玉机真脏论》肺病"至心而死"。实为反侮传变的逆传，因传至其所不胜，故多主死。

五、肾脏病机五行传变的转归与预后

（一）肾水自病的五行转归与预后

1. 昼夜十干五行节律辨肾病起持甚愈

一般疾病在本脏本位之时或发病，在我生之时疾病易治，生我之时疾病相持，克我之时疾病加重。所以，肾病多起病本脏对应时辰"壬癸"；病情滞留于"庚辛"，因庚辛属金，金能生水，故变化不大；病情加重于"戊己"，因戊己属土，土乘水之故；病情易治于"甲乙"，因甲乙属木，子复母仇而土不乘水之故，有利于肾病恢复。

2. 昼夜地支五行节律辨肾病静甚慧

一般疾病在本脏本位之时病人神志可转清，在生我之时病多安静，克我之时病多加重。肾病在"下晡"多安静，因下晡（申酉）属金，水得金生；病情在"四季末"加重，因脾土旺于四季之末，土乘水之故；病人在夜半"壬癸"神志多转清，因为肾水本位之时。

3. 四时五季五行节律辨肾病持甚愈

一般疾病在我生之时节易治，生我之时节相对稳定，克我之时节多加重。所以肾病多起本脏对应的冬季，而病情在秋季变化不大，因秋属金而水得养；病情在长夏加重，因长夏属土而乘水；春季是治愈肾病最佳时节，因春属木，子复母仇而土不乘水，利于肾病的恢复。

4. 冬夏昼夜五分五行节律辨肾病死期

一般肾病死期在"冬大晨，夏晏晡"。因冬"大晨"在寅属木，木旺水衰；夏"晏晡"在戊属土，土能乘水之故。

（二）肾脏病机五行传变的转归与预后

1. 依母子乘侮传变明病情轻重

依《难经·五十难》所言，肾水传心火为"贼邪"相乘，则病情较重；肾水传脾土为"微邪"反侮，病情较轻；肾水传肝木为"虚邪"母病及子，病情较重；肾水传肺金为"实邪"子病犯母，病情较重。

2. 依五行顺逆传变断病情生死

肾脏病机五行依次相乘和依次母病及子为顺传。前者即《素问·玉机真脏论》所说："传五脏而当死，是顺传所胜之次。"后者连续母子传变则预后较好而主生，即《难经·五十三难》所说"间传者生"，指"间脏者，传其子也"。

肾脏病机五行的反侮传变为逆传，即《素问·玉机真脏论》肾病"至脾而死"。实为反侮传变的逆传。因传其所不胜，故多主死。

第三篇 中医五行研究之独创

第五章 中医五行辨证

中医五行辨证，是笔者近 50 年来在医疗、教学、科研工作中的感悟、实践、研究的升华，并收录在 2006 年获得贵州省科学技术进步二等奖的"中医五行系列研究"独创成果中。

早在 20 世纪 80 年代末，笔者受聘参加由中国中医研究院牵头的国家中医药管理局资助的青年基金中标课题——"未来 20 年内中医药研究可能出现的突破：1990～2010 年中医药研究的重大进展与突破预测研究"。该课题组课题研究报告指出：中医方法论研究可能取得突破性进展。20 年后笔者完善并提出中医倒五行方法论，包括倒相生、倒相克等，与顺五行共构五行生克相对性，为五行病机和五行辨证奠定方法论基础。

在《中医诊断学》中介绍的辨证方法有八纲辨证，脏腑辨证，经络辨证，病因辨证，六经辨证，卫气营血辨证，三焦辨证，至今版本无"五行辨证"这一方法的介绍和运用。现将肝、心、脾、肺、肾五脏病的五行辨证阐述如下。

一、中医肝病五行辨证

中医肝病五行辨证，源于《黄帝内经》《难经》中有关以"五"为基数的"崇五"归类方法。如《素问·风论》记载了五脏风·肝风，"肝风之状，多汗，恶风，善悲，色微苍，嗌干善怒，时憎女子，诊在目下，其色青"。其他如五脏疟·肝疟，五脏痿·筋痿，五脏痹·肝痹，五脏咳·肝咳等，也散在肝病及其他肺、心、脾、肾四脏的母子乘侮辨证内容中，后经历代医家自觉或不自觉地在临床实践中应用和现代学者研究升华而渐成系统，创立了中医五行辨证。

中医肝病是指肝脏象五行系统遭受病因破坏而失衡所产生的各种疾病和证候的总称。中医肝病五行辨证是中医五行辨证的一部分。所谓中医五行辨证，是根据五行生克理论，以识别脏腑病机母子乘侮传变所表现的证候的思维方法。它虽以脏腑功能失调为基础，但又不局限于脏腑辨证，侧重阐明某脏病太过或不及，病传其他四脏，即母病及子、子病犯母、相乘、相侮辨证模式的病因、病位、病性、病势的思维方法。中医肝病五行辨证，是指肝木自病后，又不能实现自身五行制化调节，病传心、脾、肺、肾所表现的母子乘侮证候的辨证方法。

（一）肝木自病五行辨证

肝木自病五行辨证，是指肝木系统发病而病传他脏所表现证候的辨证模式。它包括以"五"为基数的肝木自病辨证、肝病虚实辨证、肝病及体窍华液志辨证、足厥阴肝经经脉病辨证、肝病及胆辨证、肝主时发病辨证等内容。

1. 以"五"为基数的肝木自病辨证

以"五"为基数的肝木自病辨证，是古代先民"崇五"思想用于脏腑病证归类方法之一。始见于《黄帝内经》《难经》的肝病五行辨证：五脏痹·肝痹，五脏风·肝风，五脏胀·肝胀，五脏疟·肝疟。现分述如下。

（1）肝痹

肝痹证候："夜卧则惊，多饮数小便，上为饮如怀""积气在心下""阴缩咳引小腹""脉微大"或"长而左右弹"。此乃时值春季，风、寒、湿侵袭人体，导致营卫失和，经脉失养，日久循经内舍于肝，肝阴血受损而耗竭，形成肝痹。即《素问·痹论》所说："淫气乏竭，痹聚在肝。"神分属五脏，肝藏魂，今肝血虚而魂不守，故夜卧惊骇。肝失疏泄，影响水液代谢，则多饮而数小便。邪循肝脉由上而下，可致腹部胂满如妊娠状。厥阴之脉布胸胁，抵少腹，绕阴器，若寒凝气滞，则肝之经脉不利，自觉有积气停留在胁下肢部而感不适，或阴器收缩，咳嗽则胁肋疼痛牵引少腹不舒。肝痹日久，脉失平和，轻则见肝脉微大，重则见状若长而左右弹手指的弦紧脉象。

（2）肝风

肝风证候："多汗恶风""色微苍，嗌干善怒，时憎女子，诊在目下，其色青""头目晕，两胁痛，行常伛，令人嗜甘"。此乃肝木通于春，风为春令，肝主风而外受风邪发为肝风。风开腠理则多汗，汗出腠理疏松则恶风；肝应东方，东方色青，故面目俱青；风胜则动，故《金匮要略》说肝中风而头目眩晕；肝经经气不利，筋膜失常，故胁痛或曲身行走；肝木病证常偏嗜甘味之品以缓肝急。

（3）肝胀

肝胀证候："肝胀胁下满而痛引少腹""胆胀胁下满痛，口中苦，善太息"。中医认为凡五脏在于营卫之气循行紊乱，又为寒邪所凑，部位在脏腑之外，向内排压脏腑，向外开张胸胁，致使皮肤发胀。因肝经布胸胁，抵少腹，故肝脉气滞则胁下胀满，痛引少腹；若肝胀及胆，胆汁上溢则口苦，胆郁不舒而情志失畅则叹息。

（4）肝疟

肝疟证候："面色苍苍然，太息""腰痛，少腹满，小便不利，如癃状，非癃也，数便意，恐惧，气不足，腹中悒悒"。一般疟邪入侵人体，舍于营卫，伏于半表半里，内搏五脏，横陈募原，内扰于肝，形成肝疟。肝木应东方色青，故肝病面目青色；肝疟病邪致肝气郁而不伸则叹息。疟邪内扰，肝失疏泄，肝脉受病而胸脘痞满，腰痛，少腹痛；气机升降出入障碍，影响水液代谢输布，出现小便滴下次数增多而非癃闭。

2. 肝病虚实辨证

（1）肝病实证辨证

肝病实证是指肝木之脏气太过，表现为正邪抗争的实证。其证候："两胁下痛引少腹，善怒，头眩，耳聋不聪，颊肿""目直视，大叫哭，项急""脐左有动气，按之牢若痛，四肢满闭，癃，溲便难，转筋""其气来实而强，此谓太过，……忽忽眩冒而巅疾""左关上见脉阴阳俱实"。

由于肝开窍于目，肝脉上达巅顶，肝木太过化火，上扰头目则目赤。肝实气逆则头眩，耳聋，两颊肿大。肝脉布胸胁，抵少腹，肝脉失畅则两胁痛引少腹。所以《诸病源候论》说："肝气盛，为血有余，则病目赤，两胁下痛引小腹，善怒，气逆则头眩，耳聋不聪，颊肿，是肝气之实也。"肝实则气机逆上，怒志失常而善怒；在小儿则性急大哭。肝主筋，肝病则筋急而项强，目直视不转。《八十一难经集解》指出：脐左侧按之疼痛，自觉有气上冲是肝实气左升太过所致。肝气太过则脾气郁结，故筋急而肢满。肝失疏泄影响水液代谢和大肠传导，故小便淋漓或大便难出。肝气循经上冲头部，引起头痛眩晕，昏蒙恍惚等头目巅顶疾病，此为"诸风掉眩，皆属于肝"之说。左关为肝脏之脉，其脉弦而有力，即《素问·玉机真脏论》所谓肝脉"实而强"。

（2）肝病虚证辨证

肝病虚证是指肝木之脏气不及，表现为正虚不足的虚证。其证候："目䀮䀮无所见，耳无所闻，恐如人将捕之""两胁拘急，不得太息，爪甲枯，面青善怒""卧而惊动不安""肝脉其气来不实而弱，此谓不及，……不及则令人胸胁引痛，下则两胠胁满"。

肝脉属肝络胆，肝开窍于目。张景岳说："两胁、少腹、耳目，皆肝经经气所及，肝虚经气不足，耳目失注，则两目视物模糊，或耳听力减退无所闻，肝气虚则胆气不足，胆气虚则心惧如人捕之。"肝血不上荣于面则面青，两胁经脉失养故两胁隐痛。肝主筋，爪乃筋之余，爪失血荣故枯薄。肝气虚而郁结则叹气。在小儿肝虚，魂不守舍，常见夜卧警惕易醒，啼哭不安。肝病不及脉象是虚弦无力，即《素问·玉机真脏论》所谓的肝脉"实而弱"。

3. 肝病及体窍华液志辨证

肝木五行系统在外之象：在体合筋，开窍于目，其华在爪，在液为泪，在志为怒。故当肝木为病时，可痛及体窍华液志并出现相应证候，当加以辨证。

（1）肝病及筋辨证

筋病证候："手足拘挛，阴缩，兼见肢冷""筋伤则缓""筋急而挛，发为筋痿""筋绝……唇青舌卷，卵缩"。

肝主筋，筋膜营养来自肝血，又称"淫气于筋"。肝脉上连目系，下络阴器，肝血不足或寒凝肝脉，致筋膜失养，筋力不健，肢体运动受到影响，故见《灵枢·经筋》所说"四肢寒冷，拘急卵缩，或阴缩不出"等。肝主酸味，过食酸味多伤肝筋而出现四肢弛缓不收，故《金匮要略》中说"味酸则伤筋，筋伤则缓"。感受热邪或肝木化火，热郁厥阴肝脉，燔灼肝血，血不养筋，可见四肢拘急挛缩，不能曲伸，日久成痿。所以《素问·痿论》说："胆泄口苦筋膜干，筋膜干则筋急而挛，发为筋痿。"重病或久病则肝气欲绝，肝气欲绝则筋气亦欲绝，可见《灵枢·经脉》中说"口唇青紫，舌卷而短缩，阴器收缩"等筋绝危重之症。

（2）肝病及目辨证

目病证候："肝病虚则目䀮䀮无所见""热冲于目，故令赤痛""肝实则身热目痛"。此肝经上连目系，肝气通于目，肝脏气血不足，目失之濡养，故见目干涩，目暗昏花，视物模糊。若肝郁化火或外感热邪，火热充斥内外则身热，肝火循经上炎则双目红肿热痛，肝风内动则可见目睛上视等。

（3）肝病及爪辨证

爪病证候："筋急而爪枯"。《素问·五脏生成》说："肝之合筋也，其荣爪也。"爪乃筋之延续，又称爪为筋之余。若肝血不足或肝热伤筋，或过食辛辣伤肝，则见爪甲脆薄，颜色枯槁，甚则变形脆裂。

（4）肝病及泪辨证

泪病证候：肝血亏虚则目干涩无泪。若风热袭肝或肝火熏蒸则双目红赤而迎风流泪怕光，肝经湿热，则可见目眵增多。

（5）肝病及怒志辨证

怒志病证候：肝血亏虚则目干涩无泪，善怒而多言，或悲而不乐。若肝实疏泄太过，则肝气横逆，怒志失常，所以《灵枢·本神》说"肝气实则怒"。同时，肝又主语，故见善怒而多言语；若肝虚疏泄不及，肝气郁结，则见情志抑郁，悲闷不乐等。

4. 足厥阴肝经经脉辨证

肝脉是动病：腰痛不可俯仰，丈夫㿗疝，妇人少腹肿痛，甚至咽干，面部脱色。经络不仅是外邪入里的途径，也是脏腑病证和体表组织相互影响的途径。若外邪侵犯足厥阴肝经本经，《灵枢》称为是动病，可致肝经经络之气失调，循经出现腰部作痛不能前后俯仰，男子患疝气，妇女患少腹肿痛，病重时肝火上逆，喉咙作干，面色晦暗无光。

5. 肝主时发病辨证

肝主时发病证候：肝应春，春季肝病善见衄衊，"肝咳之状，咳则两胁下痛，甚则不可以转，转则两胠下满"。

肝属木应春季，所以春季肝易受邪发病，若风木化火可见鼻塞流浊涕，流鼻血等。肝受病于春可出现肝咳，其症如《素问·咳论》中所说：咳则两胁下作痛，严重时胸胁不能转侧，转则疼痛加重。

6. 肝病及胆辨证

肝病及胆所见证候：头痛，耳聋，颊肿，口苦，咳而呕胆汁，卧则惊动不安。此乃肝木自病，经气相通及胆，少阳胆经之气亦随之升而不降，循经上扰耳窍，阻于颊部，则见耳聋、颊肿。肝胆之热郁蒸，胆汁外泄，故见口苦。肝咳不已，胆腑受病，出现胆咳，呕吐胆汁。胆气虚或胆气不足，胆虚则决断不行，见胆怯易惊，失眠多梦，小儿夜啼等症。

7. 辨证要点

肝木之脏自病的辨证要点：病因有外感六淫，如风寒湿邪侵袭肌表，伤及肝经后，循经内传于肝。或情志内伤，谋虑过度或不遂郁而化火伤肝，亦有内伤浊毒、瘀血引起的肝胆病证。病位在肝胆本脏及所属的目、筋、爪、泪、怒和肝经经脉。病性多是肝木本脏自病虚实证，实证多由肝木太过所致，虚证多由肝木不及所致。审证分类是以"五"为基数的肝木之脏自病、肝病虚实证、肝木主时发病和肝木系统病证四大类。

（二）肝木太过母子辨证

当肝木脏气亢盛时称太过，可出现心火和肾水的病证，而有母病及子辨证和子病犯母辨证。

1. **肝病传心，母病及子辨证**

肝病传心，母病及子辨证，是指母脏肝木太过，病及子脏心火所表现的证候的辨证模式，又称木火扰心证。

（1）**证候表现**

易怒神躁，甚则惊狂，面目红赤，头目眩晕胀痛，耳鸣，瘿肿，胁肋胀满灼痛，有气从少腹上冲心，身热心烦，心痛或心悸怔忡，或少寐不眠而多梦，且梦中惊惕，狂躁谵语，甚至神志不清，妇女月经先期。舌边尖红绛，苔黄燥，脉弦数或浮大弦。

（2）**辨证分析**

肝木太过多致情志过急而易怒神躁，甚至惊狂。肝开窍于目，肝脉上达巅顶，布胁肋，抵少腹，肝木化火上冲，气血上逆则面红目赤，头目眩晕，甚至头部胀痛，胸胁灼痛。木火及胆，胆脉入耳故见耳鸣。木火伤津，炼液为痰，痰气滞于颈前，则见瘿肿。肝火燔灼，肝气左升太过，故自觉有气从少腹冲心。肝木心火母子相及，两阳相燔，火极充斥全身，故见身热心烦。木火焚心，炼津为痰，痰阻脉道，血行壅滞，气机不畅，心脉痉挛，故见心痛，或见心悸怔忡。木旺火焚，木火及心，心神被扰，神魂不守，则见少寐不眠多噩梦，且梦中惊惕。《素问》云"心为君主之官，神明出焉"。木火扰心冲脑，则见狂躁谵语，神志不清。妇女因肝心邪火扰于冲任，下及胞宫，迫血妄行，故见月经先期，舌边尖红绛，苔黄燥，脉弦数或浮大而弦，均为肝心木火俱盛之症。

（3）**辨证要点**

肝病传，太过母病及子的辨证要点：病因多为情志不遂，肝郁化火，或火热之邪内侵，或木行之人患病化火致肝火偏盛所致。病位在肝及心，也涉及胞宫。病性是肝心母子皆实证。审证要点以肝木之脏太过的易怒神躁、头目眩晕胀痛、胸胁胀满灼痛和木火扰心的身心烦热、心痛、心悸怔忡、狂躁谵语等症为主。此外，心悸、心痛、不寐、癫狂、眩晕等也有用木火扰心，母病及子辨证。

2. **肝病传肾，子病犯母辨证**

肝病传肾，子病犯母辨证，是指子脏肝木太过病及母脏肾水所表现的证候的辨证模式，又称木火扰肾证。

（1）**证候表现**

急躁易怒，面目红赤或带青，口苦咽干，头晕头胀，胸胁灼痛，少腹有热，心烦，腰痛，胫酸，小便浑浊或排出不爽，或小便刺痛，男子阳强易举或遗精，妇女月经量多而先期。舌质红，苔黄微腻，脉弦或弦数。

（2）**辨证分析**

肝木太过，肝气横逆化火，怒志失常则烦躁易怒。木火燔灼肝脉，循经上扰则面红目赤或带青色，头晕头胀，甚则胸胁灼痛。肝火迫肝气上升太过故觉少腹有热气上冲。木火扰心则心烦。肝病及肾，木火夹湿热下注于肾，故见腰痛不可俯仰。壬水与癸水为表里之脏，木火湿热之邪侵入膀胱而气化不利，故小便浑浊，排出不爽或排尿刺痛。所以《景岳全书》说："肾实者多下焦壅闭。"木火太过，相火妄动，劫伤肾阴，男子阳强易举或遗精。女子以血为先天，肝为血海，肝木火热迫血妄行，故见妇女月经先期而量多。舌质红，苔黄微腻，脉弦数，此乃木火夹湿热子病犯母的舌脉之象。

（3）辨证要点

肝病传肾，太过子病犯母的辨证要点：病因多是郁怒伤肝，气郁化火，或邪热郁结肝经，致肝木化火下劫肾水所致。病位在肝及肾，涉及心与膀胱。病性属肝肾子母皆实证，病延日久，可伤及肾阴，出现虚实夹杂证。审证要点以肝木火旺的胸胁灼痛、急躁易怒、头晕头胀和木火及肾的腰痛、小便淋浊、阳强易举或遗精为主；又可及心见心悸怔忡等。此外，不寐、腰痛、遗精、眩晕等也有用肝病传肾，太过子实犯母辨证。

（三）肝木不及母子辨证

当肝木脏气不及时，可出现木不生火或木虚累水的病证，即不及的母病及子辨证和子病犯母辨证。

1．木不生火，母病及子辨证

木不生火，母病及子辨证，是指母脏肝木不及，病及子脏心火所表现的证候的辨证模式。

（1）证候表现

情志多疑或太息，胆怯，胸胁胀痛喜揉按，头晕目眩，目涩，肢麻或爪甲不荣，精神恍惚，心悸怔忡，失眠不寐，健忘多梦且梦中警惕，气短，体瘦，面白少华，妇人月经量少色淡或闭经。舌淡白，苔薄白，脉弦细或结代。

（2）辨证分析

肝木不及，每多肝气郁而不伸，少阳胆气升发不及，故见情志抑郁而喜太息或胆怯。肝脉布胸胁，气郁其中而经脉之气不舒，故胸胁胀痛喜揉按。肝血不足，头目失养而目眩涩，头晕。肝主筋，其华在爪，进而肢麻和爪甲不荣。肝虚木不生火，不能温养心火而心动失常，则见心悸怔忡。心神失养则失眠、多梦、健忘。神魂不守则精神恍惚且梦中易惊惕。劳则气耗，故少气。久病形体失养则体瘦，面白少华。女子以血为本，肝藏血称血海，血海空虚而胞络失充，故月经量少色淡，甚则闭经。舌脉失充故见舌淡苔白脉弦细，血病及气可见结代脉象。

（3）辨证要点

肝病传心，不及母病及子的辨证要点：病因多是谋虑过度而暗耗肝血；或外伤血溢或肝木疏泄不及所致。病位在肝与心，涉及胆腑。病性属肝心母子皆虚证。审证要点：以肝木不及的情志抑郁、胸胁胀痛喜揉按、头目眩晕和木不生火的精神恍惚、心悸怔忡、失眠多梦、健忘等为主。此外，心悸、眩晕等也可用木不生火，母病及子辨证。

2. 肝病传肾，子虚犯母辨证

肝病传肾，子虚犯母辨证，是指子脏肝木不及累及母脏肾水所表现的证候的辨证模式，又称木虚及水证。

（1）证候表现

胸胁隐痛，头目眩晕，筋挛而肢节掣动。腰膝酸软无力，耳鸣耳聋，健忘，遗精或滑精，阳痿，夜间多尿、遗尿或小便余沥不尽；心悸怔忡，失眠多梦，盗汗，五心烦热，妇人月经量少甚则闭经。舌质红少苔，脉弦细数。

（2）辨证分析

久病或过劳，每致肝木体用受损，肝血不营肝脉故见胸胁隐痛，血虚生风上扰脑窍，故有头目眩晕，筋膜失养而筋挛拘急、肢节掣动。肝肾乙癸同源，子虚及母则肾水受损而腰膝失养，则酸软无力，髓海不足，耳窍不充则见健忘耳鸣，若肝血亏虚而相火扰动精室则遗精，精血两亏则滑精或阳痿。孤阴不生，独阳不长，肾阴亏虚日久，阴损及阳，命火式微，而真阳疲惫，水液不化而多尿。肾气不固，膀胱失约，则见遗尿或小便余沥不尽。肾水阴亏，导致心肾不交，心动失常则见心悸怔忡。神不守舍则失眠多梦。肝肾阴虚而虚火内生，故见盗汗，五心烦热。肝肾精血亏损而血海不足，则妇人月经量少甚则闭经。舌质红少苔，脉弦细数，此乃阴虚内热，子虚累母之证。

（3）辨证要点

肝病传肾，不及子虚犯母的辨证要点：病因多是久病、重病而肝木亏虚，或因情志内伤，虚火耗阴；或热病日久，损伤肝肾阴液所致。病位在肝与肾，涉及心与膀胱。病性属子虚犯母的虚证。审证要点：以肝木不及的胸胁隐痛、头晕目眩、筋挛肢节掣动和肾水不足的腰膝酸软、耳鸣遗精等为主。

（四）肝病传心肾，母子相及辨证

肝病传心肾，母子相及辨证，可认为：一是太过母子相及辨证，二是不及母子相及辨证，均由肝病传肾子病犯母与肝病传心母病及子辨证的二者复合辨证，在此不再复述。

（五）肝木太过乘侮辨证

当肝木脏气亢盛太过时，可出现脾土和肺金的病证，而有木旺乘土辨证和木旺侮金辨证。

1．肝病传脾，相乘辨证

肝病传脾，相乘辨证，是指肝木脏气太过乘袭所胜脾土所表现的证候的辨证模式，又称木旺乘土证。

（1）证候表现

情志烦躁易怒，或惊或谵语，面目色青，头胀痛连巅顶，头目眩晕，甚至欲仆，胸胁胀满疼痛，或两胁痛引少腹，自觉有气从少腹上冲，口酸口苦，体重身痛而胀，鼻头色青，肌肉萎缩，肤皱唇裂，身热或腹中热痛而胀，四肢或痿或痹或转筋，饥不欲食，或食而不下，肠鸣腹泻，或大便溏结不调，或腹痛欲泻，泻后痛缓，或便解不爽，下痢脓血，黄疸，呕吐，呃逆等。舌质淡红，苔薄白或白腻或黄燥，脉弦缓或弦滑，亦可见左关弦长，右关弦紧。

（2）辨证分析

肝木太过或木郁化火，常有怒志失常多烦躁易怒，火扰神魂则易惊或谵语。肝木外应东方，东方色青，肝开窍于目故面目俱青。肝脉上达巅顶，布胁肋，抵少腹，肝木太过，肝经经气逆上，上扰头目故见头目眩晕，甚至欲仆；经气逆乱或见胸胁胀满疼痛，或两胁痛引少腹，肝气逆上则气冲少腹。酸味入肝，肝病则口酸；肝木化火而口苦。叶天士在《临证指南医案》中说："肝病必犯脾土。"脾主身之肌肉，脾华在唇，木旺乘土，每令脾气郁而不伸，故见体重身痛而胀，面部望诊鼻头属脾土，故木旺乘土则鼻头带青色；脾病不能为胃行其津液，肌肤失养则肤皱唇裂或肉痿。肝木乘脾，脾气内伤，气虚生热而见身热、腹中热等。木气滞于土中，脾主大腹故气滞而腹部胀痛，然气病无形，最受情绪变化影响而见走窜不定的胀痛。肝主筋而脾主肌肉，木土为病，日久四肢经筋肌肉或痿或痹或全身挛掣。土伤不运则脾不主味，故见不思饮食或食而不下；脾土受制而运化无权，水谷不归正化下趋肠道故腹泻。木横乘土之余威扰及肠腑而肠鸣。肝脾相制失常则大便或溏或秘，又可见腹痛欲泻，便后气机暂通，故泻后痛减；若此时又兼有湿热则每多肝木化火，伤及肠络而下痢脓血。《金匮要略》说："黄家所得，从湿得之。"湿热内蕴日久成黄疸出现面、目、小便色黄。脾病及胃，胃失和降故见呕吐、呃逆。舌质淡苔白腻及木旺乘土而湿浊中阻；苔黄燥乃湿热困脾伤津所致，脉弦缓或弦滑或见左关弦长、右关弦紧，此为木旺乘土之脉象和分部所见脉象。

（3）辨证要点

肝病传脾，太过相乘的辨证要点：病因多为情志不遂，郁怒伤肝，肝失条达而横乘脾土所致。病位在肝及脾，可及胃与肠腑。病性属木旺乘土的实证，继见肝实脾虚的虚实夹杂证。审证要点：以肝木旺的烦躁易怒、胸胁胀闷、胁痛牵引少腹和肝木乘脾的腹胀、肠鸣或腹痛即泻、泻后痛减、身目发黄等为主。还可肝气犯胃见胃心痛或呕吐、嗳气，还可及心而见心悸、失眠等。此外，血证、胃脘痛、呕吐等也用肝火犯胃寓五行木旺乘土进行辨治。《灵枢·四时气》有"邪在胆，逆在胃，胆液泄则口苦，胃气逆则呕苦，故曰呕胆"，此为胆病及胃，木旺乘土，太过相乘辨证。

2. 肝病传肺，相侮辨证

肝病传肺，相侮辨证，是指肝木太过反侮所不胜肺金所表现的证候的辨证模式，又称木旺侮金或木火刑金证。

（1）证候表现

情志急躁易怒，面红目赤，头晕头胀，或头角、巅顶痛，耳鸣，胸胁灼痛，或胁痛不可转，口苦咽干欲饮水。喘促而气粗息短，胸闷气憋，咳嗽（呛咳、干咳、阵咳、暴咳等），痰黄量少，质黏难出，或痰中带血，甚咳血，咳引胸痛，咳声嘶哑，甚至暴瘖，腹胀，便秘。舌质红，苔黄或黄腻，脉弦数，或左脉独弦，右寸关俱洪，或脉浮弦。

（2）辨证分析

肝木太过化火，令怒志失常，故见急躁易怒，面红目赤。肝之经脉上达巅顶，布胸胁，木火充斥肝经而乱于胸胁，上扰头目，故见头晕头胀，或头角、巅顶痛，或胸胁灼痛，胁痛不可以转。胆脉绕耳，肝病及胆，胆气生而不降，则见耳鸣。木火伤阴，则口苦口干欲饮水。肝主升发，肺主肃降，若肝气太过冲逆肺金，则肺气不降反升，故见喘促，气粗息短，胸闷气憋。肝肺之气升降失常，络气不和而肺阴受损，可见阵咳、呛咳、干咳、暴咳等咳嗽。木火刑金，肺不布津而炼液为痰，故有痰黄量少质黏难出。火伤肺络，则痰中带血或咳血。络伤不通则痛，故咳而胸胁引痛。肺主声，肺受木火则耗气肺虚。肺阴不足则发声无力，故见声哑或暴瘖，此即医家所言"金破不鸣"。肺与大肠相表里，肺伤大肠损，传导失常见腹胀便秘。一面是气火致气机逆乱，一面是气机受情绪影响，故见咳嗽加重。舌红苔黄腻，脉弦数是肝木侮肺实热之象。脉左独弦或寸关俱洪是木火刑金的分部脉象。

（3）辨证要点

肝病传肺，太过相侮的辨证要点：病因多由郁怒伤肝，气郁化火，或邪热蕴结于肝经，致肝木之火上犯肺金所致。病位在肝与肺，亦涉及大肠。病性以肝木太过，木火刑金的实证为主。审证要点：以肝木化火的胸胁灼痛、急躁易怒、头晕头胀和木火刑金的咳嗽、胸胁灼痛、咳则牵引痛、咳血等为主。本病转归：一是木火刑金乘胃，又见脘胀痞满、胃痛、呕吐、恶心、食少不饥；二是木火刑金及肾，有遗精、腰酸胫软、遗尿等；三是木火刑金传心，又见不寐、心悸、心烦等。临床不可不注意。此外，《伤寒论》第109条病名曰"纵"，《未刻本叶氏医案》中的"关格""噎膈"及《中医内科学》"血证肺胀""哮喘"等也采用肝木侮肺金辨证。

（六）肝病太过，乘侮并见辨证

肝病太过，乘侮并见辨证，是指肝木太过，出现对所胜脾土相乘和对所不胜肺金反侮证候的辨证。可视为上述木旺乘土辨证和木旺侮金辨证的复合辨证模式，在此不再复述。

（七）肝木不及乘侮辨证

当肝木脏气不及时，可出现肺金相乘和脾土反侮的证候，分别称为木虚金乘和木虚土侮辨证。

1. 肝虚肺乘，不及相乘辨证

肝虚肺乘，不及相乘辨证，是指肝木不及病变，被所不胜肺金相乘所表现的证候的辨证模式，又称木虚金乘证。

（1）证候表现

头晕眼花，两胁及少腹痛，筋骨弛缓或拘急痉挛，惊骇，妇人月经量少色淡，面色苍白，皮肤皲裂，四肢不用，痈肿疮疡，闻腥臊臭，白膜侵睛，或恶寒发热，或鼻塞流涕，咳嗽，或见睾丸时肿时冷痛。舌质淡红或舌红少津，脉弦涩，亦可见到细弱脉。

（2）辨证分析

肝开窍于目，肝脉达巅顶，布胁肋，抵少腹，肝木不及则藏血不足，不能上荣头目，故头晕眼花。肝脉失养，经气不畅，故见肢胁少腹疼痛。肝主筋而束关节，血不养筋，骨节失束，则见筋骨弛缓或拘急筋挛。肝虚及胆，胆气不足，故发惊骇。妇人重血，肝为血海，血海不足无以化为月水，则月经量少色淡。肝病本色青，肺病本色白，青中见白，乃肝虚金乘所致。肺主皮毛，肝肺不及相乘，不能输精于皮毛，则见皮肤皲裂。木被金乘，经筋发病，风淫末疾，故病四肢弛缓不用。日久肌肤经脉瘀阻，气血凝滞，可见疮疡痈肿。五臭之中，肝为臊，肺为腥，木虚金乘，故闻腥臊臭。根据眼科五轮学说，白睛为气轮属肺主气。黑睛为风轮属肝主风，肝虚肺乘，可见白膜侵睛，又称为"胬肉攀睛"。肝肺木金升降失调，复感外邪，故见恶寒发热、鼻塞流涕、咳嗽等症。足厥阴肝经绕阴器，肝木疏泄不及，肝郁不伸则肺金来伐，导致肝气盘薄，令睾丸失养，寒凝肝脉，故见睾丸时肿时冷痛。舌质淡红脉细弱是肝虚之证。舌质红而少津，脉弦涩是肝虚肺乘之象。

（3）辨证要点

肝虚肺乘，不及相乘的辨证要点：病因多为情志抑郁而肝木不及，或久病重病而肝脏气血不足所致。其中亦可兼外邪致病。病位在肝与肺。病性虚实夹杂，初期以肝虚不足为主，后见木虚金乘，肝肺虚实夹杂证。审证要点：以肝虚不及的肢胁痛、惊骇、头晕眼花、妇人月经量少色淡和木虚金乘的面色苍白、皮肤皲裂、白膜侵睛、咳嗽等为主。此外，疝气病也有用肝虚金乘辨证。

2．肝虚脾侮，不及相侮辨证

肝虚脾侮，不及相侮辨证，是指肝木不及病变，被所胜脾土反侮所表现的证候的辨证模式，又称木虚土侮证。

（1）**证候表现**

情志多疑或太息，胸胁胀闷，少腹隐痛，目暗不明，雀目或见目赤，食少或纳呆，食后腹胀，嗳气，恶心，呕吐，脘腹痞胀，矢气则舒，肠鸣腹泻，大便或溏或秘。舌质淡红苔白或腻，脉弦细缓。

（2）**辨证分析**

肝木不及每致肝气郁结，可见情志多疑或太息。厥阴肝经经气失畅，则见胸胁少腹胀闷隐痛。肝主藏血，功能不及则肝血不足，不能上养目，故见目暗不明或雀目，日久郁而化火，可见目赤。木不疏土，进而土反侮木，轻则食少纳呆，重则食后腹胀不食。进而土壅湿阻，而见肠鸣腹泻。肝脉挟胃致胃失和降，故见嗳气、恶心、呕吐。脾病及胃，故脘痞腹胀，矢气得舒，肠鸣腹泻。肝脾气机失调，故见大便时溏时秘。舌质淡红苔白或腻，脉弦细缓为肝虚木不疏土，木虚土侮之征。对此，秦伯未在《谦斋医学讲稿》中指出土反侮木证候，多是木不疏土的后果，实为临床五行辨证的经验之谈。

（3）**辨证要点**

肝虚脾侮，不及相侮的辨证要点：病因多为情志郁结致肝木不及，或因久病重病而肝脏气血不足所致。病位在肝与脾，涉及胃腑。病性是木不疏土，进而木虚土侮形成的虚实夹杂证。审证要点：以肝木不及的精神抑郁及肝之经脉循行的目、胁、少腹见症和肝虚脾侮的脘痞腹胀、肠鸣腹泻等为主。此外，臌胀、疟疾、耳聋等，也可用木虚土侮进行辨证。

（八）肝病不及，乘侮并见辨证

肝病不及，乘侮并见辨证，是指肝木不及，出现所胜脾土反侮和所不胜肺金相乘病证的辨证。可视为上述木虚金乘辨证与木虚土侮辨证的复合辨证模式，在此不再复述。

（九）肝病胜复辨证

1．**肝木太过胜复辨证**

肝木太过胜复辨证，是指肝木太过病变相乘所胜脾土，同时又被脾土之子肺金来复所表现的证候的辨证模式。

（1）证候表现

胁肋胀满疼痛，头目眩晕或头痛，易怒，肠鸣飧泄，腹胀纳食减少，体重身痛，胃脘胀痛，呕吐，咳嗽，惊骇，筋急等。舌质红，苔薄白或薄黄兼腻，脉左寸关弦涩。

（2）辨证分析

六壬之岁，为岁木太过的"发生"之年。由于木运太过，风气流行而形成了生气（肝气）独治的"胜气"，导致人体肝失疏泄，加之情志不遂而谋虑过度，多内伤人体脏腑。足厥阴肝脉布胸胁，连目系，达巅顶，肝脉经气不利，故胁肋胀满疼痛，经气上逆，故头目眩晕或头痛。肝主怒，怒志失常则易怒。肝木旺多横逆脾土，脾土受邪，水谷不化，故肠鸣飧泄。脾虚不主运化，故腹胀食少。脾主肌肉，其气衰则体重身痛。胃为水谷之海，主纳主降，肝脉挟胃，当肝气犯胃，每多胃失和降而胃脘痛或呕吐。王冰说："凌犯太过，则遏乎金。"脾土之子阳明燥金来复母仇，金行燥令，复气太过则伤肝，导致肺金肝木失调而发病，肺失宣肃，气逆咳嗽。燥金伤及肝木，肝虚而藏血不足，肝魂不守，故发惊骇。血不养筋，筋伤则四肢静脉拘急痉挛而难以屈伸。舌质红，苔薄白或薄黄兼腻，脉左关弦涩，乃肝木太过，子复母仇之征。

（3）辨证要点

肝木太过胜复的辨证要点：病因是风木之气太过与湿燥邪为患，或七情内伤，谋虑过度等。病位在肝、脾、肺三脏。病性先见肝木本脏亢盛实证，进而横乘脾土，后遭肺金来复凌乘肝木，终成虚实夹杂证。审证要点：以肝木乘脾土的胁痛胀满、腹胀腹泻、呕吐、体重和肺金复母仇的咳嗽等为主。

2. 肝木不及胜复辨证

肝木不及胜复辨证，是指肝木不及病变遭受所不胜肺金乘袭，而肺金又被肝木之子心火来复所表现的证候的辨证模式。

（1）证候表现

胁痛及少腹，少气咳嗽，鼻渊，流黄涕或清涕，口舌生疮，心烦失眠或谵语，皮肤肿痛或疮疡痤痛。舌质红，苔黄少津，脉浮数或弦数。

（2）辨证分析

六丁之岁，多为岁木不及的"委和"之年，木气不足而燥气大行伤肝，或情志不遂，房劳过度而肝血暗耗，导致肝木虚而肺金乘袭。肝脉受损，故见胁痛隐隐及少腹。肺金太过，木之子心火来复，心火耗肺气，故见少气咳嗽。肺开窍于鼻，肺热则鼻流黄涕，肺寒则鼻流清涕。心火太盛而自焚，轻则口舌生疮，心烦失眠，甚则神明失常而谵语。心火复乘肺金，伤及肺之皮毛，而见皮肤肿痛，发为疮疡。伤及肺金阴液，而咽喉失润，故见咽燥或突然暗哑或失音等。舌质红，苔黄少津，脉浮数或弦数，乃肝木不及，子复母仇之征。

（3）辨证要点

肝木不及胜复的辨证要点：病因是风木之气不及而燥火为患，或情志不遂，或房劳过度，肝血暗耗所致。病位在肝、肺、心三脏。病性先见肝虚证候，继见肝虚金乘和心火来复，终成虚实夹杂证。审证要点：以肝木虚金乘的胁痛及少腹，又兼心火复母仇的疮疡、失眠、咳嗽等为主。

二、中医脾病五行辨证

中医脾病五行辨证，源于《黄帝内经》《难经》中有关以"五"为基数的"崇五"归类方法。如《素问·风论》记载了五脏风·脾风："脾风之状，多汗恶风，身体怠惰，四肢不欲动，色薄微黄，不嗜食，诊在鼻上，其色黄。"其他如五脏疟·脾疟，五脏痿·肉痿，五脏痹·脾痹，五脏咳·脾咳等，也散在脾病及其他肝、心、肺、肾四脏的母子乘侮辨证内容中，后经历代医家自觉或不自觉地在临床实践中应用和现代学者实践升华而渐成系统，创立了中医五行辨证。

中医脾病是指脾脏象五行系统遭受病因破坏而失衡所产生的各种疾病和证候的总称。中医脾病五行辨证是中医五行辨证的一部分。所谓中医五行辨证，是根据五行生克理论，以识别脏腑病机母子乘侮传变所表现的证候的思维方法。它虽以脏腑功能失调为基础，但又不局限于脏腑辨证，侧重阐明某脏病太过或不及，病传其他四脏，即母病及子、子病犯母、相乘、相侮辨证模式的病因、病位、病性、病势的思维方法。中医脾病五行辨证，是指脾土自病后，又不能实现自身五行制化调节，病传肝、心、肺、肾所表现的母子、乘侮证候的辨证方法。

（一）脾土自病五行辨证

脾土自病五行辨证，是指脾土系统发病而未病传他脏所表现的证候的辨证模式。它包括以"五"为基数的脾土自病辨证、脾病虚实辨证、脾病及体窍华液志辨证、足太阴脾经经脉病辨证、脾病及胃辨证、脾主时发病辨证等内容。

1. 以"五"为基数的脾土自病辨证

以"五"为基数的脾土自病辨证，是古代先民"崇五"思想用于脏腑病证归类的方法之一。始见于《黄帝内经》《难经》的脾病五行辨证：五脏痹·脾痹，五脏风·脾风，五脏胀·脾胀，五脏疟·脾疟，现分述如下。

（1）脾痹

脾痹证候："四肢解堕，发咳呕汁，上为大塞，肉不仁。"此乃时值长夏，风、寒、湿三气杂至侵犯人体，营卫失调，邪恋肌体，形成肌痹，进而入脾。即《素问·痹论》所说："淫气肌绝，痹聚在脾。"脾主肌肉，肌痹日久不愈，内传入脾形成脾痹，可见四肢倦怠无力，发作时咳嗽，呕吐清涎，上腹部痞塞不通。

（2）脾风

脾风证候："多汗恶风；身体怠惰，四肢不动；色薄微黄，不嗜食。"此乃脾土通于长夏，若外感风邪，称为脾风。因风性开泄，致腠理疏泄而汗出恶风。对此，张介宾注释：身体怠惰，四肢不用者，脾主肌肉四肢。色薄微黄为脾土之色。不喜饮食乃脾病不能运化所致，面部望诊分属，鼻为脾主，故色诊当见于鼻部。

（3）脾胀

脾胀证候："善哕，四肢烦悗，体重不能胜衣，卧不安。胃脘痛，鼻闻焦臭，妨于食，大便难。"《灵枢》认为胀病是在脏腑之外，向内排压脏腑，向外张开胸胁，使人皮肤发胀。脾胀乃脾气不运，胃不磨谷，故见胃脘痛而胀满，气壅上逆则见呃逆。脾主四肢，脾病可见四肢闷胀不舒，身体重滞而影响睡卧。脾胃燥湿不济则大便难。

（4）脾疟

脾疟证候："令人寒，腹中痛，热则肠中鸣，鸣已汗出。"一般疟邪入侵人体，舍于营卫，伏于半表半里，内搏五脏，横陈募原，内扰于脾形成脾疟。脾为太阴，疟邪入脾令人寒冷而腹中疼痛；疟邪发热时伴见肠中鸣响，肠鸣后多汗出。

2. 脾病虚实辨证

（1）脾病虚证辨证

脾病虚证指脾土脏气不及，所表现为正虚不足的证候。其证候："饥不受谷或食不化""形羸色败""四肢不用""解亦安卧""足胕肿""淋溲""肠鸣、飧泄"，大便溏泄，带下清稀。舌苔白腻，脾脉奘而散。

脾气虚弱不能运化，故虽饥饿而食不下或食后不化。脾虚日久，水谷不能化生精微充养全身，则形羸色败。脾不能为胃行其津液，以灌四肢，故四肢不用。解亦安卧即懈怠困倦之状，系脾虚所致。脾不运湿而湿浊下注，故足胕浮肿按之凹陷。《灵枢·口问》说"中气不足，溲便为之变，肠为之苦鸣"，即脾土不足，清气下陷，聚湿为水，下走肠间则肠鸣，大便稀溏甚则完谷不化。若脾精不守可见妇人带下色白清稀。脾虚湿浊内生，阳气受损，故舌苔白腻，脉象软弱微散。

（2）脾病实证辨证

脾土实证是指脾土脏气太过，所表现为内生湿热的证候。其证候是："色黄，身热"，肢体困重，足不收行，手足厥，"腹胀痛，食不消，四肢不收，体重，节痛"，黄疸，"泾溲不利"，便黏不爽，肛门灼热，或大便闭结，带下量多质稠，舌苔黄腻，"脉博坚而长"。

色黄属脾，脾病热则面色黄。土郁积热，熏蒸机体则遍体发热。脾主四肢为湿邪阻遏，则精气不布致肢体困倦，甚则双足不能收放行走。寒湿困遏脾阳，阳不外达，可见四肢厥逆。脾主大腹，脾湿困阻气机，则腹胀痛。湿性重浊，故体重节痛。湿热熏蒸，发为黄疸。若湿浊化热下注则泾溲不利，或大便黏滞不爽而魄门灼热。

湿热内结，肠腑失职，则大便闭结。湿浊不化，脾精下而为带，量多质稠。湿热困脾，可见舌苔黄腻，脉坚而长。

3. 脾病及体窍华液志辨证

脾土五行系统在外之象：在体合肉，开窍于口，其华在唇，在液为涎，在志为思。故当脾土为病时，可病及体窍华液志并出现相应证候，临床当加以辨证。

（1）**脾病及肉辨证**

肉病证候：肌肉蠕动，或肌肉尽痛。可见"肉痹""肉痿""肉消"。

脾为后天之本，气血生化之源。脾虚气血不养肌肉而蠕动。湿热困脾，肌肉受灼而见体痛。肉痹，为肌肉麻木不仁和屈伸不利之症。正如张介宾所言："太阴者湿土之气也，湿邪有余故为肉痹。"肉痿，乃肌肉失去充养而麻木不仁的一种痿证。《素问·痿论》指出："脾气热，则胃干而渴，肌肉不仁，发为肉痿。"此外，肌肉失脾濡养，则出现消瘦，称为"肉消"。

（2）**脾病及四肢辨证**

四肢证候：四肢倦怠，掌不能握，指不能摄，或四肢不举，足痿而行善瘈。

脾虚则精微无以濡养四肢，轻则四肢倦怠，渐及四肢不能自如伸举，足不能步，掌不能握，指不能摄，此因"脾精之不行也"，严重者可见肢体废痿不用。

（3）**脾病及口唇辨证**

口唇证候：口淡，或口甜，口腻。唇色可有青、赤、黄、白、黑的五色变化，或唇舌枯槁，或唇裂出血、溃疡，或唇焦、唇反，严重者可见"九窍不通"。

脾开窍于口，一旦脾病可见食欲改变和口味异常，一般脾虚失运，滋味失察则口淡。口甜多为肥甘厚味所致。口腻乃湿困脾土化热所致。严重口唇失养，可见干燥枯槁。湿浊化热，灼耗阴液，可见开裂出血、溃疡、焦烂，甚则口唇反卷。脾为中土，灌溉四旁，联络四脏，通于九窍。李东垣曰："九窍者，五脏主之，五脏皆得胃气乃能通利。胃气一虚，耳、目、口、鼻俱为之病。"故脾胃为病亦可见九窍病症。

（4）**脾病及涎辨证**

涎液证候：流涎，质清稀或黏稠。

《素问·宣明五气》说"脾为涎"，故有涎出于脾而溢于胃之说。若脾胃失和，可致涎液增多或减少而感口中不适，质多清稀者为气不摄津，口涎黏稠者为湿热困脾。

（5）**脾病及思辨证**

思志证候：气结而头目眩晕，食少纳呆，脘腹痞塞，倦怠乏力，肌肉消削，脉结。

思为脾之志，思虑太过，气机郁滞，影响脾的运化功能，导致脾胃呆滞，运化失常，消化吸收功能障碍，出现头目眩晕，食欲不振，脘腹胀闷，甚则肌肉消瘦。

也可见气郁而脉结。

4. 足太阴脾经经脉辨证

脾经是动病：舌本强或舌体痛，食则呕，身体皆重，体不能动摇，股膝肿胀厥冷，足大趾不用。经脉是运行气血通道，若脾病而气血不畅，经脉失于濡养，可见舌体强直或疼痛。脾病及胃则食即呕吐。湿困太阴脾经，以致身体不能随意转侧。经气不利，可见经脉循行部位如股膝肿胀厥冷，足大趾疼痛。因所生病为本经病变旁及他经证候，这里暂不论述。

5. 脾主时发病辨证

脾主时发病证候：长夏善病洞泄寒中。或为脾痹，或为脾咳。人与天地相参，因而脾脏之气跟长夏之季相应。长夏即农历六月，相当于夏之三月的最后一个月。脾为太阴湿土之脏，而长夏之气以湿气为主，为土气所化，因而二者相通。若长夏之湿太过，导致湿邪入侵脾土，运化失常，每多伤脾、困脾形成中寒腹泻、腹痛。故说"长夏善病洞泄寒中。"五脏痹为各以其时重感于风寒湿之气所成。脾土于戊己主时，受邪则为脾痹。五脏各以其时感寒受病发为咳嗽，同理在脾主时受邪则发为脾咳。

6. 脾病及胃辨证

脾病及胃证候：纳呆，呕恶，嗳腐，头重颊痛，胃脘痛，脘痞腹胀，大便难，便质干结或稀溏或黏滞。

脾胃属土，脾为阴土，胃为阳土；二者生理上纳运相宜，升降相因，燥湿相济。若脾病日久及胃，土德不振，枢轴失运，以致纳运失宜，升降相悖，燥湿不济而病证发生。正如周慎斋所言："盖胃气为中土之阳，脾气为中土之阴，脾气不得胃气之阳而多下陷，胃不得脾气之阴而无以转运。"证见纳呆，恶心呕吐，甚则食入不化，化腐生热而见嗳气酸腐。脾脉经气不利则头重颊痛，乃阳明胃经循颊车，上耳前，至额颅的缘故。进而脘腹痞胀满痛。脾胃失运，无力推动肠中积滞而见大便难，质干结。若中土湿热下注肠道，则大便溏薄质黏腻。

7. 脾土自病辨证要点

脾土自病的辨证要点：病因多为湿邪伤脾而同气相感，出现湿困脾土，或情志忧思伤脾而气结，或饮食劳逸伤脾。病位在脾胃及其所属的肉、四肢、唇、口、涎、思和脾经经脉。病性多为脾土本脏自病虚实证。审证分类是以"五"为基数的脾土自病、脾病虚实证、脾土主时发病和脾土系统病证四大类。

（二）脾土太过母子辨证

当脾土脏气亢盛太过时，可出现肺金和心火的病证，而有母病及子辨证和子病犯母辨证。

1. 脾病传肺，母病及子辨证

脾病传肺，母病及子辨证，是指母脏脾土太过病及子脏肺金所表现的证候的辨证模式，又称土壅金实辨证。

（1）证候表现

脘腹痞闷胀痛，纳呆呕恶，肢体困重，口淡或渴，便溏肢肿，黄疸。咳嗽痰多色白质稠，胸闷，甚则气喘痰鸣。舌淡红苔白腻或黄腻，脉濡缓或滑数。

（2）辨证分析

寒湿或湿热内侵，中阳受困，脾气被遏而运化失司，故脘腹部轻则痞闷，重则胀满疼痛。脾胃纳运失宜则纳呆呕恶，湿性重浊而肢体困重。湿困脾土而津液不升，则口淡而渴。脾不运湿，水走肠间则便溏，水溢肌肤则肢肿。湿热郁证则肌肤黄疸。脾湿生痰及肺，则咳痰胸闷，甚则气喘痰鸣。苔白腻脉濡缓为湿困脾肺，苔黄腻脉滑数为热蕴脾肺。

（3）辨证要点

脾病传肺，太过母病及子的辨证要点：病因多由饮食不节，劳力伤脾或内外合湿或久思气结，导致土壅脾湿所致。病位在脾及肺。病性以脾肺二脏俱实证为主。审证要点：以脾土太过壅滞的体重肢怠、脘腹痞闷胀、咳则右胁痛、黄疸和土壅肺实的咳痰气喘、胸闷等为主。此外，臌胀、脾咳也可用此模式五行辨证。

2. 脾病传心，子病及母辨证

脾病传心，子病及母辨证，是指子脏脾土太过病及母脏心火所表现的证候的辨证模式，又称土壅火晦辨证。

（1）证候表现

脘腹胀闷或痞痛，肢体困重，呕恶纳呆，口淡或渴，肢肿，便溏，黄疸，面色晦滞，神志痴呆或精神抑郁，表情淡漠，胸闷气促。舌苔白腻，脉濡或濡数。

（2）辨证分析

寒湿或湿热内侵，中阳受困，脾气被遏而运化失司，故脘腹部胀闷或痞痛。湿性重浊则肢体困重。脾与胃纳运失宜则呕恶纳呆。湿困脾土而津液不升，则口淡而渴。水溢肌肤则肢肿，水走肠间则便溏。湿热郁蒸于肌肤，则黄疸。脾土壅塞，则心火不伸，心其华在面，故面色晦滞。湿浊上泛心窍则神呆抑郁或表情淡漠。心阳受阻则胸中阳气不振，故胸闷气促。脉舌所见均是脾心阳气受遏之象。

（3）辨证要点

脾病传心，太过子病及母的辨证要点：病因多由内外合湿伤及脾土，湿郁而脾气不伸所致。病位在脾及心。病性为脾心两脏实证。审证要点：以脾土太过壅滞的体重肢怠、腹痞闷胀、黄疸和土壅火晦的面色晦滞、神呆抑郁、胸闷气促等为主。此外"厥心痛"也可用此五行辨治。

（三）脾土不及母子辨证

当脾土脏气不及时，可出现土不生金或土虚火弱的病证，即脾土不及的母病及子辨证和子病犯母辨证。

1. 土不生金，母病及子辨证

土不生金，母病及子辨证，是指母脏脾土不及，病及子脏肺金所表现的证候的辨证模式。

（1）证候表现

面色萎黄，口淡乏味，不欲食，倦怠嗜卧，体瘦，少气懒言，体重节痛，足肿或身肿，腹胀，大便或稀或秘，咳嗽，喘气，胸膈满胀，喉间痰鸣，痰或少或多，质清稀或黏稠，甚则咳血，咽干口渴，畏寒，自汗。舌淡胖，边有齿痕，苔白滑腻，脉细无力或浮涩；分部脉可见右关独大，右寸关浮数。

（2）辨证分析

脾土为后天之本，气血化生之源，其华在面，脾病气血不上荣则面色萎黄。脾开窍于口，脾失健运则口淡乏味，食欲不振。脾主四肢与肌肉，机体失养则倦怠，体瘦，体重节痛。脾气虚则少气懒言，进而嗜卧。脾虚湿盛，湿性下趋则足肿，水湿外溢肌肤则身肿。脾虚失运，水走肠间则大便溏稀，肠液不足则便秘。脾土生气不足，致肺金宗气日减，则胸膈闷胀，肺失治节上逆作咳而喘气。脾虚生痰，脾胃经脉同属太阴，痰随经脉上升，肺为贮痰之器，故喉间痰鸣，痰或少或多，质稀或稠。痰积化热，伤及肺络则咳血，伤津则咽干口渴。脾土不生肺金，卫气不能滋于中焦，宣发于上焦，则微寒而自汗出。脾虚湿盛，可见舌淡胖边有齿痕，寒湿内盛，舌苔白滑腻，脾肺气虚而脉道失鼓动，则脉细无力或浮涩，分部脉反映脾肺之气不足之象。

（3）辨证要点

土不生金，不及母病及子证的辨证要点：病因多由饮食失节，或劳力伤脾，或素体不健，后天失调，滋湿生痰所致。病位在脾与肺。病性以脾肺母子皆虚证为主，兼见虚实夹杂证。审证要点：以脾土不及的少气懒言、体重怠惰、腹胀便秘和脾土及肺金的喘咳、咳痰、畏寒等为主。

2. 脾土及心火，子病犯母辨证

脾土及心病，子病犯母辨证，是指子脏脾土不及病变，传及母脏心火所表现的证候的辨证模式。

（1）**证候表现**

体重肢冷，倦怠嗜卧，头晕，口淡乏味，脘腹胀满，大便质软或稀，小便量少，女子月经量少或皮下出血，喜苦味，鼻闻焦臭，心悸怔忡，失眠多梦，眩晕健忘。舌质淡白，苔薄白润或白腻，脉沉缓或沉细无力。

（2）**辨证分析**

脾属土，主四肢肌肉，脾病则清气不升而气机壅滞，故体重。阳气不达四肢则肢冷，甚则倦怠而嗜卧。精气不能上荣头目，故头晕。脾主味，脾失健运，故口淡乏味。脾主大腹，居中脘，脾气虚失运，则脘腹胀满。脾湿下注则大便质软或稀。脾不布津，气化失调，可致小便量少。脾为后天之本，不能化生经血，则女子经量少；脾不统血，则皮下出血。脾病及心，心气不足，故喜食苦味而鼻闻焦臭。心血不足，心失所养，则心悸怔忡。心神不宁，故失眠多梦。头目失养，则眩晕健忘。舌脉之象为心脾气血虚弱所致。

（3）**辨证要点**

脾土及心火，不及子病犯母的辨证要点：多为劳倦饮食伤脾，或久病失调，或思虑太过导致脾土不及，日久子病犯母影响心火之脏。病位在脾和心，并涉及胃。病性以脾心子母皆虚证为主。审证要点：以食少无味、腹胀泄泻、体重嗜卧、女子经少等脾土证候及心悸、失眠、健忘等脾土及心证候为主。

（四）脾病传肺心，母子相及辨证

脾病传肺心，母子相及辨证，可认为：一是太过母子相及辨证，二是不及母子相及辨证，是脾病及肺母病及子与脾病犯心子病犯母辨证的复合辨证，在此不再复述。

（五）脾土太过乘侮辨证

当脾土脏气太过，可出现肾水和肝木的病证，而有土旺乘水辨证和土旺侮木辨证。

1. 脾病及肾，相乘辨证

脾病及肾，相乘辨证，是指脾土脏气太过乘袭所胜肾水所表现的证候的辨证模式，又称土旺乘水辨证。

（1）**证候表现**

体重身痛，或身热或烦热，饮食减少，肌肉萎瘦，肢体抽动，大便难或脓血便。

面色黄灰，目光少神，发落，恐惧，胫酸骨痛，甚则骨痿，腰背疼痛，小便难出。舌苔燥，中根白厚，脉沉弦或浮大。

（2）辨证分析

脾土之脏太过，每致气机壅滞而体重身痛，气郁内壅生热，脾主肌肉，故见身热。胃络心而热扰，故见烦热。脾与胃以膜相连，脾病及胃则饮食减少，日久不营肌肉，故萎瘦，甚则抽动。脾不为胃行其津液，故胃肠津少而大便难。热伤肠络，日久可有脓血便。脾病及肾，五行称土克水，脾肾色现，故面色黄灰。脾热下汲肾水，阴伤无以上注头目，则目光少神。肾水亏而肾精少，故见发落。肾在志为恐，因土盛伤水，故见恐惧。髓不充骨，则胫酸骨痛或骨痿。腰为肾之腑，膀胱经与少阴经互为表里经脉，故见腰背疼痛。肾阴亏而津液少，故小便难出。脉舌之象，皆为土燥水竭所致。

（3）辨证要点

脾病及肾，太过相乘的辨证要点：多由过食肥甘或胃有燥热的阳明腑实证，传及所胜肾水所致。病位在脾、胃、肾三脏。病性以脾（胃）土实证为主并伤及肾水。审证要点：以体重身热、肉痿、便难等脾土证候及目光少神、胫酸骨痛、发落、小便难等土燥水竭证候为主。

2. 脾病及肝，反侮辨证

脾病及肝，反侮辨证，是指脾土脏气太过，反侮所不胜肝木之脏所表现的证候的辨证模式，又称土壅木郁辨证或土旺侮木辨证。

（1）证候表现

面色黄垢或晦暗，痰饮，口渴，口臭，厌食油腻，呕恶，嗳气酸腐，头身困重，脘腹胀满疼痛，大便干结，头痛或眩晕，身目发黄，口苦，呃逆，泛酸，惊衄，易怒，胸胁痞满，胁痛，筋挛，大便不实或闭，小便短赤。舌红苔黄干厚或黄厚腻，脉弦数，分部主脉可见左关脉大而缓，右寸关浮数，左寸关弦数。

（2）辨证分析

脾土色黄，湿浊困脾，郁而化热，上蒸于面，可见黄垢色，若寒湿困脾则见晦黄色。湿邪困脾，脾不布津，聚湿生痰成饮，津不上承则口渴。积腐化热上蒸则口臭，嗳气酸腐。脾病及胃，纳运失常则厌食油腻。湿浊干胃则见呕恶。湿性重浊，困阻机体可见四肢困重，中土壅塞，气机不利，则见脘腹痞满胀痛。热结肠腑，伤津耗液则大便干结。土壅木郁，疏泄失常，循经上犯则头痛或眩晕。若湿热蕴脾，重蒸肝胆，胆汁外溢，可见身目发黄。胆汁随气上逆溢于口则口苦。胆胃不和，胃气上逆则呃逆、泛酸。脾经郁热传及肝木，郁火化热则发惊骇，热灼血脉，血不循经，上溢鼻窍为衄。情志不舒，木郁化火则喜怒。厥阴肝经布胁肋，若肝郁不畅而疏泄失司，则胸胁痞满，胁痛，土湿金凝则筋脉挛急不舒。土壅木郁致肠道传导失司则大便不实或闭，湿热下注膀胱则小便短赤。脾病及肝多见湿热为患，故舌红苔黄干厚或黄厚腻，脉弦数，分部主脉为土旺侮木的反映。

（3）辨证要点

脾病及肝，反侮的辨证要点：多由感受湿热病邪，或嗜食肥甘，脾胃纳运失常，湿浊内生，土实侮木所致。病位在脾、胃、肝三脏。病性一般多为实证，后期发展成虚实夹杂证。审证要点：以厌食、呕恶、头身困重、脘腹痞满胀痛等脾土证候及身目发黄、胸胁痞满、小便短赤、大便不实等土旺侮木证候为主。

（六）脾土太过乘侮并见辨证

脾土脏气太过，乘侮并见辨证，是指脾土脏气太过，出现对所胜肾水相乘和对肝木反侮的证候辨证。可视作上述土旺乘水和土旺侮木辨证复合的辨证模式，在此不再复述。

（七）脾土不及乘侮辨证

当脾土脏气不及，可出现肝木相乘和肾水反侮的证候，分别称为土虚木乘和土虚水侮辨证。

1. 脾虚肝乘，不及相乘辨证

（1）证候表现

面色萎黄或黄胖，口淡乏味，体瘦，神疲嗜卧，少气懒言，脘腹隐痛或拘急，喜温喜按，腹泻，妇人经少，眼胞青黯，露睛，唇、口、肌肉眴动，头痛，眩晕，善太息或易怒，或惕然而惊，胸胁胀痛，小腹坠胀，臌胀，转筋，手足抽搐。舌淡胖有齿痕，舌苔白或白厚，脉濡缓或细弦；分部脉可见脾脉大而虚弱，左关弦，或左濡弦、右虚缓，或右关弦、左关弦洪等。

（2）辨证分析

脾土色黄，若脾虚散精不利，则面部失荣而萎黄；若湿困脾土则面色黄胖。脾主五味，脾虚则口淡乏味。脾主肌肉，肌肉失养则形体消瘦。脾为气血生化之源，脾虚必气血不足，气血是神的基础，故神疲嗜卧而少气懒言。脾主大腹，中虚寒凝，则大腹隐痛，经脉失温则拘急，得温得按可减轻。若食入而脾失健运，清浊不分，注入肠道则见腹泻。冲脉来于阳明，冲为血海，今脾虚血少，故月经量少。脾虚而肝木相乘，故见脾应眼胞见青黯色，甚则露睛。唇、口、肌肉属脾土所主，其应虚而肝木风动而眴动。土虚清阳不升，肝气逆上，上扰头面则头痛而眩晕。土虚则木气不舒则善太息；郁而化火则易怒。若木旺胆怯则惕然而惊慌。肝脉布胁肋，抵少腹，脾脉布胞中，若经脉之气不利，则胸胁胀痛，少腹坠胀。日久气滞水停，则生臌胀。脾虚不能化生血液养肝木，肝筋失荣则转筋或手足抽搐。脾虚水湿不运，可见舌淡胖边有齿痕，苔白，脉濡缓；土虚木乘则脉象细弦；分部主脉对应其脾、肝的功能失调。

（3）辨证要点

脾虚肝乘，不及相乘的辨证要点：病因多为饮食不节，劳倦内伤，忧郁思虑或久病伤脾土，土虚木乘所致。病位在脾、肝及胃三脏。病性以脾土虚证为主，兼见虚实夹杂证。审证要点：以食少腹胀、体重嗜卧、腹泻、脘腹隐痛等脾土证候及太息、眩晕、易惊、胸胁胀痛等土虚木乘证候为主。

2. 脾虚肾侮，不及相侮辨证

脾虚肾侮，不及相侮辨证，是指脾土脏气不及病变，反被所胜之脏肾水反侮所表现的证候的辨证模式，又称为土不制水辨证。

（1）证候表现

面色萎黄或黄胖，神疲嗜卧，气短乏力，形寒肢冷，食少纳差，或饥不欲食，呕哕清涎或痰涎，脘腹隐痛，肠鸣，大便溏泻，面色淡黑不泽或眼眶色黑而肿，口渴不欲饮，跗肿，腹满，身重难行，小便清长或不利，甚则不通，大便完谷不化。舌质淡嫩具齿痕，苔薄白腻或灰腻，脉象细缓或沉细或沉弦或沉迟。

（2）辨证分析

脾土应黄色，土虚色外露则萎黄，若湿邪内盛则黄胖。脾虚无以化生气血，则神无所养而倦怠、气短。内湿困脾伤阳气，则形寒肢冷，脾不主味则食少纳差或饥不欲食。内湿聚痰，脾胃升降失司，则呕吐清涎痰涎。脾不运化，胃纳失运则脘腹隐痛，肠鸣而大便溏泻，此乃"诸湿肿满，皆属于脾"所致。脾病及肾，土虚水侮，肾水应黑色，故面色淡黑或眶下黑而浮肿。脾肾阳气虚不化水，则口渴不欲饮，饮溢于肤则跗肿、腹满、身重难行。土不制水，膀胱气化无权，则小便清长或不利，甚则不通。命火不生脾土而脾肾阳虚，则大便完谷不化。脾土阳虚而寒湿内生，土不制水而寒水侮土，可见上述嫩舌和沉脉等。

（3）辨证要点

脾虚肾侮，不及相侮的辨证要点：病因多为脾虚久病耗气伤阳，以致土不制水而肾水反侮。病位在脾和肾。病性以脾土虚证为主，兼肾水虚实夹杂证。审证要点：以形寒肢冷、呕恶痰涎、脘腹隐痛、便溏等脾土证候及身肿、跗肿、小便不利等土虚水侮证候为主。

（八）脾土不及，乘侮并见辨证

脾土脏气不及，乘侮并见辨证，是指脾土脏气不及，出现被所不胜肝木相乘和所胜肾水反侮的证候辨证。可视作上述土虚木乘证与土虚木侮证复合的辨证模式，在此不再复述。

（九）脾病胜复辨证

1. 脾病太过胜复辨证

脾病太过胜复辨证，是指脾土太过病变相乘所胜肾水，同时又被肾水之子肝木来复所表现的证候的辨证模式。

（1）证候表现

腹满腹痛，体重四肢不举，食减，肢冷，意不乐，饮发中满，烦冤，肌肉萎削，足痿不行，足痛，少腹坚满，呕吐，甚则昏眩。

（2）辨证分析

土运太过，又称"敦阜之纪"，土湿流行，袭入人体而脾土自病，则见腹满腹痛，水湿壅滞经脉则体重四肢不举而冷，脾失健运则食减。同时脾土病传肾水，饮发中满，情绪抑郁不乐，心烦闷乱，脾不主肉，肾不主骨，则肌肉痿软，两足痿弱不能收或足痛。随之出现肾水之子肝木起而复之乘克脾土，脾失健运，气机不畅而见少腹痞满、里急，肝气犯胃而上逆呕吐，肝气攻冲头目则见头昏目眩。

（3）辨证要点

脾土太过胜复的辨证要点：病因为湿土之气太过兼夹寒邪、风邪。病位在脾土、肾水及肝木之脏。病性以实证为主兼虚实夹杂证候。审证要点：以腹满、食减、肌肉萎消等脾土太过证候和体重，饮发中满、足痿足痛等土旺乘水证候，以及呕吐、昏眩等肝木来复证候为主。

2. 脾病不及胜复辨证

脾病不及胜复辨证，是指脾土不及病变被所不胜肝木之脏乘袭，而肝木又被脾土之子肺金之脏来复所表现的证候的辨证模式。

（1）证候表现

脘腹痞满，身重，腹痛或飧泄，筋骨肌肉酸楚，呕苦或哕逆，易怒或善太息，短气心痛，胸胁疼痛，咳嗽，惊骇，筋挛等。

（2）辨证分析

土运不及，又称"卑监之纪"。由于土湿之气不及而风木之气大行，可致脾土遭肝木乘袭，即脾土水湿不化，病发湿邪滞留致脘腹痞满，脾失健运，清阳不升而肢体沉重。如《素问·气交变大论》说："土不及……其病内舍心腹，外在肌肉四支。"土虚木乘，肝气横逆则腹痛飧泄。肝木化风乘袭土位则见筋骨肌肉酸楚。气机逆乱则呕吐苦水或呃逆。肝在志为怒，肝气上逆则易怒，若肝气不舒则善太息。木气胜土气，随之而来子复母仇，阳明金气来复肝木，邪气逆乱则短气心痛，犯肺则咳嗽，及胸胁则胸胁痛。金气伤肝，发为惊惧恐骇，筋脉挛急。

（3） 辨证要点

脾土不及胜复的辨证要点：病因为湿土之气不及兼夹燥，土虚木乘而肺金来复。病位在脾、肝及肺。病性以虚证为主，兼虚实夹杂证候。审证要点：以脘腹痞满、身重等脾土不及证候和腹痛、腹泻、呕苦或哕、易怒等土虚木乘证候，以及短气、咳嗽、胸胁疼痛等肺金来复证候为主。

三、中医心病五行辨证

中医心病五行辨证，源于《黄帝内经》《难经》中有关"五"为基数的"崇五"归类方法。如《素问·风论》记载了五脏风·心风："心风之状，多汗恶风，焦绝善怒吓，赤色，病甚则言不可快，诊在口，其色赤。"其他如五脏疟·心疟，五脏痿·脉痿，五脏痹·心痹，五脏咳·心咳等，也散在心病及其他肝、脾、肺、肾四脏的母子乘侮辨证内容中，后经历代医家自觉或不自觉地在临床实践中应用和现代学者研究升华而渐成系统，创立了中医五行辨证。

中医心病是指心脏象五行系统遭受病因破坏而失衡所产生的各种疾病和证候的总称。中医心病五行辨证是中医五行辨证的一部分。所谓中医五行辨证，是根据五行生克理论，以识别脏腑病机母子、乘侮传变所表现的证候的思维方法。它虽以脏腑功能失调为基础，但又不局限于脏腑辨证，侧重阐明某脏病太过或不及，病传其他四脏，即母病及子、子病犯母、相乘、相侮辨证模式的病因、病位、病性、病势的思维方法。中医心病五行辨证，是指心火自病后，又不能实现自身五行制化调节，病传肝、脾、肺、肾所表现的母子、乘侮传变证候的辨证方法。

（一）心火自病五行辨证

心火自病五行辨证，是指心火系统发病而未传及他脏所表现的证候的辨证模式。它包括以"五"为基数心火自病辨证、心病虚实辨证、心病及体窍华液志辨证、手少阴心经经脉病辨证、心病及小肠辨证、心主时发病辨证等内容。

1. 以"五"为基数的心火自病辨证

以"五"为基数的心火自病辨证，是古代先民"崇五"思想用于脏腑病证归类的方法之一。始见于《黄帝内经》《难经》的心病五行辨证：五脏痹·心痹，五脏风·心风，五脏胀·心胀，五脏疟·心疟，现分述如下。

（1） 心痹

心痹证候："脉不通，烦则心下鼓，暴上气而喘，嗌干善噫，厥气上则恐。"多由邪气实盛和忧虑久思所致脉道失畅而心烦，出现心下动悸不宁，或气逆上壅而喘息，火郁金伤而咽干嗳气，日久心肾失调情志恐惧。从病邪侵入途径看，是风、寒、湿邪侵入血脉，脉痹不愈，再重复感受邪气，就会出现心痹。临床可视为《金匮要略》胸痹病互参的证候。

（2）心风

心风证候："多汗恶风，焦绝，善怒吓，赤色，病甚则言不可快。"多与风邪入侵，夏伤于风所致。风气内迫于心，邪从热化迫津则多汗，汗出则腠理疏而恶风。火盛伤津则津血枯燥，面赤，子令母实则木旺而善怒，病重时可见言语謇涩。可从口唇色赤诊之。《金匮要略》所说"心中风者，翕翕发热，不能起，心中饥，食即呕吐"，可作为又一参考。

（3）心胀

《灵枢·胀论》指出"心胀者，烦心短气，卧不安"。此乃人体营卫之气循行紊乱，又为寒邪所袭，向内排压脏腑，向外开张胸胁，致使皮肤发胀，在心则烦心短气，气血不守而夜卧不安；若及小肠则少腹胀满，引腰而痛。

（4）心疟

心疟证候："令人烦心甚，欲得清水，反寒多，不甚热。"此乃疟邪入侵犯及心火之脏，使人心烦不安，欲饮冷水，在外表现为寒多热少症状。结合《金匮要略·疟病》其脉自弦。

2. 心病虚实辨证

（1）心病实证辨证

心火之脏实证，指心火脏气太过，所表现为正邪抗争的实证。其证候如《素问·脏气法时论》所言："胸中痛，胁支满，胁下痛，膺背肩胛间痛，两臂内痛。"《素问·标本病传论》说："心病先心痛，一日而咳，三日胁支痛，五日闭塞不通，身痛体重。"《素问·玉机真脏论》又说："夏脉太过则令人身热而肤痛，为浸淫"。《灵枢·五邪》亦说："邪在心，则病心痛喜悲。"可见心脏实证有心胸痛，胁下满痛，或牵引肩背，或体重身重，兼见咳嗽，身热而肤痛，脉象为来盛去衰的洪脉。

（2）心病虚证辨证

心火之脏虚证，指心火脏气不及所表现为正虚不足的虚证。其证候如《素问·脏气法时论》所言："胸腹大，胁下与腰相引而痛。"在《景岳全书·虚实篇》中指出心悸属虚，即"里虚者为心怯心跳，为惊惶，为神魂之不守，……或闻人声而惊"。《素问·玉机真脏论》说，心病虚证脉象之气"来不盛去反盛"，并以此测证有"令人烦心，上见咳唾，下为气泄"。《金匮要略》记载："心伤者，其人劳倦，即头面赤而下重，心中痛而自烦，发热，当脐跳，其脉弦。"

3. 心病及体窍华液志辨证

心火之脏五行系统在外之象：在体合脉，开窍于舌，其华在面，在液为汗，在志为喜。故当心火之脏为病时，可病及体窍华液志并出现相应证候，当加以辨证。

（1）心病及脉辨证

心在体合脉，故心病时可及血脉出现病症。一般来说，血寒则脉紧或脉迟，寒则血凝而脉涩。血热则脉数，热则血滞而脉不通。脉道舒缩受心脏之气影响，当心气虚或心阳虚时，则脉道搏动无力而脉虚；当心脏受邪而相争时，则脉道搏动有力。

（2）心病及舌辨证

舌为心之苗，舌的主要功能是主司味觉和表述语言并依赖心脏气血充养才能维持。若心的阳气不足，则见舌质淡白胖嫩；心的阴血不足，则见舌质红浅瘦瘪；心火上炎则舌红，甚则生疮；若心血瘀阻，则见舌质暗紫或有瘀斑。舌主发声，而言为心声，故心神功能异常，则影响发声出现舌强、舌卷、语謇或失语等症。

（3）心病及面辨证

面部色泽变化可反映心的生理功能正常与否，而心主血脉，其华在面，所以《灵枢·邪气脏腑病形》说"十二经脉，三百六十五络，其血气皆上于面而走空窍"。因此，心火之脏气血的盛衰可以从面部的颜色与光泽上反映于外。若心脏气血虚弱则面色淡白无华，心脉瘀滞则面色青紫。

（4）心病及汗辨证

汗为津液所化，血与津液又同出一源，故有"汗血同源"之说。血为心所主，汗为血之液，气化而为汗，故有"汗为心之液"之称。临床上凡心脏之病均可影响汗出。如心气虚损，则见自汗或无汗；心阳虚脱，则见大汗淋漓，进而亡阳。

（5）心病及喜志辨证

《素问·天元纪大论》说"人有五脏化五气，以生喜怒思忧恐"，即心火之脏气化生喜志。喜乐愉悦，对人体属于良性的刺激，有益于心脏生理功能。但是，喜乐过度，则又可使心神受伤、神志涣散而不能集中或内守。故《灵枢·本神》又说"喜乐者，神惮散而不藏"，甚则出现狂证。又有《严氏济生方》说："喜伤心者，喉中介介如梗状，甚者咽肿喉痹。"《证治要诀》说："有盛喜致小便多，日夜无度，乃喜极伤心，心与小肠相表里"所致。朱丹溪说："喜伤于心者，为癫为痫。"《医学入门》又说："喜则伤心，脉必虚，……盖喜甚则火盛侮金，肾水复母仇而克心。"可见，过喜致病有癫、痫、狂、喉痹、心咳、小便多、脉虚等。

4. 手少阴心经经脉辨证

心脉是动病："咽干，心痛，渴而欲饮，目黄"，"胁痛，臑臂内后廉痛厥，掌中热痛"。经络不仅是外邪入里的途径，也是脏腑病证和体表组织相互影响的途径。若外邪侵犯手少阴心经本经，《灵枢》称为是动病，可致心经经络之气失调，循经出现咽喉干燥、心痛、胁痛，循臑臂内侧入掌后廉痛而掌中热痛。手少阴之脉系目系，心热故目赤黄。心热耗心液，故渴而欲饮。

5. 心主时发病辨证

心主时发病辨证：心应夏，夏季心病善见胸胁部的病变，出现血脉的病变。此外，《素问·咳论》指出"五脏各以其时受病"，即心在夏季受寒则出现心咳，"咳则心痛，喉中介介如梗状，甚则咽肿喉痹"。若夏季伤暑，则心病汗出、发热或喘咳。

6. 心病及小肠辨证

心与小肠相表里，手少阴心经属心络小肠，手太阳小肠经属小肠络心。因此，心病可及小肠病。心经实火，可移热于小肠，引起尿少、尿赤涩刺痛、尿血等小肠实热的症状。也可见咽痛，目黄。

7. 辨证要点

心火之脏自病的辨证要点：病因有外感六淫，如风、火、暑邪侵袭肌表，伤及心经后，循经内传于心，或情志内伤，过喜伤心，思则气结，或五味偏嗜，或过劳耗气等。病位在心、小肠及所属的脉、舌、面、汗、喜和心经经脉。病性多是心火本脏自病虚实证，实证多由心火太过所致；虚证多由心火不及所致。审证分类是以"五"为基数的心火之脏自病、心病虚实证、心火主时发病和心火系统病证四大类。

（二）心火太过母子辨证

当心火脏气亢盛太过时，可出现脾土和肝木的病证，而有母病及子辨证和子病犯母辨证。

1. 心病传脾，母病及子辨证

心病传脾，母病及子辨证，是指母脏心火太过，病及子脏脾土所表现的证候的辨证模式，又称火多土焦证。

（1）**证候表现**

面赤口渴，心烦不寐或狂躁，便干溲黄，口舌生疮，衄血，肤肿，腹胀身重，面黄带赤，或神疲乏力而困倦。舌尖红绛，苔薄黄，脉数或数而无力。

（2）**辨证分析**

心火内炽而脏气亢盛，火热上蒸则面赤，伤津则口渴、便干溲黄，热扰心神则心烦不寐，甚则狂躁。舌为心之苗，故口舌生疮。热迫血行则衄血，热盛则肤肿。脾主大腹与肌肉，热盛则腹胀身重。壮火耗气伤阴则神疲乏力而困倦，面黄带赤。脉舌之象均为心脾实热见症。即《脾胃论》所言"火胜则乘其土位"的五行病机。

（3）**辨证要点**

心病传脾，母病及子的辨证要点：病因多为情志太过或暑热病邪内侵，或过食苦味食物令心火太盛。病位在心及脾。病性是心脾母病及子，以实证为主。审证要点：以心火之脏太过的心烦不寐或狂躁、口舌生疮、衄血和火多土焦的腹胀身重、神疲困倦为主。

2. 心病传肝，子病犯母辨证

心病传肝，子病犯母辨证，是指子脏心火太过病及母脏肝木所表现的证候的辨证模式，又称火炎木焚证。

（1）证候表现

面赤口渴，心烦不寐甚躁动，口舌生疮，便干溲黄，衄血，肤肿，易怒惊狂，面红目赤，头胀眩晕，耳鸣，胁肋胀满灼痛，有气从少腹冲心。舌尖边红绛苔黄燥，脉象弦数。

（2）辨证分析

心火内炽而脏气亢盛，火热上蒸则面赤。伤津则口渴，便干溲黄。热扰心神则心烦不寐，甚则狂躁。舌为心之苗，故口舌生疮。热迫血行则衄血。热盛则肤肿。心火盛移行母脏肝木，子令母盛，肝疏泄太过，则易怒，甚则惊狂。肝脉达头顶，故见头胀头晕。肝火及胆则耳鸣。肝脉布胁肋故胀满灼痛。肝脉与冲脉循腹，肝火热盛则有气从少腹冲心的感觉。脉舌之象均为心肝实火证之象。

（3）辨证要点

心病传肝，子病犯母的辨证要点：病因多为情志太过或暑邪内侵心脉，或过食苦味食物令心火太过，或是本火体质之人。病位在心及肝。病性是心肝子母皆实证。审证要点：以心火之脏太过的心烦不寐或躁狂、口舌生疮、衄血和火炎木焚的易怒神躁、头目胀晕、胁肋灼痛为主。

（三）心火不及母子辨证

当心火脏气不及时，可出现火不生土或火弱木萎的病证，即不及的母病及子辨证和子病犯母辨证。

1. 火不生土，母病及子辨证

火不生土，母病及子辨证，是指母脏心火不及，病及子脏脾土所表现的证候的辨证模式，称为火不生土证。

（1）证候表现

心悸怔忡，失眠多梦，眩晕健忘，面色萎黄，食欲不振，腹胀便溏，神疲乏力，或皮下出血，妇女月经量少色淡，淋漓不尽等。舌质淡嫩，苔薄白，脉细弱。

（2）辨证分析

心为君主之官，心火不及则神明无主，出现精神疲惫，心血不足，心失所养，则心悸怔忡；心神不宁，故失眠多梦。头目失养，则眩晕健忘。肌肤失荣，则面色萎黄少泽。心火不生脾土，则脾虚失运，故食欲不振，腹胀便溏。脾虚气不摄血，则见皮下出血，妇女经量减少，色淡质稀，淋漓不尽。舌质淡嫩，脉细弱，皆为心脾气血不足之象。

（3） 辨证要点

火不生土，母病及子证的辨证要点：病因多为久病失调，或劳倦思虑，或慢性出血。病位在心与脾。病性属心脾母子皆虚证。审证要点：以心火不及的心悸失眠、眩晕健忘和心火不生脾土的面色萎黄、神疲食少、腹胀便溏和慢性出血为主。

2. 火弱木萎，子病犯母辨证

火弱木萎，子病犯母辨证，是指子脏心火不及累及母脏肝木所表现的证候的辨证模式，称为火弱木萎证。

（1） 证候表现

心悸怔忡，失眠不寐，健忘多梦且梦中惊惕，精神恍惚或多疑、胆怯，两胁胀痛喜按压，头晕目眩，肢麻或爪甲不荣。舌淡白胖嫩，脉细弦或结代。

（2） 辨证分析

心的气血不足，心动失常则心悸怔忡，血不养心则失眠不寐。血不养脑，心神失调，则健忘多梦易惊，或恍惚，或多疑，或胆怯。肝脉布两胁，火弱木萎，则两胁胀痛喜按压。肝脉达巅顶，肝开窍于目，心肝血虚则头晕目眩。肝主筋，其华在爪，故肢麻而爪甲不荣。脉舌之象为气血不足之征。

（2） 辨证要点

火弱木萎，子病犯母的辨证要点：病因多为久病重病而心火亏虚，或因情志内伤，虚火耗伤阴血。病位在心与肝。病性属子虚犯母的虚证。审证要点：以心火不及的心悸失眠、眩晕健忘和肝木不及的多疑胆怯、两胁胀痛喜按压、目眩肢麻等为主。

（四）心病传脾肝，母子相及辨证

心病传脾肝，母子相及辨证，可认为：一是太过母子相及辨证，二是不及母子相及辨证，均为心病传脾母病及子与心病传肝子病犯母复合的辨证，在此不再复述。

（五）心火太过乘侮辨证

当心火脏气亢盛太过时，可出现肺金和肾水的病证，而有火旺乘金辨证和火旺侮水辨证。

1. 火旺灼金，相乘辨证

火旺灼金，相乘辨证，是指心火脏气太过乘袭所胜肺金所表现的证候的辨证模式，称为火旺灼金证。

（1） 证候表现

心胸烦热，夜不能睡，或狂躁，或吐血，或肌肤疮疡，或口舌生疮，红肿热痛，面赤口渴，咳嗽气喘，痰黄质稠，胸闷少气，肤燥，溲黄便干。舌尖红绛，脉数有力。

（2） 辨证分析

心位居胸中，心火甚则心胸部烦闷发热。心主神明，火热内扰心神则夜不能睡，甚则狂躁。热则血行而吐血。心气布于表，火盛则肉腐，故肌肤疮疡，红肿热痛。心开窍于舌而心火上炎生口疮。火热伤肺津则口渴。火热循心经上炎故舌尖红绛。心火旺必乘肺金，肺失宣降而上逆，则咳嗽而气喘。炼津为痰，则痰色黄质稠，肺主气失职则胸闷少气。肤燥、溲黄、便干，均为肺津受灼失润所致。脉数有力为心肺实热之象。

（3） 辨证要点

火旺灼金，相乘的辨证要点：病因多为是七情郁结、气郁化火，或火热之邪内侵，或嗜食肥甘及烟酒等物，久而化热生火。病位在心与肺。病性属实热证。审证要点：以心火太过的心、舌、脉实火内炽证和肺热咳、喘、痰等证为主。

2. 火亢侮水，反侮辨证

火亢侮水，反侮辨证，是指心火脏气太过，反侮所不胜肾水所表现的证候的辨证模式，称为火亢侮水证。

（1） 证候表现

心烦不寐，甚则狂躁，或吐血，或肌肤疮疡红肿痛，或口舌生疮，面赤口渴，腰膝酸痛，眩晕耳鸣，男子阳强易举、遗精，妇女经少、闭经或见崩漏。舌红少津，脉细数。

（2） 辨证分析

心火亢甚扰神则心烦不寐，神明失守则狂躁。热迫血行则吐血，热则肉腐而肌肤疮疡。心开窍于舌，心火循经上炎则口舌生疮、面赤。伤津则口渴。心火下劫肾阴，肾阴不足，髓减骨弱，骨骼失养，故腰膝酸痛；脑海失充，则眩晕耳鸣。肾亏而相火妄动，男子阳强易举，君火不宁而扰动精室则遗精。妇女以血为用，肾阴亏则精血不足而经量减少，甚至闭经，阴虚阳亢，虚热迫血则见崩中。舌红少津、脉细数乃心火亢伤肾水之征。

（3） 辨证要点

火亢侮水，反侮的辨证要点：病因为情志化火，或火热之邪内侵，或先天禀赋不足，或房事过度。病位在心与肾。病性属实中夹虚证。审证要点：以心火亢的心、舌、脉实火内炽证和肾阴虚的腰膝酸痛、眩晕耳鸣等为主。

（六）心火太过，乘侮并见辨证

心火太过，乘侮并见辨证，是指心火脏气太过，出现对所胜肺金相乘和所不胜肾水反侮的证候辨证，可以视作上述火旺灼金证和火亢侮水证复合的辨证模式，在此不再复述。

（七）心火不及乘侮辨证

当心火脏气不及时，可出现肾水相乘和肺金反侮的证候，分别称为火虚水乘和火虚金侮辨证。

1. 火虚水乘，不及相乘辨证

火虚水乘，不及相乘辨证，是指心火脏气不及病变，被所不胜的肾水之脏相乘所表现的证候的辨证模式，称为火虚水乘证。

（1）证候表现

心悸怔忡，胸闷气短，活动后加重，面色淡白或㿠白，或有自汗，腰膝酸冷以下肢为甚，精神萎靡或恐惧，男子阳痿，妇人宫寒，或大便久泄，或肢体浮肿。舌淡苔白，脉虚。

（2）辨证分析

心位于胸中，心气不足，胸中宗气运行无力，则胸闷气短，甚则心悸怔忡，动则加剧。气虚无力运血上承，则面白或㿠白。心火不及，气不摄津则自汗出，舌淡脉虚。心，君火，肾，相火，君相二火不及则精神萎靡或恐惧。阳虚不能温煦，则腰、膝、下肢酸冷，男子阳痿，妇人宫寒。阳虚水湿下注则泄，外溢则肤肿。

（3）辨证要点

火虚水乘，不及相乘的辨证要点：病因多为久病体虚，暴病伤正，禀赋不足或年岁已高脏气亏虚。病位在心与肾。病性多为虚证或虚中夹实证。审证要点：以心气虚心悸怔忡，自汗动则加剧，后见肾虚水泛的腰膝、下肢酸冷，久泄浮肿为主。

2. 火虚金侮，不及相侮辨证

火虚金侮，不及相侮辨证，是指心火脏气不及，被所胜肺金脏气反侮所表现的证候的辨证模式，称为火虚金侮证。

（1）证候表现

胸闷气短，心悸怔忡，动则加剧。面色㿠白，情志悲忧，自汗出，咳喘无力，气少不足以息，痰液清稀，易于外感。舌淡苔白，脉虚。

（2）辨证分析

心位居胸中，心气不足则宗气运转无力，则胸闷气短，甚则心悸怔忡，动则加剧。气虚运血无力，心其华在面，故面色㿠白，气不摄津则自汗出。心火不及则肺金失温而痰饮留滞于肺，导致肺气被遏而宣肃失职，故咳喘无力、气不以息、痰清稀、易于感冒。心肺气虚则情志悲忧，舌淡脉虚。

（3）辨证要点

火虚金侮，不及反侮的辨证要点：病因多为久病体虚，日久伤正，或禀赋不足，或素有痰饮留肺。病位在心与肺。自汗、脉虚的心气虚证先见，继见咳喘无力、痰稀易感冒等痰浊阻肺证为主。

（八）心火不及，乘侮并见辨证

心火脏气不及，乘侮并见辨证，是指心火脏气不及，被所不胜肾水之脏相乘和所胜肺金之脏反侮的证候辨证，可视作上述火虚水乘证与火虚金侮证复合的辨证模式，在此不再复述。

（九）心病胜复辨证

1. 心火太过胜复辨证

心火太过胜复辨证，是指心火太过病变相乘所胜肺金，同时又被肺金之子肾水来复所表现的证候的辨证模式。

（1）证候表现

心烦不寐，甚则狂躁不宁，或吐血，或目赤，或疮疡，口舌生疮。咳嗽气喘，痰黄质稠，胸闷少气，身热肤燥，心悸心痛，筋急。脉沉。

（2）辨证分析

火运太过，又称"赫曦之纪"。火热流行，袭入人体而肺金自病，见热扰心神，则心烦不寐，甚则狂躁。热迫血行则吐血。心气布于表，火盛则肉腐，故身热肤燥而生疮疡，口舌生疮。心火旺必乘肺金，肺失宣肃而上逆，则咳嗽气喘，炼津为痰，色黄质稠。肺主气失职则胸闷少气。随之出现肺金之子肾水起而复之乘克心火，水气凌心，心气失畅而功能受损，出现心悸心痛、筋急、脉沉等。

（3）辨证要点

心火太过胜复的辨证要点：病因为火热之气太过兼夹燥邪、寒邪。病位在心火、肺金与肾水之脏。病性以实证为主，兼及虚实夹杂证。审证要点：以心火太过相乘肺金的火旺灼金证候和肾水来复、水气凌心的证候为主。

2. 心火不及胜复辨证

心火不及胜复辨证，是指心火不及病变被所不胜肾水之脏乘袭，而肾水又被心火之子脾土之脏来复所表现的证候的辨证模式。

（1）证候表现

心悸怔忡，自汗，动则加剧，腰膝、下肢酸冷，久泄，浮肿，男子阳痿，妇人宫寒，面色灰黑，骨痛，发落，恐惧，小便难。舌苔白厚，脉沉弦。

（2）辨证分析

火运不及，又称"伏明之纪"。火热不及则心气（心阳）不足而搏动无力，故见心悸怔忡，汗为心液，气不摄津则自汗出。君火不及影响相火肾气，腰膝为肾所主，二便由肾气治理，今心火之子脾土复其母仇，故见其病变。

（3） 辨证要点

心火不及胜复的辨证要点：病因为火热之气不及兼夹寒邪、湿邪。病位在心火、肾水与脾土之脏。病性以虚证为主，兼及虚中夹实证。审证要点：以心火不及的火虚水乘证和土旺来复乘水证为主。

四、中医肺病五行辨证

中医肺病五行辨证，源于《黄帝内经》《难经》中有关以"五"为基数的"崇五"归类方法。如《素问·风论》记载了五脏风·肺风："肺风之状，多汗恶风，色皏然白，时咳短气，昼日则差，暮则甚，诊在眉上，其色白。"其他如五脏疟·肺疟，五脏痿·痿躄，五脏痹·肺痹，五脏咳·肺咳等，也散在肺病及其他肝、心、脾、肾四脏的母子、乘侮辨证内容中，后经历代医家自觉或不自觉地在临床实践中应用和现代学者实践升华而渐成系统，创立了中医五行辨证。

中医肺病是指肺脏象五行系统遭受病因破坏而失衡所产生的各种疾病和证候的总称。中医肺病五行辨证是中医五行辨证的一部分。所谓中医五行辨证，是根据五行生克理论，以识别脏腑病机母子、乘侮传变所表现的证候的思维方法。它虽以脏腑功能失调为基础，但又不局限于脏腑辨证，侧重阐明某脏病太过或不及，病传其他四脏，即母病及子、子病犯母、相乘、相侮辨证模式的病因、病位、病性、病势的思维方法。中医肺病五行辨证，是指肺金自病后，又不能实现自身五行制化调节，病传肝、心、脾、肾所表现的母子、相乘证候的辨证方法。

（一）肺金自病五行辨证

肺金自病五行辨证，是指肺金系统发病而未病传他脏所表现的证候的辨证模式。它包括以"五"为基数肺金自病辨证、肺金虚实辨证、肺金及体窍华液志辨证、手太阴肺经经脉病辨证、肺病及大肠辨证、肺主时发病辨证等内容。

1. 以"五"为基数的肺金自病辨证

以"五"为基数的肺金自病辨证，是古代先民"崇五"思想用于脏腑病证归类方法之一。始见于《黄帝内经》《难经》的肺病五行辨证有五脏痹·肺痹，五脏风·肺风，五脏胀·肺胀，五脏疟·肺疟，现分述如下。

（1） 肺痹

肺痹证候："烦满喘而呕。"此乃时值金秋，风、寒、湿三气杂至侵犯人体，营卫失调，邪恋肌表，形成皮痹，进而内舍于肺所致。可见心烦胀满，咳逆气喘，呕吐。

（2）**肺风**

肺风证候："多汗恶风，色皏然白，时咳短气，昼日则差，暮则甚，诊在眉上，其色白。"此乃肺金通于秋季，若外感风邪，称为肺风。因风性开泄，致腠理疏泄而汗出恶风，面色惨淡而白，肺气失宣而咳嗽气短，白天减轻，傍晚加重。可从眉上色白诊察。

（3）**肺胀**

肺胀证候："肺胀者，虚满而喘咳。"《灵枢》认为胀病是在脏腑之外，向内排压脏腑，向外开张胸胁，使人皮肤发胀。肺胀乃肺气宣降失司而上逆，故见胀满喘咳等症。

（4）**肺疟**

肺疟证候："令人心寒，寒甚热，热间善惊。"一般疟邪侵入人体，舍于营卫，伏于半表半里，内搏五脏，横陈募原，内扰于肺形成肺疟。因心肺同居上焦而肺为华盖，今疟邪相袭故心寒，寒甚作热而惊。

2. 肺病虚实辨证

（1）**肺病虚证辨证**

肺金虚证是指肺金脏气不及，所表现为正虚不足的证候。其证候："少气不能报吸，耳聋咽干"，肺脉"其气来，毛而微，此谓不及，病在中"，"令人喘，呼吸少气而咳"，"肺气虚则鼻塞不利少气"。此乃肺金脏气不及虚弱，肺不主气则少气不足以息，令人喘咳，鼻为肺窍，气不充窍则鼻塞不利。手太阴肺经络咽中，肺经与足厥阴肝经首尾相连，肝胆互为表里而经脉互为络属，故肺气不足可见耳聋咽干。脉来浮虚软弱为不及肺脉之征。

（2）**肺病实证辨证**

肺金实证是指肺金脏气太过，所表现为邪实于里的证候。其证候："喘咳逆气，肩背痛，汗出尻阴股膝髀腨胻足皆痛"，肺脉"其气来，毛而中央坚，两傍虚，此为太过，病在外"，"令人逆气而背痛，愠愠然"。肺气实则"喘喝盈仰息"。此乃肺金脏气太过，肺金宣肃则逆上而喘咳，肺主皮毛与络脉相通，故有汗出与局部腰骶、下肢、前阴痛。脉来浮虚而中央坚硬，两旁虚弱，是为肺实证脉象。

3. 肺病及体窍华液志辨证

肺金五行系统在外之象：在体合皮，开窍于鼻，其华在毛，在液为涕，在志为悲。故当肺金之脏为病时，可病及体窍华液志并出现相应证候，临床上当加以辨证。

（1）**肺病及皮辨证**

皮病证候：皮肤枯槁，肤冷多汗，咳喘，易感冒。

肺气虚弱，不能输精于皮毛，皮肤失养则枯槁，肺卫气虚则肤冷汗出，皮肤闭塞影响肺气宣发肃降则出现咳喘。皮肤松弛则易受外邪而感冒。

（2） 肺病及鼻辨证

鼻病证候：鼻塞呼吸不利，嗅觉减退，鼻赤或白或青或黑色，鼻流涕或喷嚏或鼻声重浊。

肺受外邪则失宣肃，出现鼻塞，流涕或喷嚏，进而呼吸不利或鼻声重浊，或嗅觉减退。随着肺脏之气的寒热虚实变化，其鼻色或赤或白或青或黑。

（3） 肺病及 （毫） 毛辨证

（毫）毛病证候：皮毛憔悴或枯槁，触觉迟钝，或毛窍闭而无汗、喘咳。

肺气虚弱，不能输精于皮毛，则皮毛失养而憔悴或枯槁，进而触觉迟钝。外邪侵袭皮毛，则致毛窍闭塞，影响肺脏呼吸，可出现无汗而喘咳。

（4） 肺病及涕辨证

涕病证候：鼻涕或白或黄，质地或稀或稠，量或多或少，甚则有特殊气味。

一般肺病时，多致涕的分泌、色泽和质地发生变化。若肺感风寒，则鼻流清涕，量多而色白。肺感风热，则鼻流稠涕，量中等而色黄，甚有异味。肺感燥邪，损伤津液，则鼻干少涕或无涕。若肺气虚弱不能摄津，则鼻流清涕而量多。

（5） 肺病及志辨证

悲忧志证候：精神萎靡，少气懒言，呼吸气短，脉虚无力，易外感病邪。

过度悲忧，导致肺气抑郁及肺气耗损，气机升降失常，出现精神萎靡，少气懒言，进而呼吸气短，脉行无力。

4. 手太阴肺经经脉辨证

肺经是动病：肺胀，咳喘，胸部满闷，缺盆中痛，肩背痛，或肩背寒，少气，洒淅寒热，自汗出等，以及臑、肩前侧廉痛。经脉是运行气血的通道，若肺病而气血不畅，则经脉失润，手太阴肺经上膈属肺，故病肺胀、咳喘、胸满。缺盆虽是十二经脉的通路，但与肺尤为近，故肺病则痛。手太阴肺经由中府出腋下，行肘臂间，肺的经气不利，则臑、臂内侧前廉作痛；如寒邪侵犯皮毛经络，卫阳受束，则洒淅寒热；伤风则自汗，肺虚则少气。

5. 肺主时发病辨证

肺主时发病证候：肺金之脏气应秋三月，逆之伤肺气而冬月见飧泄。或秋令干燥，燥邪犯肺见口鼻干燥，干咳少痰，痰少而黏的肺燥病。

6. 肺病及大肠辨证

肺病气壅塞，失于肃降，气不下行，津不下达，可引起腑气不通，出现肠燥便秘。肺气宣肃失常则津液不能下行濡肠，大肠主津功能受到影响，可致皮肤干燥和津亏便秘。若肺气虚，则大肠的主降活动无力，形成气虚便秘。

7. 肺金自病辨证要点

肺金自病的辨证要点：病因多为燥邪伤肺而同气相感，出现燥热灼伤肺金，或情志悲忧伤肺而气消，或形寒冷饮伤肺气。病位在肺、大肠及其所属的皮毛、鼻、涕、悲和肺经经脉。病性多为肺金本脏自病虚实证。审证分类是以"五"为基数的肺金自病、肺病虚实证和肺金主时发病和肺金系统病证四大类。

（二）肺金太过母子辨证

当肺金脏气亢盛太过时，可出现肾水和脾土的病证，而有太过的母病及子辨证和子病犯母辨证。

1. 肺病传肾，母病及子辨证

肺病传肾，母病及子辨证，是指母脏肺金太过病及子脏肾水所表现的证候的辨证模式，又称金壅水浊证。

（1）证候表现

咳喘，气逆痰壅，水肿，筋脉拘急，胸痞头眩，痰多气壅不得卧，腰膝或下腹冷痛，或小便不利，面浮肢肿，甚腹胀。舌淡苔白，脉沉迟缓。

（2）辨证分析

肺为娇脏，喜温恶寒，喜清恶浊，喜降恶逆；一旦外邪寒热经皮毛或口鼻侵入肺金之脏，多导致上述"三喜三恶"的失调。邪聚于肺则肺实金壅，肺金病及肾水而肾水不利，此为太过母病及子而有上述证候表现。

（3）辨证要点

肺病传肾，太过母病及子的辨证要点：病因多为外感六淫袭肺，或病理性产物痰饮聚于肺金形成肺金壅塞太过。病位在肺与肾。病性是肺肾母子皆实证。审证要点：以肺金之脏的咳喘痰壅、胸痞头眩的肺金太过证和金壅水浊的腰痛、小便不利、水肿为主。此外，风热犯肺可传为肾风，临床上表现为尿少、水肿，应予以重视。

2. 肺病传脾，子病犯母辨证

肺病传脾，子病犯母辨证，是指子脏肺金太过病及母脏脾土所表现的证候的辨证模式，又称金多土变证。

（1）证候表现

咳喘痰涌，气逆胸闷，胸痞头眩，体不能卧，脘腹痞闷胀或痛，纳呆，体重或便溏或肢肿。舌淡苔白腻，脉象濡缓。

（2）辨证分析

一旦外邪寒热侵袭肺金之脏，每致肺喜温恶寒、喜清恶浊、喜降恶逆失调，病理产物痰与气交织，致肺失清肃，出现咳喘痰涌，胸闷胸痞，清气不升则头眩，可致体不能卧。肺金病证每致脾升清功能受损而失运化，脾胃不和则脘腹痞闷胀或痛，纳呆。脾主肌肉，经气不利则体重。湿困脾土则便溏，溢于肌肤则水肿。舌脉均为痰湿滞气之征象。

（3）辨证要点

肺病传脾，太过子病犯母的辨证要点：病因多为外感六淫袭肺，或病理性产物痰饮聚于肺金形成肺金壅塞太过。病位在肺与脾。病性是肺脾子母皆实证。审证要点：以肺金之脏的咳喘痰涌、胸痞胸闷、头眩的太过证和金多土变的脘腹痞闷胀或痛、体重、便溏为主。此外，肺咳病传足太阴经，出现脾咳亦为子病犯母的实例，应予重视。

（三）肺金不及母子辨证

当肺金之脏不及时，可出现金不生水或金虚土弱的病证，而有不及的母病及子辨证和子病犯母辨证。

1. 金水不生，母病及子辨证

金不生水，母病及子辨证，是指母脏肺金不及，病及子脏肾水所表现的证候的辨证模式，又称肺病传肾证。

（1）证候表现

咳嗽痰多或痰中带血，口燥咽干，或声音嘶哑。腰膝酸软，骨蒸潮热，颧红盗汗，男子遗精，女子月经不调。舌红少苔，脉象细数。

（2）辨证分析

肺喜润恶燥，若肺阴不足，每多热从内生，复加津亏燥热而肺失清肃，故咳嗽痰少，热灼肺络，络损血外溢，故痰中带血；津不上润，则口燥咽干；虚火重灼会厌，则声音嘶哑。肺金不生肾水，肾阴不足或亏损，不能濡骨，则腰膝酸软无力。相火偏旺而热从内蒸，故骨蒸潮热，虚火上炎，则两颧潮红，虚火内扰营阴发为盗汗；相火扰精室故遗精；妇人肺肾阴血不足，则月经不调。脉舌均为肺肾阴虚之征象。

（3）辨证要点

金不生水，母病及子的辨证要点：病因多为久病伤肺，导致肺阴不足，或外邪燥热损伤肺津，或过食辛味之品，或七情悲忧损肺。病位在肺与肾。病性是肺肾母子皆虚证。审证要点：以肺阴不足的久咳痰血、口燥咽干和肾阴不足的腰膝酸软、遗精、潮热盗汗为主。

2. 金虚土弱，子病犯母辨证

金虚土弱，子病犯母辨证，是指子脏肺金不及，病及母脏脾土所出现的证候的辨证模式，又称肺病传脾证。

（1）**证候表现**

久咳不止，气短而喘，痰多稀白，声音低弱，食欲不振，腹胀便溏，面色㿠白而足肿。舌淡苔白，脉弱。

（2）**辨证分析**

形寒饮冷则伤肺脾，肺病日久每多久咳不止，久咳又损肺气，故气短而喘；气虚水津不布，聚湿生痰，则痰多稀白，肺气虚则宗气不足，故声音低弱。肺脾五行系子母之脏，肺病及脾，则脾虚失运，可见食欲不振，腹胀不舒，湿邪下注，则大便稀溏，水湿溢于肌肤而足肿，肌肤失养，则面色㿠白。舌淡苔白、脉弱，均为气虚之征。

（3）**辨证要点**

金虚土弱，子病犯母的辨证要点：病因多为久病伤肺或形寒饮冷，或湿寒外邪内犯，或悲则气消。病位在肺与脾。病性是肺脾子母皆虚证。审证要点：以肺气虚痰阻的咳、喘、痰及音低，以及子令母虚的纳少、腹胀便溏为主。

（四）肺病传肾脾，母子相及辨证

肺病传肾脾，母子相及辨证，可以认为：一是太过母子相及辨证，二是不及母子相及辨证，均是肺病及肾母病及子与肺病犯脾子病犯母复合的辨证，在此不再复述。

（五）肺金太过乘侮辨证

当肺金脏气太过时，可出现肝木和心火的病证，而有金旺乘木辨证和金旺侮火辨证。

1. 强金伐木，相乘辨证

强金伐木，相乘辨证，是指肺金脏气太过乘袭所胜肝木所表现的证候的辨证模式，又称为肺金乘肝木证。

（1）**证候表现**

干咳无痰，痰少而黏，不易咳出，唇、舌、咽、鼻干燥欠润，或胸痛咯血，胸胁灼痛，急躁易怒，头晕目赤，口苦。舌红苔薄黄，脉象弦数。

（2）**辨证分析**

肺受燥邪或内燥伤肺津，每致燥热灼肺，津不载气而气逆作咳，无痰，干咳或痰少难出。津伤失润，则唇、舌、咽、鼻干燥，甚则胸痛咯血。手太阴肺经与足厥阴肝经首尾相接，肺金燥热伐肝木之体，每致肝经失养而胸胁灼痛，肝失疏泄，太过则急躁易怒，肝火上逆则头晕目赤而口苦。舌脉之象为肺肝实火内炽之征。

（3）**辨证要点**

强金伐木，相乘的辨证要点：病因多为内外燥邪伤肺津，津不载气而肺失清肃。

病位在肺与肝。病性是肺肝实热或燥热证。审证要点：以肺燥干咳、痰少而黏带血和相乘肝木的胸胁灼痛、急躁易怒、头晕口苦为主。

2. 金多火衰，相侮辨证

金多火衰，相侮辨证，是指肺金脏气太过反侮所不胜心火所表现的证候的辨证模式，又称金旺侮火证。

（1）证候表现

身热烦渴，汗出咳喘或痰涎壅滞，大便秘结，咽肿喉痹，或神昏谵语，或昏愦不语，舌謇，灼热，肢厥。苔黄，脉数。

（2）辨证分析

此乃温邪上受，首先犯肺，故身热，苔黄而脉数。里热伤津而汗出。邪热壅肺，肺气失宣，故喘咳较甚。肺气闭则大肠腑失传导，故大便秘结。热灼肺津，灼津为痰，则痰涎壅滞。肺脏之邪热内陷，反侮心火，复加痰热阻闭包络，神志被蒙，则为神昏谵语或昏愦不语。舌为心之苗，痰热阻于心窍，故舌謇而言语不利。邪热闭于内，所以身体灼热而四肢厥冷。

（3）辨证要点

金多火衰，相侮的辨证要点：病因多为湿热病邪而心火之脏不足。病位在肺与心。病性是实中夹虚证。审证要点：以热邪壅肺的身热、咳喘、便秘和肺金反侮心火的神志症状为主。

（六）肺金太过，乘侮并见辨证

肺金脏气太过，乘侮并见辨证，是指肺金脏气太过，出现对所胜肝木相乘和对所不胜心火反侮的证候的辨证，可视作上述强金伐木和金多火衰复合的辨证模式，在此不再复述。

（七）肺金不及，乘侮辨证

当肺金脏气不及时，可出现心火相乘和肝木反侮的证候，分别称为金虚火乘和金虚木侮辨证。

1. 肺虚心乘，不及相乘辨证

肺虚心乘，不及相乘辨证，是指肺金脏气不及病变，被所不胜心火相乘所表现的证候的辨证模式，又称金虚火乘证。

（1）证候表现

久咳不止，气短而喘，痰多色白质稀，声音低怯，心悸，胸闷，头晕神疲，自汗出。舌淡苔白，脉弱或结代。

（2）辨证分析

形寒饮冷多伤肺胃，肺病日久气虚导致久咳不止，进而宗气不及而气短咳喘，声音低怯。气虚水津不布，聚湿生痰，则痰白量多质清稀。肺金之脏不足，更受心火之脏制约，一方面加重上述证候，另一方面五行克中有生，又影响心脏功能活动，而有心悸、神倦、自汗出和脉舌之象。

（3）辨证要点

金虚火乘，不及相乘的辨证要点：病因多为久病伤肺或形寒饮冷，或寒湿外邪内犯，或悲则气消。病位在肺与心。病性多为虚证或虚中夹实证。审证要点：以肺虚痰阻的咳、喘、痰和心火相乘与克中有生不能资助的心悸、神倦、汗出为主。

2. 肺虚肝侮，不及相侮辨证

肺虚肝侮，不及相侮辨证，是指肺金脏气不及病变，被所胜肝木相侮所表现的证候的辨证模式，又称金虚木侮证。

（1）证候表现

久咳气短而喘，痰多色白质稀，声音低怯，易于外感。胸胁隐痛，或巅顶痛，喜太息，咽中不利，妇人乳胀或痛经。舌淡苔白，脉弦。

（2）症候分析

形寒饮冷多伤肺胃，肺病日久可见气虚，进而宗气不足，常见久咳，气短而喘，肺不布津，聚湿生痰，痰饮壅肺，故色白量多质稀。肺主皮毛而肺卫功能不足，故易于外感。由肺金不及不能制约肝木，出现金虚木乘，肝脉失畅，气郁不舒，故见足厥阴经脉症状。脉舌为反侮见症，多为寒证。

（3）辨证要点

金虚木侮，不及相侮的辨证要点：病因多为久病伤肺或形寒饮冷，或寒湿外邪内犯。病位在肺与肝。病性多为虚证、寒证。审证要点：以肺虚痰阻的咳、喘、痰和肝木相侮的木郁气滞、寒凝经脉为主。

（八）肺金不及，乘侮并见辨证

肺金脏气不及，乘侮并见辨证，是指肺金脏气不及，出现被所不胜心火相乘和所胜肝木反侮的证候的辨证，可视作上述金虚火乘证与金虚木侮证复合的辨证模式，在此不再复述。

（九）肺病胜复辨证

1. 肺病太过胜复辨证

肺病太过胜复辨证，是指肺金太过病变相乘所胜肝木，同时又被肝木之子心火来复所表现的证候的辨证模式。

（1）证候表现

皮肤疮疡，气喘口渴，仰引太息，肩背痛，汗出或干咳无痰，痰少而黏，唇、舌、咽、鼻干。胸痛咯血，胸胁灼痛，急躁易怒，目赤，耳无所闻，身热，面赤。脉数，舌红。

（2）辨证分析

金运太过，又称"坚成之纪"。燥行其政，袭入人体而肺金受病，出现咳、喘、痰及燥热伤津的皮肤、黏膜症状。同时肺金太过乘其肝木之脏，木火伤肺络则胸痛咯血，并见胸胁灼痛，肝木化火疏泄失常，则急躁易怒，肝木助其子心火来复肺金，则见目赤，耳无所闻，面赤身热，舌红脉数。

（3）辨证要点

肺金太过胜复的辨证要点：病因为燥邪与风火为患。病位在肺金、肝木及心火之脏。病性以实证为主。审证要点：以咳、喘、痰实热肺金太过证和胸胁灼痛、急躁易怒的金旺乘木证，以及目赤面热、舌红脉数的心火来复证候为主。

2. 肺金不及胜复辨证

肺金不及胜复辨证，是指肺金不及病变被所不胜心火之脏乘袭，而心火又被肺金之子肾水之脏来复所表现的证候的辨证模式。

（1）证候表现

肩背沉重感，鼻塞流涕，大便下血，咳喘，腹胀，烦心，躁动或谵妄，心痛，或胸闷，心悸，小便不利或水肿，头眩。舌淡苔白，脉沉。

（2）辨证分析

金运不及，又称"从革之纪"。火政乃宣，出现金虚火乘的肩背沉重感，鼻塞流涕，迫肺则咳嗽喘气。热移大肠则大便下血。火甚则腹胀，心火旺则烦心，躁动而心悸，甚见谵妄。肾水来复则水气凌心，可见心悸，小便不利或水肿，头眩。脉舌之象均为水寒射肺或水气凌心之征。

（3）辨证要点

肺金不及胜复的辨证要点：病因为燥气不及而火热寒水病邪来袭。病位在肺金、心火与肾水之脏。病性以虚中夹实为主。审证要点：以肺金不及的肩背沉重、鼻塞流涕，心火相乘的咳嗽气喘、大便下血、烦心、谵妄，肾水来复水气凌心的头晕、心悸、水肿证候为主。

五、中医肾病五行辨证

中医肾病五行辨证，源于《黄帝内经》《难经》中有关以"五"为基数的"崇五"归类方法。如《素问·风论》记载了五脏风·肾风："肾风之状，多汗恶风，面痝然浮肿，脊痛不能正立，其色炲，隐曲不利，诊在颐上，其色黑。"其他如五脏疟·肾疟，五脏痿·骨痿，五脏痹·肾痹，五脏咳·肾咳等，也散在肾病及其他心、肝、肺、脾四脏的母子、乘侮辨证内容中，后经历代医家自觉或不自觉地在临床实践中应用和现代学者实践升华而渐成系统，创立了中医五行辨证。

中医肾病是指肾脏象五行系统遭受病因破坏而失衡所产生的各种疾病和证候的总称。中医肾病五行辨证是中医五行辨证的一部分。所谓中医五行辨证，是根据五行生克理论，以识别脏腑病机母子、乘侮传变所表现的证候的思维方法。它虽以脏腑功能失调为基础，但又不局限于脏腑辨证，侧重阐明某脏病太过或不及，病传其他四脏，即母病及子、子病犯母、相乘、相侮辨证模式的病因、病位、病性、病势的思维方法。中医肾病五行辨证，是指肾水自病后，又不能实现自身五行制化调节，病传心、肝、肺、脾所表现的母子、乘侮证候的辨证方法。

（一）肾水自病五行辨证

肾水自病五行辨证，是指肾水系统发病而未病及他脏所表现的证候的辨证模式。它包括以"五"为基数肾水自病辨证、肾水虚实辨证、肾病及体窍华液志辨证、足少阴肾经经脉病辨证、肾病及膀胱辨证、肾主时发病辨证等内容。

1. 以"五"为基数的肾水自病辨证

以"五"为基数的肾水自病辨证，是古代先民"崇五"思想用于脏腑病证归类的方法之一。始见于《黄帝内经》《难经》的肾病五行辨证有五脏痹·肾痹，五脏风·肾风，五脏胀·肾胀，五脏疟·肾疟，现分述如下。

（1）**肾痹**

肾痹证候："善胀，尻以代踵，脊以代头。"此乃时值冬季，风、寒、湿三气杂至而入骨犯肾形成。可见腹部胀满，肾主骨则骨痿而下肢不用，行走时尾骨着地，头不能抬起，脊柱反高于头部。

（2）**肾风**

肾风证候："多汗恶风，面痝然浮肿，脊痛不能正立，其色炲，隐曲不利，诊在颐上，其色黑。"此乃冬季感受风邪，侵袭肾俞而内舍于肾，可见风开腠理而多汗，汗出肤松而恶风，风搏水气则面部浮肿，风邪留于背部经脉，故脊痛不能正立。面部带黑而小便不利。

（3）**肾胀**

肾胀证候："腹满引背央央然，腰髀痛。"《灵枢》认为肾胀乃皮肤之内、肾脏之外经脉气滞所致。故见腹部胀满牵引背部，腰及大腿关节疼痛。

（4）肾疟

肾疟证候："令人洒洒然，腰脊痛宛转，大便难，目眴眴然，手足寒。"一般疟邪入侵人体，舍于营卫，伏于半表半里，内搏五脏，横连募原，内扰于肾形成肾疟。肾为足少阴经相连，疟邪入肾使人洒洒恶寒，腰脊疼痛而转侧不安，大便不畅，两目眩动，手足发凉，脉象虚缓无力。

2. 肾病虚实辨证

（1）**肾病虚证辨证**

肾病虚证是指肾水脏气不及，所表现为正虚不足的证候。其证候："胸中痛，大腹小腹痛，清厥意不乐"，"厥逆，骨痿"，或呼多吸少而喘促，或二便失调，舌苔白质淡，脉沉细。

肾为元气之根，肾气虚，少阴经脉循腹络胸中，故腹痛与胸痛。元阳不振则四肢清冷厥逆，元阴不足则骨痿。五脏藏神而肾藏志则郁郁不乐。肾不纳气，则呼多吸少而喘促。肾不主二便为肾气失固所致。脉舌之象为阳虚阴盛之征。

（2）**肾病实证辨证**

肾病实证是指肾水脏气不及，所表现为内生寒水的本虚标实证候。其证候："腹大胫肿，喘咳身重，寝汗出憎风"，"肾实则胀"，"面黑，喜恐欠"，"骨痛阴痹，腹胀腰痛，大便难，肩背颈项痛，时头眩"，脉沉有力。

肾中元气不足，不能主水，则寒水内盛，而有腹大胫肿，水寒射肺则喘咳，水泛肌体则身重。肾主五液，肾虚则汗出而恶风。津停气阻则胀。五色黑归肾，肾虚本色见，志不主而恐。肾主骨故有骨痛，肾精不充脑则见头眩。本虚标实故见沉而有力脉象。

3. 肾病及体窍华液志辨证

肾水五行系统在外之象：在体合骨，开窍于耳及二阴，其华在发，在液为唾，在志为恐。故当肾水为病时，可病及体窍华液志并出现相应证候。临床当加以辨证。

（1）**肾病及骨辨证**

骨病证候：小儿囟门迟闭，骨软无力；老人骨质脆弱，易于骨折。腰膝酸软，足痿，或牙齿松动，甚者早期脱落。

骨及齿的健壮赖肾中精气充养。一旦肾病出现肾中精气亏虚，则骨与齿的生长发育不良，故见上述症状。所以《素问·痿论》说："肾气热则腰脊不举骨枯而髓减，发为骨痿。"

（2）**肾病及耳、二阴辨证**

耳病证候：耳鸣、听力减退，甚则耳聋。二阴病证候：排尿困难、癃闭；尿频、遗尿、尿失禁；男子精少、遗精、阳痿；女子月事不调、不孕；大便秘结或泄泻。

肾中精气盛衰关系着耳与二阴的功能情况。若肾中精气不足，髓海空虚，不能充养于耳,则见耳鸣,听力减退,甚则耳聋。肾虚气化失常影响膀胱气化或小便癃闭或小便失禁。肾中精亏气损则大便秘结;肾中阳气亏损则大便泄泻。肾的功能失常,可导致男女生殖功能障碍,出现上述症状。

(3) 肾病及唾辨证

唾液证候:唾多或久唾,质清稀或黏稠。《素问·宣明五气》说"肾为唾",即指唾为肾精所化。若肾中精气不足,则唾的质量下降而有多唾或久唾,偏肾虚寒则质清稀,偏肾虚热则质黏稠。

(4) 肾病及发辨证

肾精化血,血能生发,故有肾其华在发之说。肾虚小儿头发生长缓慢,老年人头发早白或脱落。

(5) 肾病及恐辨证

恐志证候:恐是人们对事物惧怕的一种精神状态,俗称胆怯。每当肾虚时每多易受惊恐。其病理机制是"恐则气下",由肾虚易恐,导致上焦气机闭塞不畅,可使气迫于下焦,则下焦产生胀满,甚则遗尿,或二便失禁或骨酸脚软。

4. 足少阴经经脉辨证

肾经是动病:"饥不欲食,面如漆柴,咳唾则有血,喝喝而喘……心如悬若饥状,气不足则善恐,心惕惕如人将捕之……口热,舌干咽肿,上气,嗌干及痛,烦心心痛……脊、股内后廉痛,痿厥,嗜卧,足下热而痛。"

肾阳为脾阳之根本,阳衰则脾困,故病饥不欲食;肾其色黑,肾病色见于面,故面黑如漆而消瘦如柴。肾阴虚而火妄腾,故咳唾有血。肾不纳气则喝喝而喘。肾在志为恐,肾气怯,故惕惕如人将捕之。足少阴之脉循喉咙、挟舌本,其支者从肺出络心,故病则口热,舌干咽肿及烦心、心痛等。足少阴肾经,起足小趾斜趋足心,上腨出腘,上骨内后廉,贯脊属肾,故病可见脊、股内后廉痛,痿厥及足下热而痛;嗜卧乃由多阴少阳、精神疲乏所致。

5. 肾主时发病辨证

肾主时发病证候:逆冬气则肾脏不能闭藏,肾气衰而腰膝沉重,或手足痿软无力,或冬不藏肾精,春季易患温热病。肾伤于冬,可致肾痹或肾咳。

6. 肾病及膀胱辨证

肾病及膀胱证候:小便频数,小便清长,遗尿甚或尿失禁,或小便不利,甚或癃闭。

膀胱气化根于肾阳气化。若肾气虚衰,固摄无权,则膀胱开合无度,可见遗尿或尿失禁。若肾阳虚衰,肾与膀胱气化不利,可见小便癃闭。

7. 肾水自病辨证要点

肾水自病的辨证要点:病因多为寒邪伤肾而同气相感,即"寒喜中肾",或大恐情志内伤,或痰瘀积于肾。病位在肾、膀胱及所属的骨、耳及二阴、发、唾、恐和肾经经脉。病性多为肾水本脏自病虚实证。审证分类是以"五"为基数的肾水自病、肾病虚实证、肾水主时发病和肾水系统病证四大类。

(二)肾水太过母子辨证

当肾水脏气亢盛太过时,可出现肝木和肺金的病证,而有母病及子辨证和子病犯母辨证。

1. 肾病传肝,母病及子辨证

肾病传肝,母病及子辨证,是指母脏肾水太过,病及子脏肝木所表现的证候的辨证模式,又称肾水移寒肝木或水多木寒证。

(1)**证候表现**

痈疡,肤肿,少气,胁下至少腹满,女子月经量过多,男子遗精或阳强不泄,脉来沉弦。

(2)**辨证分析**

肾受内外之寒传于肝,导致肝中阳气不散,易出现血聚气涩的痈疡、肤肿与少气。若肾寒滞于肝脉,因肾脉络膀胱贯肝膈,肝经布胁肋,故见胁下至少腹满。肾中相火与肝中相火互动,导致封藏与疏泄失调,则妇人月经量多,男子遗精或阳强。

(3)**辨证要点**

肾病传肝,母病及子的辨证要点:病因多为受寒邪或内伤相火妄动。病位在肾及肝。病性是肾肝母子皆实证。审证要点:以肾水之脏寒盛痈肿,少气或相火妄动传肝的妇人月经量多及男子遗精、阳强为主。

2. 肾病传肺,子病犯母辨证

肾病传肺,子病犯母辨证,是指子脏肾水太过病及母脏肺金所表现的证候的辨证模式,又称水多金浊证。

(1)**证候表现**

咳嗽,气喘,痰白清稀量多,水肿按之凹陷,或尿多清长。苔白脉沉弦。

(2)**辨证分析**

肾气不足而水寒内盛,循经射肺,泛为痰迫于肺,肺气逆上则咳喘频作;寒痰贮肺,故痰色白量多质稀。肾为主水之脏,肺为水之上源,肾病及肺,水液代谢失调,故见水肿,或尿多清长。苔白脉沉弦乃肾肺里寒证所见。

（3）辨证要点

肾病传肺，子病犯母的辨证要点：病因多为受内外寒邪而肾气不足，肾不主水而水寒内盛。病位在肾及肺。病性是肾肺阴寒内盛证。审证要点：以肾脏水寒射肺的咳、喘、痰及水肿为主。

（三）肾水不及母子辨证

当肾水脏气不及时，可出现水不涵木或水虚金冷的病证，即肾水不及的母病及子辨证和子病犯母辨证。

1. 水不涵木，母病及子辨证

水不涵木，母病及子辨证，是指母脏肾水不及，病及子脏肝木所表现的证候的辨证模式，又称为水不涵木证。

（1）证候表现

腰膝酸痛，眩晕耳鸣，失眠多梦，男子阳强易举，遗精，妇人经少经闭，或胸胁少腹胀闷窜痛，胸闷太息，妇人乳胀，胁痛，两目干涩，爪甲不荣，肢麻震颤，或急躁易怒，面红目赤。脉象细弦。

（2）辨证分析

肾阴亏虚，水不涵木，肝阳上亢，则头晕目眩，耳鸣健忘。腰为肾府，肾虚则腰痛。虚热内扰，心神不安，故失眠多梦。相火妄动，则阳强易举；君火不宁，扰动精室，而致精泄梦遗。妇女以血为用，阴血亏则经来不足，故量少，甚至经闭。若肾水亏可致肝木失养而肝郁，可见胸胁少腹胀闷窜痛，胸闷太息，妇人乳胀。若进一步失养而肝失疏泄木旺，则急躁易怒，胁痛，面红目赤，肢麻震颤，脉细弦。

（3）辨证要点

水不涵木，母病及子的辨证要点：病因多为久病伤肾，过劳，强力举重，恐惧伤精。病位在肾与肝。病性是肾肝虚证。审证要点：以肾水不足的阴虚证为主，或导致水不涵木出现肝血虚证，或导致水亏木旺出现肝阳上亢证，或导致水虚木郁出现肝郁气滞证。

2. 水虚金冷，子病犯母辨证

水虚金冷，子病犯母辨证，是指子脏肾水不及，病及母脏肺金所表现的证候的辨证模式，又称为水虚金冷证。

（1）证候表现

腰膝酸痛，眩晕耳鸣，失眠多梦，男子阳强易举，遗精，妇人经少、经闭，或畏寒肢冷，面色黧黑，精神萎靡，男子阳痿，妇人宫寒不孕，水肿或五更泄泻，或咳嗽痰少，痰中带血，声音嘶哑，或咳喘无力，气少不足以息，动则甚，痰液清稀，自汗，畏风，易于感冒。舌淡红或淡白，苔少或苔白，脉沉细或沉迟。

（2） 辨证分析

肾阴亏虚，腰膝失养则痛，髓海耳窍不充，则眩晕耳鸣。肾虚每致心肾不交而失眠多梦。肾中相火妄动，扰动精室则遗精。肾中精气亏少，妇人精血不足故经少经闭。若金水不相生，水亏金失养，则肺阴不足而虚热内生，则见咳嗽痰少而带血，津亏气损，故声音嘶哑。若肾阳（肾气）不足，则肾水上泛而面色黧黑，精神萎靡，生殖功能下降，男子阳痿，妇女宫寒不孕。肾不主水则水肿或泄泻。肾虚水寒射肺，则咳喘无力、痰稀；肺肾气虚，卫外失职，则自汗、畏风、易于感冒。所见舌脉之象为肺肾阴虚或肺肾气虚之征。

（3） 辨证要点

水虚金冷，子病犯母的辨证要点：病因多为久病，过劳，强力举重，惊恐伤肾。病位在肾与肺。病性是肾肺虚证。审证要点：以肾水不足的阴虚证导致肺阴不足证，或以肾气阳虚证导致肺气不足证为主。

（四）肾病传肝肺，母子相及辨证

肾病传肝肺，母子相及辨证，可认为：一是太过母子相及辨证，二是不及母子相及辨证，均是肾病传肝母病及子与肾病传肺子病犯母复合的辨证，在此不再复述。

（五）肾水太过乘侮辨证

当肾水脏气亢盛太过时，可出现心火和脾土的病证，而有水旺乘火辨证和水旺侮土辨证。

1. 水旺乘火，相乘辨证

水旺乘火，相乘辨证，是指肾水脏气太过乘袭所胜心火所表现的证候的辨证模式，称为水旺乘火证。

（1） 证候表现

腹胀肿满，喘息咳嗽，卧寐盗汗，恶风，肠鸣，泄泻，或身热心烦，心悸怔忡，畏寒肢厥，或朦胧欲睡。舌淡暗或青紫，苔白滑，脉沉微细。

（2） 辨证分析

素体阳虚而寒邪内侵伤肾，阴胜则寒，故见腹胀肿满，寒盛伤肾阳之气，不能纳气，故喘息咳嗽。肾主五液，而有卧寐盗汗，恶风。阳虚水湿内盛，故肠鸣，泄泻。亢盛的水气危害心火，可见身热心烦，水气凌心则见心悸怔忡。心肾阳虚则见畏寒肢厥，或神识朦胧欲睡。舌脉之象为阳虚之征。

（3） 辨证要点

水旺乘火，太过相乘的辨证要点：病因多为素体阳虚，寒邪内入，或过劳，久坐湿地。病位在肾与心。病性属本虚标实证。审证要点：以肾脏阴寒内盛袭心阳之气的腹胀、咳喘、水肿、泄泻、心悸、肢厥、神识朦胧为主。

2. 水旺侮土，反侮辨证

水旺侮土，反侮辨证，是指肾水脏气太过，反侮所不胜脾土所表现的证候的辨证模式，称为水旺侮土证。

（1）证候表现

腰膝酸软而痛，咳喘，水肿，泄泻，或面色㿠白，畏寒肢冷，口淡乏味，腹痛喜温喜按，肢体困重或周身浮肿。舌淡胖，苔白滑，脉沉迟无力。

（2）辨证分析

素体阳虚而寒邪内侵伤肾，则阴寒内盛。腰为肾之府，肾主骨，故见腰膝酸软而痛。寒盛伤肾阳，肾不纳气，故见喘咳。肾不主水，水气外溢，则见水肿，肾阳不能温养脾阳，水反侮土，故见大便稀溏。脾虚则口淡乏味，腹痛喜温喜按。脾不运化水湿，故见身重浮肿。舌脉之象均为脾肾阳虚湿盛之征。

（3）辨证要点

水旺侮土，太过反侮的辨证要点：病因多为素体阳虚，阴寒内盛与寒邪入侵。病位在肾与脾。病性属本虚标实证。审证要点：以肾脏阴寒内盛反侮脾土之脏的腰膝痛、咳喘、水肿、泄泻、体重、畏寒肢冷、口淡乏味、腹痛喜按压为主。

（六）肾水太过，乘侮并见辨证

肾水太过，乘侮并见辨证，是指肾水脏气太过，出现对所胜心火相乘和所不胜脾土反侮的证候辨证，可视作上述水旺乘火和水旺侮土复合的辨证，在此不再复述。

（七）肾水不及乘侮辨证

当肾水脏气不及时，可出现脾土相乘和心火反侮的证候，分别称为水虚土乘和水虚火侮辨证。

1. 肾虚脾乘，不及相乘辨证

肾虚脾乘，不及相乘辨证，是指肾水脏气不及病变，被所不胜脾土相乘所表现的证候的辨证模式，又称水虚土乘证。

（1）证候表现

腹满身重，泄泻，水肿，呕吐，足痿，畏寒肢冷，或眩晕耳鸣，腰膝酸痛，失眠多梦。舌淡苔白，脉沉细。

（2）辨证分析

肾中精气不足，每遭脾土乘袭，阳虚内寒则腹满身重，泄泻，水肿，水寒不化，犯中则呕吐，阳虚不能温煦肌肤，故畏寒肢冷。若肾阴不足，则有眩晕耳鸣，腰膝酸痛，肾与脾所藏志与意失藏，则可见失眠多梦。舌脉之象为水虚土乘之征。

（3）辨证要点

肾虚脾乘，不及相乘的辨证要点：病因多为久病肾中精气亏虚，不能资助脾土被相乘。病位在肾与脾。病性属虚证。审证要点：以肾中精气亏损被脾土之脏相乘的腹满身重、水肿、泄泻、眩晕耳鸣、失眠多梦为主。

2. 肾虚心侮，不及反侮辨证

肾虚心侮，不及反侮辨证，是指肾水脏气不及病变，被所胜心火反侮所表现的证候的辨证模式，又称水虚火侮证。

（1）证候表现

失眠多梦，眩晕耳鸣，腰酸遗精，心烦心悸，小便频数，大便干结。舌红，脉细数。

（2）辨证分析

肾水不足，心火失济，则心阳偏亢或心火炽盛，反侮肾水，致肾阴耗伤，出现心肾不交，心神不宁，故心烦，失眠多梦，进而心悸不安。水亏阴虚，骨髓不充，脑髓失养，则头晕耳鸣，腰酸。虚火扰动精室，故遗精。肾虚热扰动膀胱，故小便频数。肾阴亏则肠道失濡，故大便干结。舌红脉细数为水亏火旺之征。

（3）辨证要点

肾虚心侮，不及相侮的辨证要点：病因多为久病伤阴，或房事不节，或思虑过度，情志郁而化火，伤及肾脏元阴。病位在肾与心。病性属虚热证。审证要点：以肾水亏虚，心火亢盛，水虚火侮的失眠、头晕耳鸣、心烦心悸为主。

（八）肾水不及，乘侮并见辨证

肾水不及，乘侮并见辨证，是指肾水脏气不及，出现被所不胜脾土相乘和所胜心火反侮的证候辨证，可视作上述水虚土乘之证和水虚火侮证复合的辨证，在此不再复述。

（九）肾病胜复辨证

1. 肾病太过胜复辨证

肾病太过胜复辨证，是指肾水太过病变相乘所胜心火，同时又被心火之子脾土来复所表现的证候的辨证模式。

（1）证候表现

腹胀肿满，喘咳，卧寐盗汗，恶风，身热心烦，心悸，或朦胧欲睡，腹满肠鸣，溏泄，食不化。舌淡紫苔白，脉沉细。

（2）辨证分析

水运太过，又称"流衍之纪"。寒司物化，袭入人体而肾水受病。出现腹胀肿满，喘咳，卧寐盗汗，恶风等。同时肾水太过乘其心火之脏，可见身热心烦，水气凌心则心悸或神识朦胧。水运太过，必遭心火之子脾土来复，可见腹满肠鸣、溏泄、食不化等症。

（3）辨证要点

肾水太过胜复的辨证要点：病因为寒水之邪太过与火湿之邪为患。病位在肾水、心火及脾土之脏。病性以实证为主。审证要点：以腹胀肿满，寒水太过伤肾证和水乘火的心悸、神朦以及脾土来复的肠鸣、泄泻为主。

2. 肾水不及胜复辨证

肾水不及胜复辨证，是指肾水不及病变被所不胜脾土之脏乘袭，而脾土又被肾水之子肝木之脏来复所表现的证候的辨证模式。

（1）证候表现

腹满身重，泄泻，足痿或跗肿，畏寒肢冷，腰膝酸痛，胁痛胀满，腹胀，善怒。舌红苔薄白，脉弦。

（2）辨证分析

水运不及，又称"涸流之纪"。藏令不举，湿气其政。先是肾水不足偏衰，继则水虚土乘，肾不主水而腹满身重，寒湿下注则大便泄泻，跗肿或足不用而痿，腰膝酸痛，畏寒肢冷。有胜必有复，此时肾水之子肝木来复脾土，可见胁痛胀满、腹胀、善怒等。舌脉之象表明肾、脾、肝三脏的胜复情况。

（3）辨证要点

肾水不及胜复的辨证要点：病因为寒水不及与湿邪、风邪为患。病位在肾水、脾土与肝木之脏。病性以虚证为主。审证要点：以肾水本脏不及和水虚土乘，肝木来复的腹满身重、泄泻、跗肿以及胁痛、善怒、腹胀为主。

第六章　脏腑病证五行治则与治法

脏腑病证是由脏腑病机所决定的，而脏腑病机变化有三大类：一是五脏六腑各自生理功能的太过或不及，以及各生理功能之间的失调又不能及时实现调节；二是五脏本身的阴阳气血失调；三是应用五行学说母子、乘侮规律阐明脏腑病机五行传变。一般来说，对此也有相应治则与治法。其一，针对脏腑功能太过与不及，重在调整脏腑生理功能活动，以纠正偏胜偏衰。或脏病治腑，或腑病治脏，或虚则补其脏，或实者泻其腑，或从五脏论治各脏的形体官窍等。其二，针对脏腑阴阳失调，重在调整各脏阴阳气血关系，具体"损其有余，补其不足"，或调气、理血、调理气血关系。其三，依据五行生克规律，对五脏发生母子乘侮证候进行辨证后，采用五行治则与治法。现就肝、心、脾、肺、肾五脏病证的五行治则及各自五行治法分述如下。

一、脏腑病证的五行治则

针对脏腑病机五行传变所表现的母子乘侮证候，可以依据中医五行生克规律，提出脏腑病证的五行治则，主要有以下 4 类，现分述如下。

（一）控制脏腑病证的五行传变治则

由于脏腑有病，而自身不能实现五行制化调节，以及病变性质差异，而有母病及子、子病犯母、相乘、相侮等病传。因此，根据不同病变的传变规律，实施预见性防治措施，以控制脏腑病证的五行传变，防止因病传而加重病情。如肝气过盛，最常发生的病传是木旺乘土或木旺侮金，故在肝病未发生乘脾侮肺前，在平肝疏气以消除肝气偏盛的同时，还应兼补脾土或辅助肺金。脾肺得以顾护就阻断了来自肝木乘袭之邪或反侮之邪。这一思想源于《难经·七十七难》治未病，即"见肝之病，则知肝当传之与脾，故先实其脾气，无令得受肝之邪"。其他脏腑病证的既病先防也可仿照进行。

（二）依五行相生规律确定五行治则

临床上依五行之间递相资生规律所确定的脏腑病证的五行治则，一般是通过患病之脏的"生我"母脏，或"我生"子脏进行治则的确定。凡患病之脏不及（虚）的可补其母脏，称为"虚者补其母"；凡患病之脏太过（实）的可泻其子脏，称为"实者泻其子"。

（三）依五行相克规律确定五行治则

临床上依五行之间递相克制规律所确定的脏腑病证的五行治则，一般是通过患病之脏的"所不胜"和"所胜"之脏进行治则的确定。凡"太过"之脏当抑强，凡"不及"之脏当扶弱，并正确区别抑强扶弱的主次。

（四）依五行胜复规律确定五行治则

凡五脏病证的太过或不及或胜复为病，当遵循《素问·至真要大论》所说"夫气之胜也，微者随之，甚者制之；气之复也，和者平之，暴者夺之，皆随胜气，安其屈伏，无问其数，以平为期"，确立平其所复、扶其不胜的五行治则。

二、五脏病证的五行治法

根据脏腑病证的五行治则，可知道一脏有病传及四脏所见的母病及子、子病犯母、相乘、相侮病证的五行治法的制定，从而实现人体五脏功能的整体调节。

（一）肝脏病证的五行治法

1. 肝脏自病的五行治法

（1）肝木本脏病证五味五行调节治法

在治疗肝脏自病时，根据药物五味归属五行并寓生克之理来调节用药。如《素问·脏气法时论》说："肝苦急，急食甘以缓之"，"肝欲散，急食辛以散之，用辛补之，酸泻之"。因甘味药物可以缓急，以柔制刚疗肝病如甘草；肝木不宜郁，辛味散，顺肝主疏泄为补，如细辛；肝木恶收敛，故酸药则泻，如芍药。对此，张元素在《医学启源》中提出："风淫于内，治以辛凉，佐以苦辛，以甘缓之，以辛散之。"即针对肝木之脏自病，火随而炽，则药用辛凉以金制木，佐用苦辛药物，清散心火，配用甘药助脾土防肝木相乘，从而实现"甘缓辛散，酸苦泻实，辛温通补，苦润养肝"的药物五味五行作用。

隔脏补泻肝木本脏治法：凡肝木本脏实证则用泻子脏心火治法，起到子能令母虚的作用，选用导赤散或黄连甘草汤。凡肝木本脏虚证则用补母脏肾水治法，选用熟地、山茱萸或一贯煎。

（2）肝木本脏虚证的治肝补脾法

张仲景在《金匮要略·脏腑经络先后病脉证第一》中指出："夫肝之病补用酸，助用焦苦，益用甘味之药调之。酸入肝，焦苦入心，甘入脾。脾能伤肾，肾气微弱，则水不行；水不行，则心火气盛，则伤肺，肺被伤，则金气不行，金气不行，则肝气盛，则肝自愈，此治肝补脾之要妙也，肝虚则用此法。"它阐明了"虚者补其母""子能令母虚"以及五行脏腑之间生克制化调节治法，详见表5。

表5 肝病虚证五味调节法

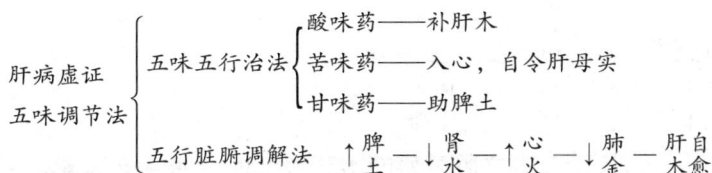

```
                    ┌ 酸味药——补肝木
          ┌ 五味五行治法 ┤ 苦味药——入心，自令肝母实
肝病虚证      │          └ 甘味药——助脾土
五味调节法 ┤
          └ 五行脏腑调解法  ↑脾土 — ↓肾水 — ↑心火 — ↓肺金 — 肝自木愈
```

2. 肝病及心，母病及子证的五行治法

（1）补木生火法

补木生火法，又称益肝养心法。适用于木不生火的母子皆虚证。其情况有二：一是肝阳不及而致心阳虚弱，症见胆怯、惊悸、心悸怔忡、失眠多梦等；二是肝血不足无力济心血，症见头晕目眩、肢麻拘急、惊悸失眠等。二者均当补肝木实心火，前者用养心汤，方中主药肉桂既能温肝木，又起振心阳之火；后者用四物汤补肝体养心血。

（2）清木泻火法

清木泻火法，又称清肝泻心法。适用于木旺火焚的母子俱实证，症见头晕、目眩、易怒、多梦等，方用龙胆泻肝汤加味。如《齐氏医案》中治肝火扰心的"头痛"案："唯栀子泻肝木之火，且重用芍药以泻肝，加良姜引入心中，复增天花粉以逐其火热之痰，痰去而火热四散，肝郁亦伸，此急治肝以治心也，要得锅中不滚，除足釜底抽薪。"釜底抽薪之剂，还可用秦伯未在《谦斋医学讲稿》中提出的"当归龙荟丸"以泻肝经实火。此外有"木郁火塞"者，亦可用丹栀逍遥散散郁开塞。

3. 肝病及肾，子病犯母证的五行治法

（1）补木养水法

补木养水法，又称益肝养肾法。适用于木虚水病，肝肾子母俱虚证。其情况有二：一是肝阴不足导致肾阴亏损，症见目眩、头晕耳鸣、虚烦不寐等；二是肝阳生化之气不能助肾中之火，症见肝寒而腰背疼痛。二者均当补肝木养肾水，前者用一贯煎加减，后者如《傅青主男科》：治当助少阳木火暖肾中之水。

（2）泻木补水法

泻木补水法，又称泻肝养肾法。适用于肝火下劫肾水而形成的"木旺水衰"子实母虚夹杂证。正如《温病条辨》所说："木病热，必吸少阴肾中真阴，阴伤故骚扰不得安卧也。"方用龙胆泻肝汤与二至丸加减。

（3）泻木水中相火法

泻木水中相火法，适用于肝肾雷龙之火上腾的本虚标实证，方用知柏地黄汤加减。

4. 肝病母子相及证的五行治法

肝病母子相及证的五行治法，既是上述肝病母病及子证治法与子病犯母证治法的复合，随证而应用。

5. 肝病传脾，太过相乘证的五行治法

（1）泄肝泻木法

泄肝泻木法，适用于肝木之脏过盛的木旺乘土证。如《伤寒论》第111条"伤寒，腹满谵语，寸口脉浮而紧，此肝乘脾也，名曰纵"，实为木旺乘土证，治当取肝经募穴期门以泻肝木之实，复肝脾木土正常制约关系。此法泻肝木之太过在调脾土之先。

（2）抑木扶土法

抑木扶土法，适用于肝木之脏过盛相乘脾土之脏的虚实夹杂证。临床上据病情轻重而选方：轻者用四逆散与枳术丸合方加味；中者用逍遥散与四君子汤合方加味；重者用柴胡疏肝散与七味白术散合方加味。若肝实脾虚的腹痛腹泻，用痛泻药方，方中防风、白芍有疏肝敛肝之功，陈皮理气和脾，三药相伍共达抑木作用，白术功在扶土。若肝寒犯胃，当行温木暖土法，可用吴茱萸汤加小茴香、台乌药、香附等。

6. 肝病传肺，太过相侮的五行治法

（1）泻肝扶金法

泻肝扶金法，适用于肝木之脏过盛的木旺侮金证。如《伤寒论》第112条"伤寒发热，啬啬恶寒，大渴欲饮水，其腹必满，自汗出，小便利，其病欲解，此肝乘肺也，名曰横"，法当取肝经募穴期门，泻肝邪扶肺金。此法泻肝木太过在扶肺金之前。

（2）佐金平木法

佐金平木法，适用于肝火偏盛，灼伤肺金导致肺金失清肃的木火刑金证。临床可见胁痛、口苦、咳嗽咯血，或痰中带血，急躁烦闷，脉弦数等症。此外，王旭高在《西溪书屋夜话录》中所载的治肝第十六法"清金制木法"："凡肝火上炎，清之不已，当制肝，用沙参、麦冬、石斛、枇杷叶、天冬、玉竹、石决明"，实为以金制木法。

（3）泻南补北法

泻南补北法，指泄心火补肾水治法，适用于《难经·七十五难》所说的"肝实肺虚证"。凡肝木实证，可泻南方心火，符合"实者泻其子"的五行隔一治法。对肺金虚证，可补北方肾水制约心火，因肾水为肝木之母，心火为肝木之子，故起到"母能令子虚"的五行隔二治法。同时，因肾水制约心火，使火衰不能乘肺金，间接促使肺虚证的恢复。而肺金是肾水之母，起到"子能令母实"的五行隔三治法，最后通过上述作用达到肺金与肝木协调平衡。所以《难经·七十五难》说："东方实，西方虚，泻南方补北方，……北方水，南方火，火者木之子也……水者木之母也，水能胜火，子能令母实，母能令子虚，故泻火补水，欲令金不能平木也。"

7. 肝虚土侮，不及相侮证的五行治法

（1）助木培土法

助木培土法，又称疏肝健脾法。适用于肝木虚脾土侮初期的木不疏土证，症见精神抑郁、胸胁满闷、食少难化、腹胀、大便或溏或秘等。可选用《太平惠民和剂局方》逍遥散合四君子汤加减。若胆气不舒所致的木不疏土者，可用《千金要方》温胆汤加味。

（2）扶木理土法

扶木理土法，适用于肝阳不足，寒邪客之，木不能升，寒气内迫，导致脾胃升降失和，出现恶心呕吐、手足厥冷、脉沉细等。可用当归四逆汤加吴茱萸汤治疗。方中吴茱萸、桂枝、细辛温肝散寒以扶肝木之阳，重用大枣、炙甘草补中益气以理脾土之脏。

8. 肝虚金乘，不及相乘证的五行治法

临床上存在由于肝木阳气不足，升发不及而致肺中寒冷出现痰浊内停阻肺，进而乘袭肝木之脏，治当暖木调金，方用甘草干姜汤加味。如程文囿在《医述》中说"木受金戕，平肺在补肝之先"，或补肾肝以治肺脏。前者不及相乘见证突出，后者不突出为辨。

9. 肝病乘侮并见证的五行治法

肝病乘侮并见证的五行治法，即包括太过乘侮并见证治法与不及乘侮并见证治法两类。

10. 肝病胜复辨证的五行治法

一是肝木不及胜复辨证的治法：对肝木虚损，肺金乘袭，肝之子心火来复母仇太过所致的心、肝、肺三脏同病者，因复气心火太过，所以要平心火而扶肝平心，用导赤散加味；扶肝肺可用阿胶补肺汤加味。

二是肝木太过胜复辨证的治法：对于肝木乘脾，土之子肺金来复母仇太过的肝、脾、肺三脏同病者，因复气肺金之气太过，所以要平肺而扶脾肝。平肺用泻白散或清燥救肺汤；扶肝脾可用王肯堂在《证治准绳》中所言的补肝汤或四君子汤。

（二）脾脏病证的五行治法

1. 脾脏本脏病证五味五行调节治法

（1）脾脏本脏病证五味五行调节治法

在治疗脾脏自病时，根据药物五味归属五行并寓生克之理来指导用药。如《素问·脏气法时论》说："脾苦湿，急食苦以燥之"，"脾欲缓，急食甘以缓之，用苦泻之，甘补之"。对此，张元素以《医学启源》为基础结合《素问·至真要大论》细化湿淫于内治法并寓五行生克之理，归纳出湿制法："脾土、甘、中央化成之道也，失常则病矣。湿淫于内，治以苦热，佐以咸淡，以苦燥之，以淡泄之。"即针对脾土自病，药用苦热既燥湿又助脾土功能，加强对湿的祛邪，或入淡味药物利水，以防止肾水反侮脾土。

（2）**脾土本脏虚实证的直接补泻法**

如脾土本脏实证则直接泻脾土，可用泻黄散。正如沈金鳌认为："务使三焦之气流转和通，则土润而升，不忧其燥。而火气不得病之，土健而运，不忧其湿，而水气亦不得病之矣。"若脾土本脏虚证则直接补脾土，如用理中丸以补中土实后天之本。

2. 脾病及肺，母病及子的五行治法

（1）培土生金法

培土生金法，又称健脾补肺法。适用于土不生金的母子两虚证。症见神疲乏力，食欲减退，大便溏薄，久咳，痰多清稀色白而黏，舌淡脉弱。方用参苓白术散加味。对此，李东垣提出"肺之脾胃虚"，选用人参、黄芪、橘皮、白术、白芍、桂枝、五味子、桔梗等组方，健脾生气以补益肺气。

（2）补土清金法

补土清金法，又称健脾清肺法。适用于脾虚生痰，上袭肺金，发为咳嗽，咯痰质黏，脉细滑，苔白腻的木虚子实证。方用四君子汤与二母丸加味以益气化痰清金。若为燥咳，益气清金佐养胃阴，方用《金匮要略》麦门冬汤，方中人参、甘草、大枣、粳米养胃养气，使胃得养而气能生津，实现培土清金而燥咳自平。

3. 脾病及心，子病犯母的五行治法

（1）补土生火法

补土生火法，又称补脾养心法。适用于土虚火弱，发为食，腹胀，便溏，手足无力，耳目昏愦，心悸怔忡，神疲乏力的子母皆虚证，起到"子能令母实"的作用。方用归脾汤，方解：龙眼、枣仁、当归以补心，人参、黄芪、白术、茯苓、甘草以补脾，共奏壮子健母之效；再加入木香急通脾气以上行心阴。此外，脾虚阴火暗生成子盗母气，煎熬营血致心乱而烦、失眠多梦等症，宜酸甘化阴之剂，升阳健脾以助血生，又宜少加黄柏泻阴火。

（2）温散火土法

如《诸病源候论》说："积冷在内，客于脾而乘心络故也……是母子也，俱为邪所乘，故痛复不能饮食也。"治当温散心脾积冷，可选用干姜、砂仁、草豆蔻、厚朴等。

（3）运土补火法

运火补土法，适用于脾土壅塞而心火晦暗的子母虚实夹杂证，又称土壅火晦证。方选清中汤加味。

4. 脾病母子相及证的五行治法

脾病母子相及证，当健脾土益心火二者并治。如翟青云治心、脾、肺俱虚的咳

嗽者，治宜子母俱补，更重补土生金，子令母实，是为其中一法。

5. 脾病传肾，太过相乘证的五行治法

常用泻土固水法，适用于脾（胃）土壅实，导致胃实土燥耗伤肾阴的"土燥水竭"证。治以清泻中土邪热以固护肾水阴液的方法。具体运用有三：一为《医宗金鉴》注释《伤寒论》第252条"伤寒六七日，目中不了了，睛不和，无表里证，大便难，身微热者，此为实也"，为"肾水为胃阳所竭"，或称"土邪干水"，法当急下阳明胃土实热而存少阴肾水，投大承气汤以急下存阴。二为吴鞠通认为"温邪久羁中焦，阳明阳土，未有不克少阴癸水者"，并创制增液承气汤治阳明温病，热结津亏、燥屎不行、下之不通者，以大黄、芒硝泻阳明燥屎，配玄参、生地、麦冬滋阴救肾水。三为张景岳治胃土火实克灼肾水证，方用玉女煎加减。方中用石膏以泻阳明胃热实火，配熟地黄补少阴受克之水。

6. 脾病传肝，太过相侮证的五行治法

可用泻土疏木法。适用于湿热蕴结脾土而熏蒸肝木，形成"土重不折"证，可见胆汁外溢的黄疸病，兼见脘腹胀满、厌食、胁痛、舌红苔黄、脉象弦数。治当泻土疏木法，方用茵陈蒿汤加味。方中君药茵陈蒿色青属木之药，用之以制土重；大黄、栀子色黄而苦寒，善泻，作为方中辅药以荡涤胃肠，而泻脾土之实，且栀子入三焦水道，使邪从水道出。诸药合用以治"土重木折"之黄疸病。

7. 脾虚肝乘，不及相乘证的五行治法

可用扶土抑木法。适用于脾土久病虚弱，形成"土虚木壅"证，方用痛泻药方与四君子汤合方加味。正如《医方考》所说："泻责之脾，痛责之肝，肝责之实，脾责之虚，脾虚肝实，故令痛泻。"两方合用既补脾胜湿止泻，又柔肝理气止痛，则痛泻自止。此外，小儿慢惊风，可在补益脾土方药中，适当加入镇肝定惊之品。属气滞于中、湿阻于内的土滞木郁证，可用《景岳全书》解肝煎，方中不用柴胡而用苏叶，取其疏肝郁，亦能和脾土之义，在于解肝之困，而不是直接治肝。刘渡舟在《肝胆源流论》中解释慢性胃炎中土虚木乘的虚寒三证用方：若中寒兼寒湿者，用"理中汤"；若中寒者，用"香砂六君子汤"；若中寒兼营阴弱者，用"小建中汤"。

8. 脾虚肾侮，不及相侮证的五行治法

采用培土制水法。适用于脾土不及，不能制约肾水而遭其反侮，形成水肿病。可见面色萎黄，形寒肢冷，面浮身肿，小便不利，舌淡苔白滑，脉沉迟无力等症。治用培土制水法，方用《重订严氏济生方》中的实脾散加味。《丹溪心法》记载："水肿因脾虚不能制水，水渍妄行，当以参、术补脾，使脾气得实，则自健运，自

能升降运动其枢机，则水自行。"此外，张仲景用肾着汤治寒湿伤阳，水湿不运，下注为患之肾着病。方中干姜辛热，于土中泻水，以为主也，配伍白术、茯苓健脾土而伐肾湿。尤在泾称为"燠土胜水"之制也。

9. 脾病乘侮并见证的五行治法

若脾土不及乘侮并见证，宜扶土为主，兼抑木制水。如王旭高治疗土虚水侮，肝木横逆而致的腹胀水肿案，指出"欲泄水，必崇土，欲平气，必疏肝"，就是此意。若脾土太过乘侮并见证，如笔者治疗土实侮木乘水"胃息肉"案，治以大黄黄连泻心汤加味泄土泻木，佐以补水之生地、玄参而收效。

10. 脾病胜复辨证的五行治法

一是脾土不及胜复辨证的五行治法。因脾土不及为肝木所乘，肝木为胜气，其反受脾土之子肺金来复所表现的证候，当扶土抑木，佐调肺金。

二是脾土太过胜复辨证的五行治法。因脾土太过为胜气，病乘肾水，反受肾水之子肝木来复所表现的证候，当抑土固水，佐调肝木。

（三）心脏病证的五行治法

1. 心脏自病的五行治法

（1）心脏自病的五味五行调节

在治疗心脏自病时，可根据药物五味归属五行并寓五行生克之理来指导用药。如《素问·脏气法时论》有"心苦缓，急食酸以收之"，"心欲耎，急食咸以耎之，用咸补之，甘泻之"。对此，张元素以《医学启源》为基础结合《素问·至真要大论》热淫于内治法中五味寓五行生克之理，归纳出暑制治法："心、火、苦，夏长之道也，失常则病矣。热淫于内，治以咸寒，佐以甘苦，以酸收之，以苦发之。"即针对心火之脏自病，药用咸寒以水制火，佐以甘药泻子脏心火，苦入本脏而清心火，配用酸味药以收耗散心气。

（2）心脏虚实病证的直接补泻法

凡心火之脏的阴阳气血虚证，均直接补其本脏。如心气虚则补心气；心血虚则补心血。前者可选桂枝甘草汤，后者可选四物汤。凡心火之脏的实证，可直接泻其本脏之邪实，如心火亢盛则泻心火，方用导赤散。

2. 心病及脾，母病及子证的五行治法

（1）补火生土法

补火生土法，适用于心火不生脾土的母子两虚证。可见头晕，目眩，胸闷气短，心悸，浮肿，食少，溏泻，舌淡胖苔白滑，脉沉细等。可用桂枝甘草汤加味以补火

生土。对此，秦伯未在《谦斋医学讲稿》中列举张仲景治痰饮病用苓桂术甘汤，治水气凌心证用桂苓草枣汤，方中均用桂枝，其作用取其温心阳以助脾阳健运，并引《本草疏正》论桂枝有和营、通阳、利水、下气、行瘀、补中六大作用，均与心有关系，尤其是补中即寓心火资生脾土之义。

（2）泻火补土法

泻火补土法，适用于心火亢盛伤及脾土的母实及子虚证，又称火多土焦证。可见心烦不寐，或躁狂，口舌生疮，衄血，腹胀身重，神疲乏力，舌尖红绛，脉数有力等。当用李东垣《脾胃论》中泻火补土法，一方面用黄连、生地直泻心火亢盛，另一方面用黄芪、人参、甘草甘温补中，均符合"脾虚，缘心火亢盛而乘其土"的病机传变。若脾受心火而伤其血，不能助下陷的阳气复于脾位，须用当归入脾以滋阴血，少量黄柏泻上乘阴火。

3．心病及肝，子病犯母证的五行治法

（1）补火暖木法

补火暖木法，适用于心火不足而致肝寒木腐的"火虚木弱"证。可见心悸失眠，眩晕，健忘和胆怯多疑，两胁胀痛喜按，舌淡脉细弦等症。当用桂枝甘草汤加温肝散寒药。此外，若心血亏虚导致肝血不足的了母皆虚证，可见惊悸、失眠、多梦、头晕眼花、爪甲苍白、妇人月经失调，舌淡苔白，脉细弱。治以补火助木，方用炙甘草汤加减。

（2）清泻火木法

清泻火木法，适用于心火太过令肝木化火的火旺木炽证或火炎木焚证，可见心烦不寐、躁狂、口舌生疮、衄血、急躁易怒、头目胀晕、胁肋灼痛、舌红、脉弦数等症。当用导赤散、黄连甘草汤加味泻心火熄木火，亦可用龙胆泻肝汤。

4．心、脾、肝母子相及证的五行治法

当随证而治之，可循上述心病及脾母病及子证和心病及肝子病犯母证二者复合进行五行治法用方。

5．心病及肺，太过相乘证的五行治法

泻火凉金法，适用于心脏之火太过，导致强火熔金的肺金证。如见心、舌、脉实火内炽盛和肺热咳、喘、痰等症，治以泻火凉金法，方选导赤散、清燥救肺汤加减。

6．心病及肾，太过相侮证的五行治法

泻火救水法，适用于心脏之火太过，下及肾水的反侮证候。可见火多水灼的心肾不交证，如心烦、失眠多梦、腰膝酸痛、遗精、舌红少苔、脉细等症。当用泻火救水法，方用导赤散合知柏地黄丸。若进一步阳化为风，当治标用羚角钩藤汤加减。

此外，名医秦伯未认为：火反克水与水不克火往往互为因果，治法无大出入，若失眠严重亦可用黄连阿胶鸡子黄汤治疗。

7. 心虚水乘，不及相乘证的五行治法

温阳化水法，适用于心脏之火不及，被肾水之脏相乘的"水气凌心"证。可见心悸怔忡，自汗，腰膝下肢酸冷，久泄浮肿，舌淡苔白，脉沉细等症。治以温心阳化水气，方用桂枝甘草汤与五皮饮合方加味。

8. 心虚肺侮，不及反侮证的五行治法

温心肃金法，适用于心脏之火不及，被肺金之脏相侮的"火虚金侮"证。可见心悸怔忡，脉虚舌淡，咳喘无力，痰稀易感冒等症。治以温心阳肃肺金法，方用桂枝甘草汤与甘草干姜汤合方加味。此外，名医秦伯未认为：火不克金被肺金侮，是心阳之气不能温煦肺金之脏，当属肺寒证，可用温肺汤以温肺扶心阳，实为临床治验之谈。

9. 心肺肾乘侮并见证的五行治法

心、肺、肾三脏之间乘侮并见证，区别为太过与不及两类。其乘侮并见证的五行治法，可视为上述各自证的复合辨证，这里不再多述。

10. 心病胜复辨证的五行治法

（1）心火太过胜复证的五行治法

对于心火太过乘肺金，肺金之子肾水来复母仇太过所致的心、肺、肾三脏同病者，因复气肾水之脏太过，所以要制肾水而调心肺。方药随证加减。

（2）心火不及胜复证的五行治法

对于心火不及，被肾水之脏乘袭，心火之子脾土来复母仇太过所致的心、肾、脾三脏同病者，因复气脾土之脏太过，所以要平脾土而调心肾。方药随证加减。

（四）肺脏病证的五行治法

1. 肺脏自病的五行治法

（1）肺脏自病的五味五行调节法

在治疗肺脏自病时，可根据药物五味归属五行并寓生克之理来指导用药。如《素问·脏气法时论》有"肺苦，气上逆，急食苦以泄之"，"肺欲收，急食酸以收之，用酸补之，辛泻之"。对此，张元素以《医学启源》为基础结合《素问·至真要大论》燥淫于内治法中五味寓五行生克之理，归纳为燥制法："肺、金、辛，秋收之道也，失常则病矣。燥淫于内，治以苦温，佐以甘辛，以辛润之，以苦下之。"

即针对肺金自病，药用苦味助心火平肺金，佐用辛味药入肺，甘味药入脾，乃母能令子虚。若燥金胜己之化，当用苦味药泻之。

（2）**肺脏虚实病证的直接补泻法**

凡肺金之脏的阴阳气血虚证，均直接补其本脏。如肺气虚则补肺气，肺阴虚则补肺阴。前者可选用补肺汤，后者可选百合固金汤。凡肺金之脏实证，可直接泻其本脏之邪实，如肺燥的燥邪犯肺证，又可分为凉燥犯肺和温燥犯肺，则在润燥下佐以辛凉解表或辛温解表。孙一奎在《医旨绪余》中记载了肺病虚实用药："虚，则五味子补之，如无他证，钱氏阿胶散补之……实，则桑白皮泻之，如无他证，以泻白散泻之。"

2. 肺脏虚实病证的直接补泻法

（1）**固金生水法**

固金生水法，适用于肺阴不足致肾水亏虚的"金不生水"证。可见久咳痰血，口燥咽干，腰膝酸软，遗精，潮热，盗汗，舌红少苔，脉象细数等症。治以固金生水法，方用琼玉膏。方中白蜜滋养肺阴，生地滋补肾水，二药金水相生而灭内火，人参、茯苓健脾益气，脾旺则土能生金而肺虚复。若肺气不足导致肾气亏虚的"金不生水"证，可见久病咳喘，呼多吸少，动则尤甚，治当金水相生法。方用生脉散与都气丸合方进治，起到"金能生水，水能润金"之妙。

（2）**清金疏水法**

清金疏水法，适用于肺金宣肃失常，病及肾不主水的"金多水浊"证。可见咳喘痰壅，胸痞头眩，腰痛，小便不利，水肿，苔腻脉滑。治以清金疏水法，方用三仁汤加减。

3. 肺病及脾，子病犯母证的五行治法

（1）**补益金土法**

补益金土法，适用于肺金之脏不及病及母脏脾土的"子夺母气"证。可见气短少气，音低，咳痰，纳少乏味，腹胀，便溏，舌淡苔白，脉虚等症。治以补益金土法，常用六君子汤或参苓白术散或生脉散。

（2）**清金泻土法**

清金泻土法，适用于肺金之脏太过病及母脏脾土的"金实及土"证。可见咳喘痰壅，胸中痞闷，头眩，脘腹痞胀或痛，体重，便溏，舌淡苔白腻，脉象濡缓等症。治以泻肺调脾法，方用二母丸、枳术丸加味，或用茵陈平胃散。

4. 肺肾脾母子相及证的五行治法

当随证而治之。可循上述肺病及肾母病及子证和肺病及脾子病犯母证二者复合进行五行治法应用。

5. 肺病及肝，太过相乘证的五行治法

清金柔木法，适用于肺金之脏太过乘及肝木之脏的"强金伐木"证。可见肝咳，痰少而黏，痰中带血，胸胁灼痛，急躁易怒，头晕，口苦，舌红苔黄，脉数等症。方用泻白散、芍药甘草汤加味以清金柔木。有的称为"佐金平木法"。若引动肝风出现抽搐，可用羚角钩藤汤加减。

6. 肺病及心，太过相侮证的五行治法

清火开窍法，适用于肺金燥火逆传心（包）的温病。可见咳、喘、痰，神昏谵语或昏愦不语，舌謇，肢厥等症。方用清营汤泻火热，安宫牛黄丸开心窍。

7. 肺虚心乘，不及相乘证的五行治法

护金泻火法，适用于肺脏之金不及，被心火之脏相乘的"金虚火旺"证。可见咳喘少痰，口舌生疮，小便短赤，肩背重痛，鼻血便血，舌淡苔白，脉细等症。治以护金泻火法，方用增液汤合导赤散加味。

8. 肺虚肝侮，不及相侮证的五行治法

（1）护金调木法

护金调木法，适用于肺金之脏不及，被肝木之脏反侮的"金虚木旺"证。可见久咳气喘，痰多色白质稀，易于感冒，胸胁隐痛或巅顶痛，喜太息，妇人乳胀或痛经，舌淡苔白，脉弦等症。治以护金调木法，方用增液汤、逍遥散加减。

（2）泻南补北法

对于《难经·七十五难》言及的"东方实，西方虚"即肝实肺虚证或称肺虚肝实证，可采用泻南方心火、补北方肾水的五行隔一或称五行隔二法选方用药治疗。

9. 肺肝心乘侮并见证的五行治法

肺、肝、心三脏之间乘侮并见证，区别为太过与不及两类，其乘侮并见证的五行治法，可视为上述各自证的复合辨治，这里不再多述。

10. 肺病胜复辨证的五行治法

（1）肺金太过胜复证的五行治法

对于肺金太过乘肝木，肝木之子心火来复母仇太过所致的肺、肝、心三脏同病者，因复气心火之脏太过，所以要制心火而调肝肺，方药随证。

（2）肺金不及胜复证的五行治法

对于肺金不及，被心火之脏乘袭，肺金之子肾水来复母仇太过所致的肺、心、肾三脏同病者，因复气肾水之脏太过，所以要平肾水而调肺心，方药随证出入。

（五）肾脏病证的五行治法

1. 肾脏自病的五行治法

（1）肾脏自病的五味五行调节法

在治疗肾脏自病时，根据药物五味归属五行并寓生克之理来指导用药。如《素问·脏气法时论》有"肾苦燥，急食辛以润之"，"肾欲坚，急食苦以坚之，用苦补之，咸泻之"。对此，张元素以《医学启源》为基础结合《素问·至真要大论》寒淫于内治法中五味寓五行之理，归纳为寒制法："肾、水，咸，冬藏之道也，失常则病矣。寒淫于内，治以甘热，佐以苦辛，以辛散之，以苦坚之。"正如高士宗阐释："寒淫于内，水气胜也，土能平之，火能温之，故治以甘热。甘热太过，水气不足，则佐以苦辛，盖苦性寒而助水，辛属金而生水，甘热不及，水气犹盛，则以咸泻之。申明佐以苦辛，辛为金味以生水，乃以辛润之，苦为寒性以助水，乃以苦坚之。"

（2）肾脏虚实病证的直接补泻法

凡肾水之脏的阴阳气血虚证，均直接补其本脏。如肾阴虚则补肾阴，肾阳虚则补肾阳。前者用知柏地黄丸，后者选用金匮肾气丸。一般肾脏不言实证，证之于临肾水之脏有实证。如肾脏肿瘤当活血化瘀消癥，肾脏水肿当急则治标以逐水救肾等。

2. 肾病及肝，母病及子证的五行治法

（1）滋水涵木法

滋水涵木法，适用于肾水之脏不足致肝木之脏失养的"水不涵木"证。可见头目眩晕，眼干目涩，耳鸣颧红，口干，五心烦热，腰膝酸软，男子遗精，女子月经不调，舌红少苔，脉弦细数等症。治以滋水涵木法，方用一贯煎或二至丸加味。

（2）滋水疏木法

滋水疏木法，适用于肾水之脏不足致肝阳上亢的"水亏木旺"证，其见症同上外，多一组肝阳上亢的目赤、眩晕、肢麻震颤或急躁易怒。用方，同上再酌加龙胆泻肝丸。

（3）泻水温木法

泻水温木法，适用于肾脏之水太过致肝木受寒的"水多木塞"证，可见肾寒痈肿，以及肝寒木腐见证。治以泻水温木法，方用真武汤、五皮饮或吴茱萸汤随症加减。

3. 肾病及肺，子病犯母证的五行治法

补水生金法，一是适用于肾水之阴不足致肺金之脏阴不足的"水虚金燥"证。可见腰膝酸软，耳鸣，遗精，咳嗽少痰或痰中带血，舌红少津，脉细数等症。治以补水生金法，方用六味地黄汤与清燥救肺汤合方加减。二是适用于肾水之气不足致肺金之脏气不足的"水虚金冷"证。可见面色㿠白，畏寒肢冷，腰膝酸软而痛，久咳不止，气短而喘，痰多稀白，舌淡苔白，脉细弱等症。治以补水生金法，方用金匮肾气丸、甘草干姜汤合方加减。

4. 肾肝肺母子相及证的五行治法

当随证而治之。可循上述肾病及肝母病及子证和肾病及肺子病犯母证二者复合进行五行治法应用。

5. 肾病及心，太过相乘证的五行治法

温阳化水法，适用于肾水之脏阳气衰弱而寒水太过乘袭心火之脏的"水气凌心"证。可见腹胀，水肿，泄泻，心悸，肢厥，神识朦胧，舌胖大苔白，脉沉细等症。治以温阳化水法，方用真武汤加味。秦伯未认为：水旺克火，即肾阴郁遏心阳，表现为水气上逆的脐下悸、胸闷、心悸的奔豚证，方用桂枝加桂汤。

6. 肾病及脾，太过反侮证的五行治法

益火补土法，适用于肾中命火衰，水饮上泛侮脾土之脏的"水多土疏"证。可见畏寒肢冷，水肿，腹胀，纳少，舌淡苔白，脉象沉细等症。治以益火补土法，由于脾土寄少阳相火而生，阳明胃土随少阴君火而旺，故补火生土时，前者用金匮肾气丸，后者用桂枝甘草汤或炙甘草汤加减，均可达到异途同归之效。

7. 肾虚脾乘，不及相乘证的五行治法

泻土救水法，适用于肾水之脏阴不足致胃土之脏相乘的"水温土燥"证，可见《伤寒论》少阴之急下证，可用大承气汤急下阳明胃土之实，救少阴肾水之竭，称为泻土救水法。

8. 肾虚心侮，不及相侮证的五行治法

补水泻火法，适用于肾水之脏阴不足致心火偏旺的"心肾水火不交"证。可见腰膝酸软，耳鸣，遗精，心胸烦热，夜不能眠，舌红少苔，脉细数等症。治以补水泻火法，可用黄连阿胶鸡子黄汤。若偏于肾阳虚的水火不交证，用交泰丸加味。

9. 肾脾心乘侮并见证的五行治法

肾、脾、心三脏之间乘侮并见证的五行治法，区别为太过与不及两类，可视为上述各自证的复合辨治，这里不再多述。

10. 肾病胜复辨证的五行治法

（1）肾水太过胜复证的五行治法

对于肾水太过乘心火，心火之子脾土来复母仇太过所致的心、肾、脾三脏同病者，因复气脾土之脏太过，所以要制脾土而调心肾，方药随证出入。

（2）肾水不及胜复证的五行治法

对于肾水不及，被脾土之脏乘袭，肾水之子肝木来复母仇太过所致的肾、脾、肝三脏同病者，因复气肝木之脏太过，所以要平肝木而调肾脾，方药随证出入。

第四篇　中医五行研究之临床应用

第七章　有关名医五行辨治医案选

一、叶天士所著《临证指南医案》中的五行辨治案例

清代名医叶天士在《温热论》中创立了卫气营血辨证纲领，并用于温病的辨证论治，这是人所共知的，但对于内伤杂病采用中医五行生克理论指导辨证论治，却人多不知。这一内容在行文简约、案义深刻的《临证指南医案》相关医案中得到体现。

1. 五行案例分布

《临证指南医案》——书中约载 88 个病证的相关医案，其中有 26 个病证（占 29.60%）的 77 个医案，涉及内、外、妇、儿、五官等科，都不同程度地、自觉或不自觉地采用了中医五行辨证论治。具体是内科病证 72 例：肝风 5 例，中风 2 例，眩晕 1 例，头风 1 例，吐蛔 1 例，吐血 13 例，咳嗽 7 例，失音 2 例，肺痿 1 例，脾病 23 例，胃脘痛 5 例，泄泻 3 例，脾瘅 2 例，遗精 2 例，淋浊 1 例，癫痫 3 例；外科颈项结合 1 例；妇科癥瘕 2 例；儿科慢惊风 1 例；五官科耳病 1 例。

2. 五行辨治案例选

●案1. 某，二四，晕厥，烦劳即发。此水亏不能涵木，厥阳化风鼓动，烦劳阳

升，病斯发矣。据述幼年即然。药饵恐难杜绝，阴虚阳升。药用熟地4两，龟板3两，天冬1两5钱，萸肉2两，五味1两，茯神2两，牛膝1两5钱，远志7钱，灵磁石1两。

按：此乃肾水不涵肝木，母病及子形成本虚标实案例。正如"中风门"指出："今叶氏发明内风，乃身中阳气之变动，肝为风脏，因精血耗衰，水不涵木，木少滋荣，故肝阳偏亢，内风时起"。诸药重在滋养肾水肝阴基础上，启用牛膝下行，磁石重坠潜阳而收功。

●案2. 钱，胃虚少纳，土不生金，音低气馁，当与清补。麦冬，生扁豆，玉竹，生甘草，桑叶，大沙参。

按：此乃土虚不生金，母病及子脾肺两虚案例。药用肝寒生津的沙参麦冬汤，以养胃阴资生肺金，达到金充气生。

●案3. 某，内经分上下失血，……又，每下午戌亥，少阴厥阴龙相上越，络中之血随气火上升，考五行之中，无形有声，莫如风火，此皆情志之变动，必须阳潜阴固，方免反复也。人参，河车胶，大熟地，五味，炒栀子，茯苓，炒牛膝。

按：少阴虚在肾则龙火出，厥阴亏在肝则雷火腾，此属五行母子相及迫血妄行的吐血案例。药用河车胶、五味、炒栀子滋补肝肾之阴而阳潜火平；人参、茯苓补脾土而摄血，牛膝引血下行，诸药合用而血能平之。

●案4. 王，五五，哕逆举发，汤食皆吐，病在胃之上脘，但不知起病之因由，据云左胁内结癥瘕，肝木侮胃，明系情怀忧劳，以致气郁结聚，久病至颇能安谷，非纯补可知，泄厥阴以舒其用，和阳明利其腑，药取苦味之降，辛气宣通矣。川楝子皮、半夏、川连、姜汁、左牡蛎、淡吴萸。

按：此乃肝木乘胃土，太过相乘呃逆案例。方用左金丸加川楝子泄厥阴肝经气郁，以复肝主疏泄之职；小半夏汤加牡蛎和胃止呃，共达木土相合，肝胃得调而愈。

●案5. 范，一三，气燥，喉痒失音，少阳木火犯上，胆火烁喉。生鸡子白，冬桑叶，丹皮，麦冬，生白扁豆壳。

按：此乃胆木之火反侮肺金，太过相侮失音案例。方药中冬桑叶、丹皮可泄少阳胆木之邪，麦冬、鸡子白有润肺之效，生白扁豆壳补土生金，共达清泄胆火，滋养肺阴之功。

●案6. 某，五十，脉数咳血，曾咯腥痰，若作肺痈，体质木火，因烦劳阳升逼肺，肺热不能生水，阴愈专而阳愈炽，故血由阳而出也，当金水同治为主。熟地4两，生地2两，天冬2两，麦冬2两，茯神2两，龟板3两，海参胶2两，淡菜胶2两，川斛膏4两，女贞1两5钱，北沙参2两，旱莲草1两5钱，胶膏丸。

按：此乃肺金不生肾水，母病及子虚实夹杂咯血案例。缘由素体阳盛，烦劳阳热迫肺，致肺热盛病及肾水亏虚，血因热出，治以二地补肾水，二冬润肺阴，佐以茯神宁心神，二至与二胶合用能金生水、水润金，共达阴能敛阳而血自止。

●案7. 吴，惊狂，乃木火扰动，虽得平静，仍心悸怔忡，夜卧不寐，诊脉虚细如丝，已非痰火有余，议补心丹，以理心之用。人参、茯神、枣仁、玄参、丹参、天冬、麦冬、生地、川连、柏子仁、菖蒲、桔梗、远志。

按：此乃肝木化火扰心，母实令子虚狂病案例。重在补子脏心，用天王补心丹加减，则心养而悸宁，神归位而狂病平。

●案8. 许，十九，善嗳食减无味，大便溏泻，三年久病，内伤可疑，但清内热，润肺理嗽，总是妨碍脾胃，思人身病损，必先阴阳致偏，是太阴脾土日削，自然少阳胆木来侮，宗内经补脏通腑法。四君子加桑叶、炒丹皮。

按：此乃胆木乘脾土即阳木乘阴土，太过相乘所致大便溏泻案例。方用四君子汤扶助脾土，酌加桑叶、炒丹皮，此二药可和少阳木火，使土少侵，从而实现扶土抑木疗法。

●案9. 张，十九，壮年面色萎黄，脉濡小无力，胃脘常痛，情志不适即发，或饮暖酒暂解，食物不易消化，脾胃之土受克，却在肝木来乘，怡情放怀，可愈此病。人参、广皮、半夏、茯苓、苡仁、桑叶、丹皮、桔梗、山栀（姜汁炒），水泛丸。

按：此乃肝木太过同时乘脾胃阴阳土所致胃脘痛案例。其治有三：一是饮酒性热可缓解；二是调畅情志以缓肝郁不再乘土；三是治以扶土抑木法，即用二陈汤去甘草，加人参、苡仁来共燥湿健脾土，桑叶、丹皮、山栀解肝木瘀滞，桔梗利于气机升宣，该病例论治实为经验之谈。

●案10. 王，淋属肝胆，浊属心肾，心火下陷，阴失上承，故溺浊不禁。人参、川连、生地、茯神、柏子仁、远志。

按：此乃心火下陷损及肾水阴精，太过相侮溺浊案例。药用茯神、柏子仁、远志重在调神，川连清心火，人参大补肾中元气，生地滋养肾阴，相互合用则心神安，肾精固而尿浊止。

二、丁甘仁所著《丁甘仁医案》中的五行辨治案例

丁甘仁先生，近代"孟河医派"名医，所著《丁甘仁医案》共8卷，不仅对伤寒温病辨治力主"寒温统一论"，而且善于将中医五行理论融于脏腑辨证中，指导诊断与记载医案。

1. 五行案例分布

《丁甘仁医案》共收载病证 67 个，医案 374 例。其中有 18 个病证（占26.86%）、36 例医案（占9.63%）都不同程度地、自觉或不自觉地贯穿中医五行脏象理论于临证辨治和医案记载中，笔者将此称为"五行辨证"。具体是咳嗽 8 例，吐血 5 例，泄泻、肿胀各 3 例，呃逆、风温、神志失常各 2 例，肺痈、脘胁痛、霍

乱、痢疾、黄疸、消渴、便血、眩晕、经闭、慢惊风、肺脾两虚证各1例。

2. 五行辨治案例选

●案1. 竺左，咳嗽延今半载，纳少便溏，形肉渐削，肺病及脾，伤损及中之象。肺痨根前已著，清肺无益，专培中土。炒潞党参、云茯苓、炒淮山药、北秫米各3钱，米炒于术、诃子、御米壳各2钱，清炙草4分，炮姜炭4分，橘白、水炙远志各1钱，干荷叶1角。

按：此乃久咳伤肺金而病传脾土，子病犯母咳嗽案例。方用四君理中汤"专培中土"，以实肺金，属五行母令子实的相生辨治法。

●案2. 黄左，肝为风木之脏，赖肾水以滋养，水亏不能涵木，肝阳上扰清空，头痛眩晕，心悸少寐，筋惕肉瞤，恙久根深，非易速痊。当宜滋肾水以柔肝木，潜浮阳而安心神。阿胶珠、生白芍、青龙齿、朱茯神、酸枣仁、豆衣、潼蒺藜、北秫米、嫩钩藤、黑芝麻各3钱，左牡蛎6钱，炒杭菊1钱5分，琥珀多寐丸1钱吞服。

按：此乃肾水亏虚不能涵养肝木，母病及子眩晕案例。水亏为本，木火上扰为标，五行滋水涵木而标本兼治。

●案3. 文右，旧有脘痛，继则腹满作胀，食入难化，面黄溺少，此肝气怫郁，木乘土位，湿热浊气，凝聚于募原之间，三焦气机流行窒塞，书所谓浊气在上则生膜胀也。两关脉弦，寸部脉涩。急拟疏肝解郁，运脾逐湿。银柴胡、枳实炭、陈广皮各1钱，冬瓜皮、炒谷麦芽各3钱，生白术、大腹皮各2钱，连皮茯苓4钱，黑山栀、鸡金炭各1钱5分，带壳砂仁8分，小温中丸3钱。每早吞服。

按：本例肿胀源于木旺乘土，属太过相乘辨证。拟用抑木扶土法，汤丸并用，以收缓急之功。

●案4. 冯幼，先天不足，后天又弱，吐泻已久，神疲内热，口干不多饮，舌质红，指纹红紫带青，已过气关。呕吐伤胃，泄泻伤脾，脾阳胃阴两伤，肝木来乘，所谓阴虚生内热，阳陷则飧泄也；渐入慢惊一途。勉拟连理汤加味，温养脾胃，抑木和中，以望转机。炒潞党参、炒于术各1钱5分，炙甘草5分，炮姜炭、川雅连各3分，焦谷芽3钱，云茯苓、陈木瓜各2钱，陈广皮1钱，灶心黄土1两。

按：此乃吐泻日久中土已虚，肝木来乘，不及相乘慢惊风案例。方用连理汤加味扶土为主以制肝木法。

●案5. 赵左，春令木旺，肝胆之火升腾，风燥之邪外袭，肺金受制，阴络损伤，咳呛出血，胁肋牵痛，燥化火，火刑金，肺炎叶举，脉数苔黄，虑其血涌狂吐，亟拟凉肝清燥、润肺去痰。粉丹皮、茜草根、川贝、象贝各2钱，生石决明8钱，马勃8分，侧柏叶1钱5分，冬瓜子、甜光杏、竹茹各3钱，白茅花1钱，活芦根1尺（去节），蚕豆花霜、枇杷叶霜各4两冲服。

按：此乃肝木火腾夹燥邪化火，反克肺金伤及血络，太过反侮吐血案例。方中重用石决明以镇肝泻火，佐服露汁之品护肺金，共复肝肺五行制化关系。

三、杜少辉等主编《内科医案》中的五行辨治案例

1. 母病及子案例

●案1. 土不生金·咳嗽案。黄某某，女，3岁半，1974年4月12日诊。因人工喂养，从小体弱多病，此次病咳嗽已历月余，咳吐少量清稀白痰，咳甚时有喘呕，神疲食少，声低气短，大便时溏，形体瘦弱，腹部膨大，面色萎黄，四肢欠温，脉虚而缓，舌淡嫩，苔花剥。此病位在肺是标，源于脾亏是本。治病必求其本，今为脾虚及肺，"土不生金"之病。故治以补脾益气，培土生金。以参苓白术散加减：党参6克，扁豆5克，白术5克，连肉5克，淮山药6克，桔梗、砂仁、神曲各3克。服5剂后复诊，病情好转，咳嗽减轻，食纳增加，精神略振，原方再服5剂，并以此方配药1千克，研末，炼蜜为丸，嘱早晚各服5克，以培补其体质。

●案2. 土不生金·肺痿案。病已半年有余，咳嗽而见臭痰，咯血，夜不能眠，或卧难着枕，舌白苔满布，大便干结，所谓热在上焦者，因咳为肺痿也。诊得左寸脉数小，又与脉数者为肺痿之旨相合。而右关一部不但见数且独大而又兼弦滑，是阳明胃经复有湿热浊痰熏蒸于肺，母病及子，土衰而金亦败，然肺之病属虚，胃之病属实，一身之病，虚实兼之，施治颇棘手。姑拟一方列后：薏苡仁9克，忍冬藤、炙甘草、蛤壳各1.5克，紫菀、阿胶、橘红、川贝母各3克，白茯苓9克，麦门冬6克，桑白皮、地骨皮各4.5克。

●案3. 土不生金·黄疸案。余友常伯石令正，患湿热发黄病，某医误以经病发黄，服调经气之热药数剂不验，迎余诊断。诊得脾脉滑数，肺脉亦数，此母令子实之证。经曰：治病必求其本。余用茵陈15克，黄柏10克，黄芩10克，槟榔、枳实、厚朴、木通、甘草各6克，神曲10克，水煎服，2剂见效，5剂痊愈。

2. 相乘案例

●案1. 木旺乘土·噫气案。张，当春脉弦，肝木乘土，噫气，大便艰少，常欲如厕，皆肝气忽升忽降所致。青皮、旋覆花、降香、白芍、牡蛎、炙草、当归、姜半夏。二服噫气平，大便不结，唯睾丸注痛，加橘核（酒炒），服全廖。

●案2. 木旺乘土·腹痛案。肝木乘土，小腹作痛，渐至胁楚腹胀，按之颇坚，神疲顿，脉细数，近鼓之候也，不易愈，拟健土泄木法。炒川连、生于术、宣木瓜、焦神曲、新会皮、泽泻、淡吴萸、炒川朴、郁金、制香附、茯苓、大腹皮。

●案3. 木旺乘土·腹胀案。沈涛祖母年七十余，自上年患腹胀满，医以臌胀治之，服沉香、郁金、香附等数十剂，病转剧，脾滞食减。诊之，左关弦洪，右关弦

软，此肝木乘脾之象也。先用逍遥散加川楝、吴萸连服 3 剂，胀减泻止，饮食顿加，复用归芍六味调理而愈。

●案 4. 木旺乘土·胃痛案。客秋脘痛，心中愧愧不能自主，服黄连 2 剂稍好；现在大痛不止，痛时胸中气郁如焚，贯膈冲咽，痰塞咽喉，咯咀不止，午后尤甚，头眩形神不振，欲食少进，脉来弦数，五志不伸，肝火犯中，土为木侮，以苦泄辛开法调之。左金戊己本好，先以泻心法服后再议。川连、黄芩、半夏、甘草、炮姜、人参、大枣。

●案 5. 木旺乘土·泄泻案。清气在下，则生飧泄，浊气在上，则生膜胀。肝脉循于两胁，脾脉布于胸中，肝实胁胀，脾虚腹满，木乘土位，食少迟运，营卫不和，寒热往来，补中益气，是其法程，更兼以涩固胃关之品，冀效。西洋参、茯苓、冬术、炙甘草、川连、升麻、柴胡、归身、木香、陈皮、山药、补骨脂、肉豆蔻。

●案 6. 木旺乘土·呕血下痢案。潘，少腹本厥阴部分，疼痛不已，痢下黏腻如鱼脑，又呕紫血甚多，继以鲜红，夜烦不寐，足厥冷，在脉虚弦，右虚小，此土受木侮，必饮啖后郁勃动肝，厥阴凌犯中下焦，清浊互伤，呕利并剧，节交雨水，风阳猝乘，药忌刚燥，但柔肝息风缓痛为宜。阿胶（水煨）、白芍、木香、小茴香（盐水炒）、香附（醋炒）、延胡（酒炒）、茯神。一服血止，痛利大减，足亦和，再加炮姜、焦楂肉服，症悉平。改用潞党参、茯苓、白芍、山药、炙甘草、砂仁、诃子肉、粳米、枣肉，调脾而进食。但呕利伤阴，精神未复，因事枨触，寒热烦痛，按锺略爽，是营卫流行之机，未免钝窒矣。且咳喘痰灰，肾虚气少摄纳，必补中则营卫自和，摄肾则咳喘可定。潞党参、炙芪、归身、炙甘草、茯神、五味、山药、核桃肉、沙苑子。渐次调理向安。

●案 7. 木旺乘土·肠鸣案。人有肠中自鸣，终日不已，嗳气吞酸无有休歇，人以为脾气之虚也，谁知是肝气之旺乎？夫肝木不郁，则脾气得舒，肠亦安然输挽，顺流而下，何至动不乎之鸣耶？唯肝木克脾土，则土气不能伸，而肠乃鸣矣；盖坤道主安宁者也，唯地中有风震动之，声出如霆如雷，非明乎？故治肠鸣之病，不必治肠，治脾土而已。亦不必专治脾土治肝木而已。肝木之风静，脾土之气自静也。方用安土汤：白芍 30 克，白术 30 克，柴胡、甘草、炮姜各 3 克，苍术 6 克，神曲 6 克，水煎服 1 剂少止，2 剂全止，不必 3 剂。此方脾肝同治之法，肝平而脾气得养矣，脾安而肠气得通矣。

●案 8. 木旺乘土·痰饮案。土为木克，中伤积饮，清水上泛，呕吐胀痛，已历多年。病起于肝传之于脾，淫之于肺，下连于肾。治病求本，金匮肾气丸加减主之。大熟地、云茯苓、泽泻、淮山药、山萸肉、制附子、肉桂、车前子。

3. 不及相乘案例

●案 1. 土虚木乘·呕吐案。杜，肝木横逆，化火生风，挟痰瘀，蒙扰神明，刻下大势已平，而胃气被其冲逆，不得不降。纳谷扰呕，脉象虚软而数，是土虚木乘之证。据述左胁块拘痛，肝络不通，气瘀交阻，拟煎方以疏木降胃为主，另拟膏方，以疏化气瘀，降呕止后服之。细川连（吴萸煎汁，拌炒）、姜半夏、广陈皮（盐水炒）、太子参、白芍（土炒）、青皮（醋炒）、黑山栀（姜汁炒）、川贝母、干姜（盐水炒）、枳实、竹茹（姜汁炒）。

●案2. 土虚木乘·泄泻案。张，气虚则脾弱，肝强侮其所胜，食即饱胀，腹中气冲作泄也，扶土泄木，一定法程。炙甘草、陈皮根、砂仁、陈皮、冬术（川朴五分，煎汁拌炒）、焦神曲、茯苓、炮姜、白芍（吴萸三分，煎汁拌炒）。

●案3. 土虚木乘·胃痛案。徐道夫母，病胃脘当心剧痛，右寸关俱无，左虽有，微而似绝，手足厥冷，痛甚而伏者，手足冷者，未用尽为虚证，病势危笃，察其色，眼胞上下青黯（眼胞色青，乃肝木乘脾）。此脾虚，肝木所胜，用人参、白术、茯苓、陈皮、甘草补其中气，木香和胃气，以行肝气，吴萸散脾胃之寒，止心腹之痛。急予1剂，俟滚先服，煎熟再进，诸病悉愈。

●案4. 土虚木乘·腹痛案。荣右，沪南，腹痛拒按，暮热，脉左弦搏，右濡苔厚，血虚肝旺，土衰木乘，先清郁陷之肝火。桑叶、丹皮、银柴胡、青蛤、旋覆花、橘叶、黑山栀、蒺藜、金铃子、香附、淮麦，共5剂。夜热退，腹痛有形，用老苏梗、乌药、白芍、香附、橘叶、金铃子、玄胡、苏噜子、黑山栀、鸡内金、木香，痛定腹舒。

●案5. 土虚木乘·呃逆案。朱氏子未第时，患腹胀食少，倦怠，自汗，呃逆，口干，脉之左得弦急，右见虚微，此中虚肝盛，得之烦劳且怒也，烦劳则气分弛而脾胃损，郁怒则肝木横肆而脾胃伤，由是汗出不止脾虚而腠理不固也。口中干燥者，脾虚而精液不升也；腹胀者，气虚而传化失常也；食少者，胃阳不化，健运失职也；呃逆者，五阳不布，阴气用事也。当用桂附理中汤，大培中土，土旺则不受别于木，且能生肺以制木也。服4剂，脉渐起，胀渐平。固停药数日，胀如故，与大剂桂附理中汤，少加沉香以和胃气而行肝气，调理一月而安。

4. 土虚水侮案例

●案1. 土虚水侮·淋病案。沈郎仲治王雨泉，溺后精水淋漓不断，服六味丸不应，易八味丸反加涩痛，两天脉数而气口虚大。此土虚不能堤水也。治宜补中益气加麦冬、五味，10剂而愈。

●案2. 土虚水侮·抽搐案。一小儿发抽啼叫，手足指冷，左腮青黑，此脾土虚弱，肾水反侮也。用六君子汤、干姜、桂枝，1剂安，又以四君子汤、川芎、当归及补肝散而愈。

四、《蒲辅周医案》运用五行辨治的案例

1. 母病及子·麻疹案

史某，症见麻疹出而不顺、出迟没速、疹后持续低热不退、咳嗽伴喘、颧红下利。辨为疹后损伤胃阳，致肺中虚冷，属土不生金。先投甘草干姜汤急复胃阳，次用四君子汤加干姜温中益气，终用理中汤加半夏人参厚朴甘草生姜汤共健脾胃之阳，以复肺气而治愈。

2. 子病犯母·眩晕案与口疮案

刘某，因情志过急，肝胆火旺致肾水不足，复感风邪致风火相煽，症见头痛、目眩、心烦、尿黄、脉弦细无力，辨为肝火旺实致肾水不足，先以汤折火，后用滋阴养肾的丸药缓平。

周某，症见口腔黏膜、舌、牙龈多处出现溃疡，时发时止，平素喜热饮，大便稀溏，脉象两寸弱、关弦大、尺沉细，舌质红苔黄腻，此乃关脉弦大，大便稀为脾土虚；口疮，寸尺次弱为虚火上浮，证属土虚火犯，子病犯母的口疮。投补土伏火的封髓丹加味（炙甘草6克，黄柏、砂仁、白术、党参各6克，大枣4个），服用数剂而愈。

3. 相乘·肺痈案

肺痈是痰壅血瘀，金实而受心火克的太过相乘病，脓未成用涤痰法，脓已成用千金苇茎汤。

4. 相侮·腺病毒肺炎案

某患儿，患腺病毒肺炎日久，肺气已虚而津液被劫，右寸脉急有力，左关脉反弦数有力，辨为金虚木侮，肝风欲动，投生脉剂益气生津，以达养肺金以平肝木。

五、黄煌编《医案助读》中的五行辨治案例

1. "厚土敛火"法治口舌痛与齿衄案

左寸关博指，心肝之阳亢，右脉小紧，脾胃之虚寒。是以腹中常痛，而大便不实也。病延四月，身虽微热，是属虚阳外越，近增口舌碎痛，亦属虚火上炎，津液消灼，劳损何疑？今商治法，当以温中为主，稍佐清上，脾土厚则火敛，金旺则水

生。古人有是论，幸勿为世俗拘也。党参、于术、茯苓、甘草、炮姜、五味子、麦冬、灯心草。

又案：中气虚寒，得冷则泻，而又火升齿䀈。古人所谓胸中聚焦之残火，腹内积久之沉寒也。此当温补中气，脾土厚则火自敛。四君子汤加益智仁、干姜。

2. "安土清木"法治风痰案

痛呕之余，脉当和缓，而反搏大，头晕欲吐，胸满不食，神倦欲卧，虑其土颓木张，渐致痉厥，法当安胃清肝，亦古人先事预防之意。半夏、茯苓、广皮、钩藤、竹茹、枇杷叶、鲜佛手。

3. "补中泄木"法治肝脾不调证案

病将一载，肝气横逆而不平，中气久虚而不振。唯肝逆，故胸脘阻塞而攻冲；唯中虚，故营卫不和而寒热。凡大便溏，饮食少，右脉细，左脉弦，是其证也；四君子和逍遥，加左金是其治也。党参、冬术、陈皮、茯苓、归身、神曲、白芍、柴胡（盐水炒）、香附（盐水炒）、川连（吴萸炒）、谷芽、玫瑰花。再诊：阳虚恶寒，阴虚发热，脾虚则便溏而乏力，木旺则脘痞而气塞。前方补中泄木，肝气已平，合以盖火生土，气血双补。党参、冬术、苁蓉、鹿角霜、杞子、木香、菟丝子、归身、白芍、陈皮、茯苓、杜仲、砂仁、玫瑰花。

六、《中医心理学》中的五行辨治案例

1. 火胜金·喜胜忧案

陈壮元之弟，因忧愁过度，病咳唾吐血，面色黧黑，丹溪药之，十日不见效，乃谓其兄曰：此病得之失志比用喜解。应求一足衣食之地处之，病始可愈。兄如其言，弟大喜，即时色退，不药而愈。（《丹溪医案》）

2. 木胜土·怒胜思案

张子和治一富家妇人，因伤思虑过甚，二年不寐，无药可疗。其夫求戴人治之。戴人曰：两手脉俱缓，时脾受之也，脾主思故也，及与其夫约，以怒而激之，多取其材，饮酒数日，不处法而去。其人大怒汗出，是夜困眠如时者，八九日不寐，自是而进食，脉得其平。（张子和《儒门事亲》）

3. 土胜水·思胜恐案

郴为汲令，以夏至日诸见主簿杜宣，赐酒。时北壁，有悬赤弩煦于杯，形如蛇，宣畏恶之，然不敢不饮。其日便得胸腹痛切，妨损饮食，大用羸露，攻

治万端不为愈。后郴因事过至宣家窥视，向其变故，云畏此蛇，蛇入腹中。郴还听事，思维良久，顾见悬弩，必是也。则使门下史将铃下徐扶辇载宣，于故处设面，杯中故复有蛇，因谓宣，此壁上弩影耳，非有他怪。宣遂解，由是廖平。（应劭《风俗通》）

4. 水胜火·恐胜喜案

一病人世为农家，癸卯获隽于乡，伊父以喜故，失声大笑，第春举进士，其小弥甚，历十年住住擢谏垣，遂成痼疾，初犹间发，后霄旦不能休，谏垣甚扰之，从客太医某相商，因得所授，命家人给乃父云："谏垣已殁"，乃父痛绝几殒，如是其十日，病渐廖，伴而为邮语曰："某大夫治谏垣绝而复苏，病者遂不可悲，而症永不作矣。"（《王氏医案》）

七、《中医各家学说》载名医五行辨治案例

1. 木胜土衰·飧泄案

一锦衣，夏月饮酒达旦，病水泻，数日不止，水谷直出，服分消、利导、升提诸药则反剧。时珍诊之，脉浮而缓，大肠下弩，复发痔血。此因内食生冷，荣水过杂，抑遏阳气在下，木胜土衰，《素问》久风成飧泄也。遂以小续命汤投之，一服而愈。（《本草纲目·麻黄条》）

2. 金不生水·癃闭案

郡守王镜如，痰火喘嗽正甚时，忽然小便不通，自服车前子、木通、茯苓、泽泻等药，少腹胀满，点滴不通。余曰：右寸数大，是金燥不能生水之故，唯用紫菀5钱，麦冬3钱，北五味1粒，人参1钱，1剂而小便涌如泉。若淡渗之药，则反致燥急之苦，不可不察也。（《医宗必读·小便癃闭》）

3. 土不生金·咳嗽案

司厅陈国华，素阴虚，患咳嗽。以自知医，用发表化痰之剂，不应，用清凉化痰等药，其症益甚。余曰："此脾肺虚也。"不信，用牛黄清心丸，更加胸腹作胀，欲食少思，足三阴虚证悉见，朝用六君、桔梗、升麻、麦冬、五味，补脾土以生肺金；夕用八味丸，补命火以生脾土，诸症渐愈。经曰："不能治其虚，安向其余？"此脾土虚不能生肺金而金病，复用前药而反泻其火，吾不得而知也。（《内科摘要·脾肺亏损咳嗽痰喘等证》）

4. 木乘土·温热案

陈某，诊脉左带微数，右关微弦，胸脘痞闷，右眼角赤，皆是肝木乘脾土。

《经》旨有"肾藏志""脾藏意",今梦寐惊惕,是见不藏之象,倘调养失宜,内有七情之忧,外有六淫之侮,再经反复,药饵无过草根树皮,焉能有济,故重言以申其说。人参、半夏、枳实、茯苓、干姜、小川连。(《叶案存真》)

第八章　笔者临证五行辨治案例

一、土实侮木乘水"胃息肉"案

路某某,男,59岁。1999年11月25日,初诊:自诉在体检做胃镜时报告为胃大弯处有一个2厘米×1.5厘米的胃息肉,遂来医院要求中医药治疗。现症:神健体胖,声音洪亮,面赤,胃脘灼热胀满并有压痛牵掣胁部,口干口苦,吞酸嘈杂,小便黄少,大便不爽,日行2~3次,舌质红苔黄腻,脉象弦数。平素喜进辛辣,火锅与热茶。中医五行辨证为胃土实热侮木乘水所致胃息肉。治宜泻土疏木,佐以补水。首用大黄黄连甘草汤加味。药用柴胡、木香、乌贼骨、浙贝母、丹参各9克,大黄、甘草各6克,黄连4克,佛手12克,薏苡仁18克,茜草5克,蒲公英20克。共5剂,水煎冷服,分3次。二诊:服药后自觉胃中灼热稍减,前方加玄参6克,启肾水上承制胃火,丹皮9克、白芍12克凉血清热,进服5剂。三诊:药后吞酸减除,去乌贼骨加生扁豆15克,以消脾胃暑热,再服5剂。四诊:胃脘灼热大减,大便已畅正常,在三诊方中去大黄加益智仁12克,益少火复胃气,加六一散清除湿热,继服5剂。五诊:面赤消退,口干口苦与吞酸嘈杂已除,为防余热复生,复入生地15克,增阴液泻胃火以化血稠,木通9克令热从小便出,续服5剂。六诊:胃脘灼热胀满解除,二便正常,舌平脉缓和,守方加减如下,玄参、柴胡、丹皮各9克,薏苡仁、蒲公英各20克,茜草、甘草、木香各6克,浙贝母12克,生地15克,再服5剂以巩固疗效。并嘱胃镜复查,停药至2000年8月28日复查胃镜示:胃体未见异常。

二、土虚木乘与子病犯母"胃心病"案

李某,女,24岁。2001年8月5日,初诊:1999年患胃病去某医院做胃镜检查为慢性浅表性胃炎,经西药治疗好转。但常因工作劳累或饮食不慎而复发,近月来每至夜间11时胃脘胀闷连胁,拘急作痛伴见自发性心动不安,心跳加快持续近20秒钟,且有胸胁闷气短,曾做心电图,除心率达100次/分外,未见异常报告。平时口淡乏味,食欲不振,面白少华,嗳气,时有上腹部轻度压痛感,大便日行1

次，量少而不畅，舌尖微红苔薄黄，脉弦缓。此乃胃病及脾而纳运失常，气血生化不足进而影响心脉；同时脾胃功能不足可致土虚木乘，乘胃则胃脘胀闷连胁作痛，嗳气，大便不畅，脉弦缓；乘脾则口淡乏味，食欲不振，且足太阴脾经支者，从胃别上膈注心中，加上血不养心而出现每晚 11 时发作的心悸；舌尖微红，苔薄黄，说明上焦有微热。中医辨为胃心病。治宜理脾定悸，疏肝和胃。方用枳术丸，四逆散，芍药甘草汤合方加味。药用柴胡 9 克，白芍、扁豆各 15 克，枳壳、炙甘草各 6 克，白术、香附、延胡索各 12 克，蒲公英 20 克，黄连 3 克，薏苡仁 18 克，莲心 3 克。6 剂，每日 1 剂，水煎取汁 500 毫升，分 2 次温服。二诊：服药后每晚 11 时胃脘胀闷连胁拘急作痛略减，心悸发作变短为 10 秒，舌质转淡红苔薄黄，关脉弦。前方加炙远志 9 克以定心气而安心神，进服 8 剂。三诊：服药后脘腹胀闷连胁再减，每晚 11 时胃痛伴心悸转为偶发，舌平脉缓，前方去延胡索再服 4 剂。四诊：事隔 4 个月，服完三诊药后，夜间胃痛伴心悸消除，已做 3 次心电图心率正常。为治疗慢性浅表性胃炎，嘱常用香砂养胃丸、穿心莲片以善其后。

三、土虚木乘"呃逆"案

赵某，女，64 岁。1995 年 3 月 2 日，初诊：因呃逆反复发作 2 年余，加重 3 天前来就诊。现症：喉间呃声频频，声音低长而不能自主，气出无力，多与情绪低有关，伴见胸胁胃脘满闷，食少便溏，口腻舌苔白厚，脉右关弦缓，左关弦。五行辨证为土虚木乘，胃气动膈所致呃逆。治以扶土抑木，和中降逆，佐纳肾气。方用理中汤与百合汤加味。药用太子参 15 克，炮姜 9 克，白术 12 克，甘草 4 克，百合 15 克，乌药 9 克，佛手 9 克，香附 9 克，益智仁 9 克，葛根 6 克，莱菔子 12 克。5 剂，水煎服，每日 1 剂，分 3 次温服。二诊：服后呃逆发作次数减少，胸胁胃脘满闷减，余症同前，于前方加白芍 15 克，柔肝，继服 5 剂。三诊：药后呃逆大减，饮食渐进，大便正常，脉舌转正，守二诊方去葛根、莱菔子，加沉香 2 克暖土纳气，继服 5 剂以善其后。

四、心肝母子相及"舌痛"案

曹某某，女，42 岁。1998 年 1 月 5 日，初诊：素体阳盛而急，偏食辛辣海味。近来突感舌部不适，急去某医院检查发现舌左边有 0.1 厘米×0.2 厘米红色肿块，建议手术治疗切除。病人因多虑而求治于中医。症见舌左边有红色肿块如豆大，肿胀有阻塞感，用压舌板触之较坚硬，自觉舌短难伸，妨碍言语和进食，口苦，夜间少寐，小便黄赤，大便偏干，舌边尖红，苔黄少津，脉弦数。中医五行辨为心肝火炽，母子相及致舌络受煎，津伤血稠，瘀血阻络的舌痛。治宜清心凉肝，活血通络，方用导赤散、龙胆泻肝汤加减。药用生地、牡蛎、蒲公英各 20 克，木通、丹皮各

12 克，龙胆草、甘草各 6 克，丝瓜络、夏枯草各 15 克，龙胆草 10 克，滑石 30 克，薄荷 3 克，赤芍 4 克。共 5 剂，每日 1 剂，水煎服，每日 3 次，每次 200 毫升凉服。二诊：服药后，舌边肿块硬度变软变小，口不苦，妨碍言语、进食情况改善；但痰多，舌质红中根苔黄，加莲心 3 克清心，穿山甲 2 克散结化块，进服 6 剂。三诊：夜间睡眠改善，二便正常，痰少而舌边肿块消失，舌脉平，守清热凉血、通络散结以善其后。药用生地、蒲公英各 20 克，木通 12 克，淡竹叶、甘草各 6 克，丝瓜络、夏枯草、浙贝母、芦根各 15 克。再服 6 剂。服完后再去医院口腔科复查，舌上无肿块，告愈。

五、金实乘木侮火"肺咳"案

蒋某，女，28 岁。2004 年 8 月 11 日，初诊：因反复咳嗽，每至秋则发，已 10 余日。现症：面白少华，咳嗽阵作，声微短促，痰黄量少质稠，甚则干咳无痰，牵引两胁腹部胀痛，伴见胸闷、咽痒、唇燥，少寐多梦，饮食欠佳，大便干结或数日 1 行，舌尖边红绛，苔中根黄厚，脉象弦数。五行辨证为金实乘木侮火所致肺咳。治以清金泻热，润燥降逆。首用黄芩清肺饮、泻白散合方加味。药用桑白皮、地骨皮、夏枯草、浙贝母、黄芩各 12 克，知母、射干、山栀、车前草、瓜蒌壳各 9 克，淡竹叶 6 克，黄连 3 克，甘草 4 克。共 5 剂，水煎服，每日 1 剂，分 3 次饭后温服。二诊：服药后反复咳嗽有所缓解，余症同前，守方加丹皮 12 克、莲心 6 克以清热凉血，莱菔子 9 克以降气通腑，继服 5 剂。三诊：服药后已能入睡，咳嗽再减。舌红苔中根微黄，脉象细数，余症同前，于二诊方中加减如下：桑白皮、地骨皮、夏枯草、浙贝母、丹皮、茯苓各 12 克，知母、射干、莱菔子、法夏、陈皮各 9 克，甘草 4 克，继服 5 剂。四诊：大便已通，胸闷、胁腹胀痛解除，饮食转佳仍有咽痒燥，舌尖红苔薄白，脉细。拟用泻白散、二陈汤、四君子汤加味，共达肺脾两治。药用：桑白皮、地骨皮、白术、茯苓、丹皮、法夏各 12 克，南沙参、山药各 15 克，枳实、陈皮各 9 克，甘草 5 克，共 5 剂。四诊共服方药 20 多剂，上述诸症解除，脉舌平。考虑肺为娇脏，喜润恶燥，治以金水相生法。药用石斛、山药、旱莲草、女贞子、黄芩、百合、芦根、浙贝母、南沙参各 12 克，桑叶 15 克，知母 9 克，甘草 3 克，继服 5 剂以善其后。

六、木火下劫肾水"病毒性角膜炎"案

漆某，女，44 岁。2001 年 1 月 21 日，初诊：因患目疾到某市级医院诊断为"病毒性角膜炎"。现症：角膜混浊，视物有重影而不清，时觉体内阵阵火热上冲，头晕胀痛、口苦、耳鸣如潮，小便黄少，大便难解但日行 1 次，兼见腰痛，舌质淡红，苔中黄，脉象左细右弦。五行辨证为肝木火盛下劫肾水所致目疾。治以平肝木

之火，佐滋肾水。方用龙胆泻肝汤、二至丸加减。药用：生地、白芍、珍珠母各30克，山栀、黄芩、刺蒺藜、旱莲草、当归、丹皮各12克，桑叶20克，天麻15克，龙胆草、女贞子各9克，甘草3克。共5剂，水煎服，每日1剂，分3次温服。二诊：服药后已觉内热下降，而头晕胀痛、耳鸣口苦减轻，余症同前，守方加淡竹叶6克导心火下行，丝瓜络10克、地龙6克共通络化瘀，再进5剂。三诊：视力改善视物渐清，头胀痛和耳鸣口苦已除，小便转正常，大便仍干燥，脉舌之象同前，方用导赤散、二至丸、龙胆泻肝汤合方加减。即旱莲草、夏枯草、当归各12克，女贞子、木通、天麻各9克，生地、白芍、刺蒺藜各15克，淡竹叶6克，甘草4克，橘络5克。继服5剂。四诊：前三诊已服15剂后角膜混浊消失，视力恢复，腰痛已除，大便正常，舌脉平和。为加强疗效，嘱用清热明目的菊花、滋阴的玄参及清肝热的夏枯草泡水代茶，半月而愈。

七、土虚火浮"口疮"案

封某某，女，23岁。2009年12月10日，初诊：自述口腔热感而两侧黏膜有3~5个基底色红疱疹伴烧灼痛感，唇红口干，继之3天出现凹陷性溃疡，表面有黄白色渗出物覆盖，近因进食辛辣而加重。素有脾胃不足而食欲差，口淡纳差，面色淡黄少泽，神疲乏力，时有微热，不汗出，大便质软偏稀，每日2次，舌尖红苔中根微黄少津，脉细数。四诊合参，当属脾失健运，土虚火浮致口疮。治以补土伏火，解毒疗疮。方用四君子汤、封髓丹、导赤散合方加味。药用：南沙参18克，炒白术、生地各15克，茯苓、山药、连翘各12克，砂仁（后下）、炒黄柏、木通各9克，淡竹叶、甘草各5克。共6剂，水煎服，每日1剂，分3次凉服。二诊：服药后口腔热感消除，疼痛减轻，无新增溃疡点，食欲有所改善，余症及脉舌之象同前，守方加夏枯草12克清肝防木化火，续服6剂。三诊：服方后神疲改善，已无微热，口腔溃疡渗出物消失，大便质软每日1次，舌质淡红苔中微黄，脉细缓，守二诊方加枳实9克，薏苡仁18克分利脾虚湿浊，6剂再服。四诊：查看口内两侧黏膜3~5个溃疡点愈合，面色转黄润，脉舌平而收效。

八、木实金虚"咳嗽"案

卢文炳，男，58岁。2014年2月1日，初诊：咳嗽持续已半年，曾辗转求医多次，虽有减轻但总不能告愈，心情十分苦闷；曾做血常规，胸部X线片，心肺功能测定均报告正常，今求治于中医。现症：每天凌晨2~4时干咳发作，无痰气促，白天遇冷气或烟气多致咽痒而咳，也无痰。舌尖红苔中黄，脉弦迟弱。四诊合参，中医从时辰医学与五脏经脉循行思考，属肝实肺虚证的咳嗽。治以泻南方心火，补北方肾水，方用导赤散、泻白散、人参胡桃汤、二母丸、生脉散合方加味。药用：桑白皮、地骨皮、生地、青果、浙贝母、麦冬、夏枯草各 12 克，南沙参 15 克，木通、知母、五味子各 9 克，胡桃肉 3 个。共 5 剂，水煎服，每日 1 剂，分 3 次服。二诊：服方后咳嗽大减，偶咽痒或思想上怕咳则又有阵咳情况，时有饮食不节发生大便质稀情况，导上方加枳术丸健脾扶土，加防风 9 克以祛风止痒，共 5 剂。三诊：咳嗽有所反复，因受凉所致，脉浮弦，舌淡红苔薄黄，仍从肝实肺虚标本兼治咳嗽。药用桑白皮 15 克，地骨皮、黄芩、茯苓、法夏、陈皮、浙贝母各 12 克，山栀、五味子、炒莱菔子、杏仁各 9 克，干姜、桔梗、甘草各 6 克，共 5 剂续服。四诊：服方后咳嗽止，偶有咽痛，夜尿 1 次，下肢冷感，脉左关浮弦，舌淡红苔灰（染苔），守三诊方去泻白散加赤芍 5 克、射干 9 克、青果 12 克以利咽防咳嗽再发，共 5 剂。五诊：病人停药半月又见咳嗽，咽中痰白，咽部微热，咳则肠鸣，目赤，脉浮弦，苔薄黄，仍辨肝实肺虚咳嗽。用一诊方加葶苈子 4 克直泻肺金，药用桑白皮、地骨皮、射干、青果、浙贝母、南沙参各 12 克，核桃肉 3 克，葶苈子 4 克（包煎），木通、桔梗、知母、五味各 9 克，淡竹叶、甘草各 5 克，共 10 剂。六诊：服药后咳止咽痒平，随诊 3 个月未见复发。

九、肝木传脾土"肝积"案

孙某某，女，60 岁，吉林省某市退休工人，随子女来贵阳。2012 年 2 月 25 日，初诊：患者持丙肝化验单前来就诊。其中：丙型病毒性肝炎病毒 $4.531×10^5$，肝硬度 16，谷丙转氨酶 87.6 微克/升。现在右胁胀压痛数年，加重 1 个月，食欲减退，稍多进饮食则脘胁作胀不舒，持续数小时，口苦，口虽干但不欲饮水，晨起眼睑微肿，四肢微之肤胀，大便日行 2 次，色黄质稀软，排出欠畅，小便正常，齿痕舌，薄黄苔，脉象细缓。四诊合参，辨病中医肝积，五行辨证属肝木旺乘脾土证。古医籍中说：见肝之病，治肝传脾，当先实脾。用扶土抑木法。方用参苓白术散、四逆散加减：南沙参、炒扁豆、山药各 15 克，白芍 18 克，炒白术、茯苓、陈皮各 12 克，砂仁（后下）、柴胡、枳实、鸡内金各 9 克，荷叶 5 克。共 20 剂，每日 1 剂，水煎 2 次，去渣取汁再煎成 300 毫升，分早、中、晚每次 100 毫升温服（以下同）。2012 年 3 月 24 日，二诊：药后饮食未继续减退，四肢微胀及脘饱微肿渐改善，谷丙转氨酶下降至 78.3 微克/升，余脉、舌、症同前。守方加白花蛇舌草 15 克、五味子 9 克、生山楂 9 克以解毒降酶，茵陈 12 克清利湿热。继服 12 剂。2012 年 4 月 7 日，三诊：服药后右胁胀压痛有所缓解，口苦情况改善，仍口干而不欲饮，饮食略增，但食后脘胁作胀，大便仍不正常，舌边红苔微黄腻，脉细弦。从木郁土中，湿、热、毒互蕴辨治，方用茵陈四逆散、四君子汤、枳术丸加苏梗、香附达木，五味子柔肝，白花蛇舌草解毒。药用茵陈、白花蛇舌草、炒白术、茯苓、生山楂各 12 克，南沙参、山药、白芍各 15 克，五味子、香附、枳壳各 9 克，苏梗 6

克，赤芍5克，生甘草4克，共7剂。2012年4月14日，四诊：服药后右胁胀痛继之减轻，偶有夜间微热，或脐下痛，但大便后可减轻，大便偏稀日行2次，色黄质软，排出不畅，小便偏黄，饮食尚可。肝功能化验见谷丙转氨酶与谷草转氨酶略有升高，肝硬度16，仍守肝病实脾，清利湿热毒。药用茵陈、白芍、南沙参各15克，炒白术、生山楂各12克，白花蛇舌草、茯苓、五味子、枳实、柴胡、青蒿、丹皮各9克，甘草4克，共12剂。2012年4月20日，五诊：服方后夜间微热略减，脐下痛改善，近来神疲，口苦口干思水能解渴，目干涩，腰骶痛，大便日行2次，偏稀，色黄质软，但排出已畅，守四诊方加苏梗6克宽中理气，桑葚12克除热养阴治渴，共12剂。2012年5月7日，六诊：近来病情稳定，目干涩及腰骶痛改善，已无微热，大便仍不正常，苔微黄略厚，舌尖边红，脉弦迟弱。方用参苓白术散加活血化瘀之品。药用南沙参15克，茯苓12克，炒白术12克，甘草5克，桔梗9克，炒扁豆15克，陈皮12克，山药15克，薏苡仁18克，柴胡9克，白芍15克，枳壳9克，鳖甲15克（先煎），赤芍5克，生山楂12克，五味子9克，共12剂。2012年6月11日，七诊：右胁胀压痛继续减轻，但进食稍多则脘胀，时有眼花，舌尖边红，苔薄黄，脉弦。肝功能化验示谷丙转氨酶109.2微克/升，谷草转氨酶69.4微克/升，总蛋白81.8克/升。结合病人主观症状与微观指标认为：转氨酶升高中医解读为肝木热毒下伤肾水，治以滋水涵木，佐调肝脾，方用二至丸、柴平汤加降酶药进服。药用旱莲草、白芍各15克，陈皮12克，女贞子、五味子、生山楂、白蔻仁（另包）、柴胡、丹参、鸡内金各9克，赤芍5克，甘草4克，共18剂。2012年6月29日，八诊：服方后右胁胀压痛轻微，眼花改善，头晕，舌脉之象同前，脉弦细，肝功能化验示谷丙转氨酶89.1微克/升，谷草转氨酶65.9微克/升，可知转氨酶明显下降，此属肝积（肝木体虚而不能涵肝用），治以养血柔肝，方用四物汤、黑逍遥散加减。药用白花蛇舌草、茯苓、当归各12克，银柴胡、五味子、丹皮、枳实、川芎各9克，炒白术、生地、白芍各15克，共10剂。2012年7月6日，九诊：服方后头晕减轻，目睛正常，舌淡红苔薄黄，右脉细缓，左脉细弦，治以调脾肾清肝毒，方用二至丸、枳术丸、四妙散加味。药用旱莲草、薏苡仁各15克，黄芪、黄柏、木瓜、白花蛇舌草各12克，女贞子、苍术、淮牛膝、五味子、炒白术、枳实各9克，共10剂。2012年7月21日，十诊：服方100余剂，肝硬度为10.4，肝功能化验示谷丙转氨酶46微克/升，谷草转氨酶42微克/升，可知肝硬度下降而转氨酶已基本正常。大便每日1次而软成形，体重略增加，舌质淡红苔中微黄，脉象细缓。治以调肝脾，解余毒，方用柴平汤、二至丸、四妙散加减。药用旱莲草、薏苡仁、南沙参、白花蛇舌草各15克，女贞子、苍术、淮牛膝、柴胡各9克，炒黄柏、黄芩、茯苓、法半夏各12克，共10剂。2012年8月3日，十一诊：病人回吉林查肝功能及丙型病毒性肝炎病毒和肝硬度均下降至正常，平时坚持服用健脾清解余毒中药：旱莲草 15 克，女贞子 9 克，炒白术 15 克，枳实 9 克，苍术 9 克，炒黄柏 9 克，白花蛇舌草 15 克，柴胡 9 克，白芍 15 克，法夏 12 克，茯苓 12 克，甘草 5 克，每周 3 剂，至今丙肝未见复发，收到肝病实脾治愈丙肝的效果。

十、1881 例中医五脏病证候五行辨证分析

为深化《世界传统医学诊断学》论及的脏病生克乘侮辨证模式和"中医五行系列研究"成果的推广应用，笔者就 1990—2011 年共 21 年间在贵阳中医学院第一附属医院门诊治疗中，运用中医五行母子乘侮等思维模式，对其中肝、脾、肺、肾、心五脏病证进行五行辨证共 1881 例，今总结分析进行探讨，旨在实践这一独特中医五行辨证于临床医疗中。

（一）肝脏病证 1000 例五行辨证

1. 基本情况

1000 例肝脏病证中，男性 489 例，女性 511 例。其中年龄 10 岁以下 20 例，19 岁以下 27 例，29 岁以下 111 例，39 岁以下 196 例，49 岁以下 225 例，59 岁以下 174 例，60 岁以上 247 例。各年龄段中 40 岁以上病例有 646 例，占总例数的 64.6%。

2. 辨证分类（见表 6）

表 6　1000 例肝脏病证五行辨证分类表

病证	肝病及脾相乘辨证		肝病及肺反侮辨证		肝脾乘侮并见辨证		肝病及心母病及子辨证		肝病及肾子病犯母辨证		肝肾母子相及辨证		例数
	辨病	辨证	辨病	辨证	辨病	辨证	辨病	辨证	辨病	辨证	辨病	辨证	
病毒性肝炎（肝郁脾虚）	39						2						41
肝硬化（肝脾血瘀）	11				2				5				18
乙肝病毒性肾炎（肝病及肾）									2				2
反流性食道炎（胆胃郁热）	2												2
胆囊结石（胆郁脾虚）	2												2

续表

病证	肝病及脾相乘辨证		肝病及肺反侮辨证		肝脾乘侮并见辨证		肝病及心母病及子辨证		肝病及肾子病犯母辨证		肝肾母子相及辨证		例数
	辨病	辨证	辨病	辨证	辨病	辨证	辨病	辨证	辨病	辨证	辨病	辨证	
慢性胆囊炎（胆郁脾虚）	10												10
胆汁返流性胃炎（胆胃不和）	13												13
慢性胃炎（肝胃不和）	13												13
胃脘痛（肝胃不和）	126				12								138
呃逆（木旺乘土）	45												45
胁痛（木郁胃滞）	10												10
腹痛（肝旺脾虚）	13												13
泄泻（木旺乘土）	3												3
低热（木郁土湿）	2												2
咳嗽（木火刑金）			41										41
失眠（肝火及心）							5						5
眩晕（肝火劫肾水）							2		6				8
脏躁（肝火伤心阴）							1						1
头痛（肝病及肾）									1				1
闭经（肝肾两虚）									1				1
便秘（肝肾阴虚）											2		2
水肿（肝肾阳虚）									1				1
肝胃不和证	306												306
肝脾不调证	100				17								117

续表

病证	肝病及脾相乘辨证		肝病及肺反侮辨证		肝脾乘侮并见辨证		肝病及心母病及子辨证		肝病及肾子病犯母辨证		肝肾母子相及辨证		例数
	辨病	辨证	辨病	辨证	辨病	辨证	辨病	辨证	辨病	辨证	辨病	辨证	
肝郁脾虚证	26												26
肝郁湿热证	7												7
肝热脾湿证	21												21
肝胃实热证	4												4
胆胃不和	43												43
肝实肺虚证			13										13
肝肺气滞证			1										1
肝火及肺证			2										2
肝胃郁热证					24								24
肝火及心证								9					9
肝郁肾虚证										3			3
肝虚及肾证										11			11
肝热及肾证										22			22
胆热及肾证										1			1
肝肾两虚证												18	18
总计	289	507	41	16	14	41	10	9	16	37	2	18	1000

3. 肝脏病证五行辨证 6 种模式规范

从表 6 可知，肝脏病证五行辨证可规范为 6 种思维模式，其既可辨病又可辨证。第一是肝病及脾·相乘辨证 796 例，其中辨病 13 种 289 例和辨证 7 种 507 例。第二是肝病及肺·反侮辨证 57 例，其中辨病 1 种 41 例和辨证 3 种 16 例。第三是肝脾乘侮并见证 55 例，其中辨病 2 种 14 例和辨证 2 种 41 例。第四是肝病及心·母病及子辨证 19 例，其中辨病 4 种 10 例和辨证 1 种 9 例。第五是肝病及肾·子病犯母辨证 53 例，其中辨病 6 种 16 例和辨证 4 种 37 例。第六是肝肾母子相及辨证 20 例，其中辨病 1 种 2 例和辨证 1 种 18 例。

4. 同病（证）异辨和异病（证）同辨是肝脏病证五行辨证特点

横看表 6，存在着肝脏病证的同病（证）异辨的五行特点；纵看表 6，又存在着异病（证）同辨的五行特点。

所谓同病（证）异辨，是指同一病证在其发展变化中出现不同的五行病机，可选用多个五行辨证模式辨证。如辨肝硬化病，在不同阶段可出现木乘土或木土乘侮或肝木及肾水等病机，因而可分选相乘、相侮并见、子病犯母 3 种五行模式辨证。同理，胃脘痛可分选相乘或乘侮并见 2 种模式辨证。肝脾不调证也可用相乘或乘侮并见 2 种模式辨证。

所谓异病（证）同辨，是指几种不同病证在其发展变化中出现大致相同的五行病机，可选用同一五行辨证模式辨证。如辨病的病毒性肝炎、慢性胆囊炎、慢性胃炎以及胃脘痛、呃逆、胁痛、腹痛、泄泻等均可见木旺乘土病机而选同一相乘五行辨证。同理，辨肝胃不和、肝脾不调、肝郁脾虚、肝脾湿热、肝热脾湿、肝胃实热、胆胃不和等证，均可从木旺乘土进行五行辨证。

（二）脾脏病证 319 例五行辨证

1. 基本情况

319 例脾脏病证中，男性 135 例，女性 184 例。其中年龄 10 岁以下 15 例，19 岁以下 13 例，29 岁以下 45 例，39 岁以下 54 例，49 岁以下 50 例，59 岁以下 57 例，60 岁以上 85 例。各年龄段中 40 岁以上病例有 192 例，占总例数的 60%。

2. 辨证分类（见表 7）

表 7　319 例脾脏病证五行辨证分类表

病证	脾病及肾乘侮辨证		脾病及肝乘侮辨证		脾病及肺母病及子辨证		脾病及心母病及子辨证		脾胃同病乘侮并见辨证	肺脾同病母子相及辨证	例数
	土虚水侮	土旺乘水	土虚木乘	土旺侮木	土不生金	土旺侮木	土虚水浮	土旺及火			
慢性胃炎			22	3							25
胃肠炎			5								5
慢性胰腺炎			2								2
甲状腺功能减退症			1								1
慢性支气管炎									6		6
胆囊炎			2								2
便秘		1									1
感冒					2						2
眩晕	2		4								6
呃逆			20								20
水肿	2										2
咳嗽					6						6

续表

病证	脾病及肾乘侮辨证		脾病及肝乘侮辨证		脾病及肺母病及子辨证		脾病及心母病及子辨证		脾胃同病乘侮并见辨证	肺脾同病母子相及辨证	例数
	土虚水侮	土旺乘水	土虚木乘	土旺侮木	土不生金	土旺侮木	土虚水浮	土旺及火			
黄疸			5								5
耳鸣				2							2
失眠								2			2
呕吐			2								2
腹痛				12							12
胃脘痛			48					5			53
泄泻			10								10
小儿厌食症					5						5
口疮							21				21
湿温病					1						1
胃肾阴虚证	10										10
胃肺阴虚证					1						1
胃病及肝证				6							6
脾肾阴虚证	1										1
脾肾气虚证	29								11		40
脾虚肝旺证				38							38
脾心实热证							2	4			6
脾肝湿热证				6							6
脾病及肺证					17	3					20
总计	44	1	156	32	32	3	23	11	11	6	319

3. 脾脏病证五行辨证6种模式规范

从表7可知，在319例脾脏病证中以脾土虚证为主的五行辨证有255例，占79.9%；以脾土实证为主的五行辨证有64例，占20.1%。它们分别体现在以下6种思维模式的五行辨证中。这些模式即可辨病又可辨证。第一是脾病及肾·乘侮辨证45例，其中土虚水侮辨病2种4例和辨证3种40例；土旺乘水辨病1种1例。第二是脾病及肝·乘侮辨证188例，其中土虚木乘辨病9种118例和辨证1种38例；土旺侮木辨病5种20例和辨证2种12例。第三是脾病及肺·母病及子辨证35例，其中土不生金辨病4种14例和辨证1种18例；土旺及金辨证1种3例。第四是脾病及心·子病犯母辨证34例，其中土虚火浮辨病1种21例和辨证1种2例；土旺及火辨病2种7例和辨证1种4例。第五是脾肾同病·乘侮并见辨证1种11例。第六是脾肺同病·母子相及辨病1种6例。

4. 同病（证）异辨和异病（证）同辨是其脾脏病证五行辨证特点

横看表7，脾脏病证五行辨证存在着同病（证）异辨特点；纵看表7，又存在着异病（证）同辨特点。

所谓同病（证）异辨，是指同一病证在其发展变化中出现不同的五行病机，可选用多个五行辨证模式进行辨证。如辨慢性胃炎可因人据证不同阶段的土虚木乘或土旺侮木病机，而分选相乘或相侮2种模式五行辨证。同理，眩晕可选土虚水侮或土虚木乘2种模式五行辨证。当出现脾病及肺证，可选土不生金或土旺及金2种五行辨证。

所谓异病（证）同辨，是指几种不同病证，在其发展变化中出现大致相同的五行病机，可选用同一五行模式进行辨证。如慢性胃炎、胃肠炎、呃逆、泄泻等均可见土虚木乘病机，而选用同一相乘模式五行辨证。同理，胃肾阴虚证、脾肾气虚证、脾肾阴虚证等，均可从土虚水侮同一相侮模式五行辨证。

（三）心脏病证264例五行辨证

1. 基本情况

264例心脏病证中，男性112例，女性152例。其中年龄10岁以下3例，19岁以下3例，29岁以下50例，39岁以下51例，49岁以下62例，59岁以下35例，60岁以上60例。各年龄段中40岁以上病例有157例，占总例数的59.5%。

2. 辨证分类（见表8）

表8　264例心脏病证五行辨证分类表

| 病证 | 母病及子辨证 | | 子病犯母辨证 | | 母子相及辨证 | | 相乘辨证 | | 相侮辨证 | | 乘侮并见辨证 | | 例数 |
	火旺及土	火不生土	火旺及木	火不暖木	火旺及木土	火虚不生木土	火旺乘金	火虚水乘	火旺侮水	火虚金侮	火旺乘金侮水	火虚水乘金侮	
失眠		2	7		21				2		17		49
心悸	2	2											4
胸痹										1			1
健忘											1		1
眩晕											1	1	2
唇风			4										4
舌疮			3		2								5

续表

| 病证 | 母病及子辨证 | | 子病犯母辨证 | | 母子相及辨证 | | 相乘辨证 | | 相侮辨证 | | 乘侮并见辨证 | | 例数 |
	火旺及土	火不生土	火旺及木	火不暖木	火旺及木土	火虚不生木土	火旺乘金	火虚水乘	火旺侮水	火虚金侮	火旺乘金侮水	火虚水乘金侮	
支架介入术后		4											4
肤疹							1						1
心脾两虚证		25			22								47
心脾实热证	11				15								26
心病及胃证		2			1								3
心肺气虚证										5			5
心肺痰热证							1						1
心肝血虚证				2	13								15
心肝火旺证			40		31								71
心肾不交证									4		16		20
心肾两虚证									2			1	3
心肾气虚证												1	1
心肾阳虚证												1	1
心脾肺夹痰证													0
总计	13	39	50	2	70	35	2	0	8	6	35	4	264

3. 心脏病证五行辨证6种模式规范

从表8可知，心脏病证五行辨证可规范为6种思维模式，既可辨病又可辨证。第一是心病及脾·母病及子辨证52例，其中火旺及土辨病1种2例和辨证1种11例；火不生土辨病4种12例和辨证2种27例。第二是心病及肝·子病犯母辨证52例，其中火旺及木辨病2种10例和辨证1种40例，火不暖土辨证1种2例。第三是肝心脾三脏母子相及辨证105例，其中火旺及土辨病2种23例和辨证3种47例，火虚不生土暖木辨证2种35例。第四是相乘辨证只有火旺乘金辨病、辨证各1例。第五是相侮辨证14例，其中火旺侮水辨病1种2例和辨证2种6例，火虚金侮辨病1种1例和辨证1种5例。第六是乘侮并见辨证39例，其中火旺乘金侮水辨病3种19例和辨证1种16例，火虚水乘金侮辨病1例和辨证3种3例。

4. 同病（证）异辨和异病（证）同辨是心脏病证五行辨证特点

横看表8，心脏病证五行辨证存在着同病（证）异辨特点。如失眠可在不同阶段或火不生土，或火旺及木，或火不暖木，或火虚水乘，或火旺乘金侮水等五行病机，因而可分别选母病及子、子病犯母、相侮、乘侮并见等4种五行辨证模式。

纵看表8，心脏病证五行辨证存在着异病（证）同辨特点。如失眠，心悸、唇风等均可见火不生土五行病机，而选用同一母病及子五行辨证模式。同理，心脾实热证、心火及胃证、心肝火旺证等均可从火旺及木或火旺及土同一母子相及五行辨证模式辨证。

（四）肺脏病证206例五行辨证

1. 基本情况

206例肺脏病证中，男性102例，女性104例。其中，10岁以下8例，19岁以下8例，29岁以下14例，39岁以下33例，49岁以下34例，59岁以下27例，60岁以上82例。各年龄段中40岁以上病例有143例，占总例数的69.4%。

2. 辨证分类（见表9）

表9　206例肺脏病证五行辨证分类表

病证	母病及子辨证		子病犯母辨证		母子相及辨证		相乘辨证		相侮辨证		乘侮并见辨证		例数
	金旺及水	金虚及水	金旺及土	金虚及土	金旺及土水	金虚不生土水	金旺乘木	金虚火乘	金旺侮火	金虚木侮	金旺乘木侮火	金虚火乘木侮	
感冒			1										1
咳嗽		1	3							1			5
咽炎			1										1
汗证			2										2
便秘	2												2
肺脾气虚证				32		44							76
肺脾同病			18	6									24
肺胃气虚证				2		5							7
肺肾气虚证		21				23							44
肺肾阴虚证		2											2
肺肾两虚证		2				6							8
肺肝热证							9	1			1		11
肺虚肝旺证										2			2
肺病及心									4				4
肺胃郁热证			13		4								17
总计	2	26	38	40	4	78	9	1	4	3	1	0	206

3. 肺脏病证五行辨证6种模式规范

从表9可知，肺脏病证五行辨证可规范为6种思维模式，既可辨病又可辨证，区分为太过与不及两大类。一是母病及子辨证分为金旺及水2例与金虚及水26例。二是子病犯母辨证分为金旺及土38例与金虚及土40例。三是母子相及辨证分为金旺及土水4例与金虚不生土水78例。四是相乘辨证分为金旺乘木9例与金虚火乘1例。五是相侮辨证分为金旺侮火4例与金虚木侮3例。六是乘侮并见辨证，只有金旺乘木侮火1例。

4. 同病（证）异辨和异病（证）同辨是肺脏病证五行辨证特点

横看表9，肺脏病证五行辨证存在着同病（证）异辨特点。如咳嗽可在不同阶段或金虚及水，或金旺及土，或金虚木侮等五行病机，因而可分别选母病及子、子病犯母、不及相侮等3种五行辨证模式。

纵看表9，肺脏病证五行辨证存在着异病（证）同辨特点。如感冒、咳嗽、咽炎、汗证等均可见金旺及土五行病机，而选用同一子病犯母五行辨证模式。

（五）肾脏病证92例五行辨证

1. 基本情况

92例肾脏病证中，男性44例，女性48例。其中年龄10岁以下无，19岁以下1例，29岁以下6例，39岁以下6例，49岁以下8例，59岁以下18例，60岁以上53例。各年龄段中40岁以上病例有79例，占总例数的85.9%。

2. 辨证分类（见表10）

表10　92例肾脏病证五行辨证分类表

| 病证 | 母病及子辨证 | | 子病犯母辨证 | | 母子相及辨证 | | 相乘辨证 | | 相侮辨证 | | 乘侮并见辨证 | | 例数 |
	水旺及木	水虚及木	水旺及金	水虚及金	水旺及木金	水虚不生木金	水旺乘火	水虚土乘	水旺侮土	水虚火侮	水旺侮土乘火	水虚土乘火侮	
非典型膜性肾炎									1				1
肾病综合征	1												1
高血压	7												7
咳喘				1								2	3
眩晕	43												43
失眠										4			4

续表

病证	母病及子辨证		子病犯母辨证		母子相及辨证		相乘辨证		相侮辨证		乘侮并见辨证		例数
	水旺及木	水虚及木	水旺及金	水虚及金	水旺及木金	水虚不生木金	水旺乘火	水虚土乘	水旺侮土	水虚火侮	水旺侮土乘火	水虚土乘火侮	
耳鸣		3							1				4
腰痛		2											2
偏头痛		1											1
呃逆		1											1
肾虚及心证										2			2
肾虚及肺证				2									2
肾虚及肝证		6				1							7
肾肝两虚证		9				2							11
肾脾气虚证								3					3
总计	0	73	0	3	0	3	0	3	2	2	0	6	92

3. 肾脏病证五行辨证 6 种模式规范

从表 10 可知，肾脏病证五行辨证可规范为 6 种思维模式，既可辨病又可辨证。即母病及子、子病犯母、母子相及、相乘、相侮、乘侮并见 6 种并区分为太过与不及情况，由于病例偏少不再作同病（证）异辨和异病（证）同辨特点分析。

十一、1248 例胃脘痛中医五行辨证治疗调研分析

中医胃脘痛辨治在《中医内科常见病诊疗指南》中有详细论述；而系统阐明胃脘痛病及肺、心、肾、肝的母病及了、子病犯母、相乘、相侮的五行辨治和他脏病及胃脘痛的五行辨治均未见报道。为进一步推广"中医五行系统研究"获奖成果，笔者在《319 例脾脏病证五行辨证的应用探析》一文基础上，回顾随机统计了 1999 年 1 月—2014 年 5 月在贵阳中医学院第一附属医院门诊部每周 3 个半天应诊时，记录在"贵州省医疗单位门诊日志登记簿"上诊断为胃脘痛的 4449 例病者，其中选用中医五行母子乘侮模式进行辨证论治 1248 例，占总例数 28%。现从五行辨证分型、五行辨治模式、病案举隅、五行辨治特色等方面分析，旨在推进五行辨证方法在中医内科病证中的应用。

1. 胃脘痛五行辨证分型（见表11）

表11 1248 例胃脘痛五行辨证分型表

胃脘痛病证分型	胃脘痛病及四脏								他脏病及胃脘痛				总计
	土虚木乘证	土虚火浮证	土虚火弱证	土虚水侮证	土不生金证	土实侮木证	土实乘水证	土旺及火证	肝木及胃证	木土乘侮证	肺金及胃证	心火及胃证	
总计	270	16	139	6	77	215	6	7	186	302	16	8	1248

2. 胃脘痛病及四脏的五行辨治模式

（1）土虚木乘证

胃脘痛的土虚木乘证，是指胃土虚弱不及，被所不胜肝木之脏相乘，所表现的不及相乘证候。先见土虚的胃脘隐痛、绵绵冷痛，餐后胃胀，纳谷不香，口淡不渴或口涎出，大便质软或稀薄，神疲色淡（黄）、目胞微肿、体瘦肢冷。继见木乘的胸胁闷胀，喜太息，嗳气或呃逆，舌质淡红苔薄白，脉象弦缓或沉迟。治以扶土达木，方用四君子汤、四逆散合方加味。

（2）土虚火浮证

胃脘痛的土虚火浮证，是指胃土虚弱不及，不能含敛心火，导致气虚火浮所表现的子病及母证候。先见土虚的胃脘隐痛，进食则胀，纳呆食少，面色淡黄少泽，神疲乏力，少气懒言，腹胀，大便稀薄。继见心火浮上的口舌生疮，甚有溃点，溃面淡红或灰白，舌尖红绛边淡白，舌苔微黄少津，脉象细数。治以补土泻火；方用四君子汤、导赤散合方加味。

（3）土虚火弱证

胃脘痛的土虚火弱证，是指胃土虚弱不及，累及心火不能温煦所表现的子病犯母证候。先见土虚的胃脘隐痛，餐后胃胀，面色淡黄少泽，神倦乏力，口淡不渴或口涎出，纳谷不香，大便质软或稀薄。继见心火不及的自汗、心悸、气短、胸闷、舌淡白苔薄白、脉虚。治以补土助火，方用黄芪建中汤或桂枝甘草汤加味。

（4）土不生金证

胃脘痛的土不生金证，是指胃土虚弱不及，不能资生肺金之脏所表现的母病及子证候。先见土虚的胃脘隐痛或拘急，餐后胃胀、纳谷不香，口淡不渴或口涎出，大便质软或稀唐，神倦色淡（黄）。继见肺金不及的呼吸气短，气少不足以息，声音低怯或有汗，畏风，易于感冒、咳痰清稀，舌淡红苔白，脉象细弱。治以补土生金，方用参苓白术散、甘草干姜汤合方加味。

（5） **土虚水侮证**

胃脘痛的土虚水侮证，是指胃土虚弱不及，不能制约肾水而上泛所表现的不及相侮证候，又称土不制水证。先见土虚的胃脘绵绵冷痛，餐后脘痞，得温缓解，泛吐清水或夹不化食物，口淡不渴、大便稀溏，小便短少或清长。继见水泛的面色黄胖，肢冷浮肿，腰膝以下冷痛，舌淡胖苔白滑，脉沉细无力。治以补土制水，方用附子理中汤与五皮饮合方加味。

（6） **土实乘水证**

胃脘痛的土实乘水证，是指胃土燥热太过，下劫肾水所表现的太过相乘证候。先见土实的胃脘灼热，腹满痛而拒按，吞酸，口干苦，大便秘结，小便短赤，牙龈肿痛出血。继见肾水损受的目干涩、耳鸣、腹痛，舌红苔黄燥，脉沉数或滑数。治以泻土救水，方用大承气汤、二至丸合方加味。

（7） **土实侮木证**

胃脘痛的土实侮木证，是指胃土食滞不化，病及肝木之脏郁滞所表现的太过反侮证候。先见土实的胃脘胀痛拒按牵及两胁，厌食，嗳腐吞酸，口中腐臭，大便夹不化食物残渣带酸臭。继见木郁不伸的胸胁闷胀，喜太息，口苦，面色苍黄，舌红苔黄少津，脉象滑数或弦数。治以导滞达木，方用枳实导滞丸、四逆散合方加减。

（8） **土燥及心火证**

胃脘痛的土燥及心火证，是指胃土燥热太过，病及心火所表现的子令母实证候。先见土实的胃脘灼热痛，面赤、口苦口渴、大便秘结、小便短赤，牙龈红肿痛甚出血。继见心火盛的心烦少寐，或口舌生疮，舌尖红降，苔黄少津，脉实有力。治以泻土清火，方用泻黄散、黄连甘草汤合方加味。

3． **他脏病及胃脘痛的五行辨治模式**

同理，肝、心、肺、肾四脏有病，亦可循中医五行母子乘侮病机传及胃土，常见有肝木及胃、心火及胃、肺金及胃3种五行辨证。

肝木病及胃土的胃脘痛，有2个模式3种情况。

（1） **木旺乘土证**

胃脘痛的木旺乘土证有2种情况：一是肝气犯胃证，常见胃脘胀痛，痛窜两胁，嗳气频作，气怒痛苦，胸脘痞闷，嘈杂吞酸，喜太息，舌边红，苔薄白，脉沉弦。治以抑木扶土，方用四逆散或左金丸、枳术丸合方加味。二是肝寒犯胃证，常见胃痛突发，恶寒喜暖，得温则减，遇寒加重，口淡不渴或喜热饮，两胁拘急冷痛，苔薄白，脉弦紧。治以暖木煦土，方用吴茱萸汤、金铃子散、四君子汤合方加味。

（2） **木土乘侮证**

胃脘痛的木土乘侮证，既有肝木太过相乘证，又有胃土化燥反侮证。临床可参土实侮木证和肝气犯胃证的复合论治用方。

肺金病及胃土的胃脘痛有 2 种情况：一是金旺及土的子令母实证，先有痰热阻肺证，后见胃热证。治以清金泻土，方用清金化痰汤加味。二是金虚及土的子令母虚证，先见肺金不足证，后见胃气虚弱证。治以益金培土，方用生脉散、参苓白术散合方加味。

心火病及胃土的胃脘痛有 2 种情况：一是火旺伤土的母实令子实证，先有心火太盛证，后引发胃土燥热证。治以泻火清土，方用导赤散、清胃散合方加味。二是火不生土的母虚令子虚证，先有心火不足证，后见胃土虚弱症。治以补火生土，方用保元汤、理中汤合方加味。

4. 病案举隅——土实侮木乘水"胃息肉"案

路某某，男，59 岁。1999 年 11 月 25 日，初诊：自诉在体检时作胃镜发现胃大弯处有一个 2 厘米×1.5 厘米胃息肉，继则要求中医药治疗。现症：体胖神健，声音洪亮，面赤，胃脘灼热胀满并有压痛牵掣胁部，口干口苦，吞酸嘈杂，小便黄少，大便不爽，日行 2～3 次，舌红苔黄腻，脉象弦数。中医五行辨证为胃土实热侮木乘水所致胃息肉。治宜泄土疏木，佐以补水。首用大黄黄连甘草汤加味。药用柴胡、木香、乌贼骨、浙贝母、丹参各 9 克，大黄、甘草各 6 克，黄连 4 克，佛手 12 克，薏苡仁 18 克，茜草 5 克，蒲公英 20 克。共 5 剂，每日 1 剂，水煎 500 毫升，分 3 次冷服。二诊：服药后自觉胃中灼热稍减，前方加玄参 6 克，启肾水上承制胃火，丹皮 9 克、白芍 12 克以凉血清热，进服 5 剂。三诊：药后吞酸减除，去乌贼骨加生扁豆 15 克，以消脾胃暑热，再服 5 剂。四诊：胃脘灼热大减，大便已畅正常，守三诊方去大黄加益智仁 12 克，加六一散清热除湿，继服 5 剂。五诊：面赤消退，口干苦与吞酸嘈杂已除，为防余热复生，复入生地 15 克，增阴液泻胃火以化血稠，木通 9 克令热从小便出，续服 5 剂。六诊：胃脘灼热胀满解除，二便正常，舌平脉缓和，守方加减如下，玄参、柴胡、丹皮各 9 克，薏苡仁、蒲公英各 20 克，茜草、甘草、木香各 6 克，浙贝母 12 克，生地 15 克，再服 5 剂以巩固疗效。停药后至 2000 年 8 月 28 日复查胃镜示胃体大弯未见异常。

按：胃息肉的五行病机是胃土实热侮木乘水，胃热血稠，津伤气滞；胃中络脉气滞血瘀，日久发为息肉。纵观六诊五行辨治思路有四：一是苦寒泄胃土血热，用大黄、黄连和蒲公英；二是凉血清热用白芍、丹皮；三是用玄参、生地启肾水制胃火，防止反侮肝木；四是制酸化结选浙贝母、乌贼骨，配合协调胃、肝、肾三者行生克制化关系，因而胃息肉得以消除。

5. 五行辨治特色

胃（病）证候系统性：一般来说凡胃脘痛往往影响脾土，导致二者在纳运、升降、燥湿三大功能的关系失调，进而影响脾胃在外的"体、窍、华、液、志"，并表现为或脾胃俱实，或脾胃俱虚，或脾虚胃实，或脾实胃虚的系统病证，随着脏腑五行病机传变，就有胃脘痛的母子乘侮的五行辨证模式。

五行辨证治疗胃脘痛可分3个层次：一是胃脘痛本脏腑的寒热虚实辨证论治，在中医内科学有介绍；二是胃脘痛病及其他四脏的五行辨治；三是他脏病及胃脘痛的五行辨治。这种系统认识与现代西医消化病学认识不谋而合，即消化系统疾病可以有非消化系病的表现，非消化系病可以有消化系病的表现。

对胃脘痛的五行治法，要紧扣"实者泻之，虚者补之"的治则，并注意腑虚补脏，脏实泻腑的灵活运用，才能平调胃土与其他四脏五行制化关系。

十二、124例泄泻中医五行辨证治疗临床分析

中医泄泻辨证论治，在《中医内科常见病诊疗指南》中有详细论述，而系统阐明泄泻的中医五行辨治均未见报道。为进一步推广"中医五行系列研究"获奖成果于临床，笔者回顾统计了2000年—2014年11月在贵阳中医学院第一附属医院门诊部每周3个半天应诊时，记录在"贵州省医疗单位门诊日志登记簿"上诊断为泄泻的1200例，其中，运用中医五行母子乘侮模式进行辨证论治的有124例，占总例数的10.3%。现就泄泻的五行辨证分型、五行辨治模式、病案举隅、五行辨治特色等方面进行临床分析和综合集成，旨在推进五行辨证方法在中医内科病证中的应用。

1. 五行辨证分型

中医五行辨证泄泻124例分型中，属土虚木乘证63例，土虚火浮证27例，火不生土证5例，木旺乘土证22例，木土乘侮并见证7例。

2. 五行辨治模式

（1）土虚木乘证

泄泻土虚木乘证，是指脾土之气虚弱，被所不胜肝木之脏气相乘，所表现的不及相乘证候。一般先见土虚的形消色瘁或面色黄胖，神疲欲卧、少气懒言，口淡乏味，目胞微肿，晨起大便次数增加，每日3~5次，质地水多粪少，小便量减少。继见木乘的胸胁闷胀，或呃逆，或腹痛则便，便后痛止，舌质淡红、苔白，脉象弦缓或沉迟。治以扶土制木佐以止泻，方用四君子汤、四苓散、痛泻要方加味治疗。

（2）土虚火浮证

泄泻土虚火浮证，是指在脾土之气虚弱情况下，有2种火浮表现：一是土中之火引动心火上浮；二是脾气下流，肾中之阴火乘之，均可看作五行辨证的子病犯母

证候。一般先见土虚的面色萎黄、神躁而动，体重身瘦，大便溏泄，甚则完谷不化，稍进油腻食物则脘腹作胀，大便次数明显增加。继见君相二火上浮的口热、舌尖边或唇内生疮，甚则有溃疡点、畏惧辛辣食物，舌尖边红，苔薄白，脉象细数。治以补土伏火，佐以止泻，方用理中汤、导赤散、封髓丹合方加味治疗。

（3）火不生土证

泄泻火不生土证，包括2种证型：一是心火不生脾土证，是指心火之气虚弱，不能资生脾土之气所表现的母病及子证候。一般先见火虚的面色㿠白，神疲倦怠，胸闷气短，心悸、自汗、畏寒肢冷。继见土虚的腹痛喜温喜按，大便稀溏，每日3～5次，舌质淡胖、苔白滑，脉象沉迟无力。治以补火生土，佐以止泻，方用桂枝甘草汤、黄芪建中汤、平胃散合方加味治疗。二是命火不生脾土证，是指临床中肾中命火（即肾阳）虚弱，不能资助脾土之阳气所表现的母病及子证候。一般先见肾阳虚的面色㿠白、精神萎靡，四肢、腰、腹畏寒怕冷，黎明前大便泻下清冷水液或夹不化食物。继见脾阳虚的面浮肢肿，甚则腹部胀满，按之则舒，舌质淡胖，苔白滑，脉象沉细。治以补火生土，佐以止泻，方用附子理中汤或平胃散加芡实、益智仁、沉香等进治。

（4）木旺乘土证

泄泻木旺乘土证，包括2种证型：一是木火乘脾土证，是指木旺化火传及所胜脾土所表现的太过相乘证候。一般先见肝木化火的胸胁胀满，窜痛而灼热，性急易怒，头胀头痛。继见腹痛欲便，随之大便泻下，泻后痛减，每随情绪变化而时反时复，舌边红绛、苔薄黄，脉象弦数。治以泻肝补脾，方用左金丸、痛泻要方、枳术丸合方加味进治。二是木寒犯胃土证，是指肝木寒郁困遏不能疏利胃土所表现的太过相乘证候。一般先见木寒肝失疏泄的胸胁、少腹痞胀冷感，情志抑郁。继见土寒的胃脘冷痛，食后痛减，或胃（肠）有水声漉漉，大便稀软或呈水样，便次增多，舌质淡白、苔白，脉象沉迟。治以暖肝温胃，佐以止泻，方用三香汤、理中汤、四苓散、平胃散合方加味进治。

（5）木土乘侮并见证

泄泻木土乘侮并见证，是指既有肝木之气郁滞，又有脾土之气壅滞所表现的太过乘侮并见证候。临床上常既有胸、胁、脘胀满窜痛，情志抑郁而喜太息，或急躁易怒，又有纳呆腹胀，便溏不爽，肠鸣矢气，或腹痛欲泻，泻后痛减，舌质偏红苔中微黄，脉象弦缓。治以调和肝脾，佐以止泻，方用四逆散、枳术丸、厚朴三物汤合方加味治疗。

3. 病案举隅

杨某，男，51岁。2014年8月5日，初诊：病人自诉有脾虚便溏史半年，今因情绪不畅和饮酒而发作。大便先干后稀溏，夹有黏液，每日 3～4 次，伴有嗳气或矢气，脐部不舒，时有腹痛欲便，泻后痛减，面色淡黄，神疲乏力，饮食减少，舌质淡胖，舌苔白，脉弦缓。五行辨证：泄泻土虚木乘证。治以扶土制木，佐以渗湿。方用理中汤、平胃散、四逆散合方加味。药用：泡参 15 克、炒白术 15 克、茯苓 12 克、甘草 4 克、炮姜 6 克、苍术 9 克、厚朴 12 克、陈皮 12 克、柴胡 9 克、白芍 15 克、枳壳 9 克、薏苡仁 15 克。共 6 剂，每日 1 剂，水煎 500 毫升，每日 3 次，餐后温服。2014 年 8 月 13 日，二诊：服方大便次数减为每天 2～3 次，脐部无不适，但见呃逆，余症同前，舌质淡白、苔白厚，脉细弦。守上方加葛根 9 克、防风 9 克、柿蒂 9 克、泽泻 9 克。共 6 剂，每日 1 剂，每日 3 次，餐后温服。2014 年 8 月 21 日，三诊：服药大便次数减至每天 1～2 次，便质偏稀，未见黏液，腹痛缓解，嗳气或矢气或呃逆的发作次数明显减少，食欲有所改善，唯仍有体倦，进食后腹胀，舌质淡红、苔白，脉细弦。药用：鸡内金 6 克、生麦芽 9 克、苏梗 9 克、太子参 12 克、茯苓 12 克、炒白术 12 克、甘草 4 克、苍术 9 克、厚朴 12 克、陈皮 12 克、柴胡 9 克、白芍 15 克、炮姜 6 克、枳实 9 克、薏苡仁 15 克、神曲 12 克。共 5 剂，每日 1 剂，每日 3 次，餐后温服。2014 年 8 月 26 日，四诊：服方后大便成形，无黏液，每日 1～2 次，嗳气、矢气、呃气均有消除，已无腹痛，精神好转，面色改善，进食已无餐后不适感。舌质淡红、苔薄白，脉细弦。守三诊方，去柴胡、白芍进治。药用：鸡内金 6 克、生麦芽 9 克、苏梗 9 克、太子参 12 克、茯苓 12 克、炒白术 12 克、甘草 4 克、苍术 9 克、厚朴 12 克、陈皮 12 克、炮姜 6 克、枳实 9 克、薏苡仁 15 克、神曲 12 克。共 5 剂，每日 1 剂，每日 3 次，餐后温服。

2 个月后患者来电病情基本痊愈，未再出现腹泻。嘱其调饮食，免刺激以善其后。

按：中医认为脾虚则泻，胃实则胀，大、小肠皆属胃；所以举凡大便异常，腹胀、腹痛等无不与脾、胃、肠相关。本例患者土虚在前，现加情绪令木郁，欲酒再伤中土，故辨为泄泻土虚木乘证。投用理中汤温扶中土，平胃散燥湿厚土，佐用四逆散疏肝解郁，启防风、葛根升发脾阳，生麦芽、鸡内金复脾胃升降之功，泽泻分利肠中水湿。方药中寓"痛泻要方"以泻肝补脾，如此调整肝、脾（胃）、肠脏腑五行制化关系，投方 22 剂而收效。

4．五行辨治特色

泄泻（病证）整体性，一是大便异常是其主症，包括便次增多，便质或稀或水样或完谷不化，排便不爽或失控。二是胃肠的寒热虚实变化，如胃肠湿热、胃寒、胃气虚等而出现脘腹胀痛或隐痛或冷痛或热痛。三是与津液输布排泄有关的脏腑，如"脾为胃行其津液""胃为水谷之海""肺主行水""肾为主水之脏""小肠主津"

"大肠主液"等功能失调证候，共同组成泄泻的整体性。

泄泻五行辨证模式集中在脾、肝、心、肾、胃（肠）等脏腑。主要有肝木乘脾土证、土虚木乘证、木土乘侮证、火不生土证、土虚火泻证等，构成了泄泻的母子乘侮辨治的系统模式。

泄泻的五行治法用药：根据"实者泻之，虚者补之"的治则，在区分病变脏腑的太过与不及下，损有余、补不足以恢复脾、肝、心、肾、胃（肠）五行制化关系而处方用药。

综上所述，笔者历时 30 余年，将中医五行理论进行系统研究和长期临床实践，印证了《黄帝内经》等经典理论的指导意义。依从《素问·玉机真脏论》所说"五脏受气于其所生，传之于其所胜，气舍于其所生，死于其所不胜"所揭示的人体五脏五行系统生克制化关系，循此继承、发展、独创、应用，就能走出一条传承岐黄医术之路，杏林医艺就能代代相传。

参考文献

成都中医学院. 中医各家学说 [M]. 贵阳：贵州人民出版社，1988.

戴永生. 五行源流探析 [J]. 辽宁中医学院学报，2002，4 (2)：139.

戴永生. 试探五行的数学模式 [J]. 辽宁中医杂志，1998，25 (10)：451.

戴永生. 中医倒五行探微 [J]. 辽宁中医杂志，1991，(6)：1-3.

戴永生.《黄帝内经》五行胜复的思维模式新探 [J]. 辽宁中医杂志，2005，23 (2)：246-247.

戴永生. 试析《难经》对中医五行学说的发微 [J]. 辽宁中医杂志，2004，31 (6)：466.

戴永生. 脏腑病机的五行传变探析 [J]. 辽宁中医杂志，1994，21 (9)：393.

戴永生，傅捷.《临证指南医案》五行辨证案例探析 [J]. 中华中医药学刊，2008，26 (1)：36-39.

戴永生. 五行辨证案例探微 [J]. 辽宁中医杂志，2010，37 (1)：160-170.

戴永生，冯济凤等.《黄帝内经》时辰五行节律与脏病转归探微 [J]. 湖北中医杂志，2003，25 (11)：3-4.

戴永生.《黄帝内经》五行胜复的思维模式新探 [J]. 中医药学刊，2005，23 (3)：246.

戴永生. 从系统方法看肝脏病机五行传变模式 [J]. 中医药学报，2006，24 (8)：1438-1439.

戴永生. 五行辨治三则例析 [J]. 中医药学刊，2004，22 (5)：805-806.

戴永生. 五行辨证医案三则 [J]. 辽宁中医杂志，2007，34 (7)：989.

戴永生. 1000 例肝脏病证五行辨证探析 [J]. 辽宁中医杂志，2011，38 (6)：1199-1201.

戴永生. 319 例脾脏病证五行辨证的应用探析 [J]. 辽宁中医杂志，2012，39 (3)：493-495.

戴永生. 562 例心肺肾三脏病证五行辨证的应用探析 [J]. 辽宁中医杂志，2012，39 (11)：2179-2181.

戴永生，欧江琴，刘亿淑. 中医五行辨证治疗泄泻124例临床分析 [J]. 辽宁中医杂志，2015，42 (9)：1653-1654.

戴永生，欧江琴，刘亿淑. 五行辨证治疗胃脘痛1248例调研分析 [J]. 辽宁中医杂志，2015，43 (10)：1860-1861.

邓铁涛. 中医诊断学 [M]. 上海：上海科学技术出版社，1984.

董湘玉. 中医心理学 [M]. 贵阳：贵州科技出版社，2001.

杜少辉，罗和古，曾令真等. 内科医案（下）[M]. 北京：中国医药科技出版社，2005.

胡雪华，戴永生. 肾脏病机五行传变的理论研究 [D]. 贵阳：贵阳中医学院，2006.

胡则林，戴永生. 心脏病机五行传变的研究 [D]. 贵阳：贵阳中医学院，2007.

黄煌. 医案助读 [M]. 北京：人民卫生出版社，2001.

康坚强，戴永生. 中医肝病五行辨证的研究 [D]. 贵阳：贵阳中医学院，2008.

李德新. 中医基础理论 [M]. 长沙：湖南科技出版社，2001.

刘智斌. 亢害承制诸家诠释辨析 [J]. 现代中医药，2005，(1)：1-3.

秦伯未. 谦斋医学讲稿 [M]. 上海：上海科学技术出版社，2009.

孙广仁. 普通高等教育"十五"国家级规划教材：中医基础理论（第7版）[M]. 北京：中国中医药科技出版社，2002.

孙广仁. 中医藏象生理学（第1版）[M]. 北京：中国医药科技出版社，2001.

王冰. 黄帝内经素问 [M]. 北京：人民卫生出版社，1963.

吴筑枫，戴永生. 脾脏病机五行传变的研究 [D]. 贵阳：贵阳中医学院，2006.

谢裕竹，戴永生. 中医脾病五行辨证的研究 [D]. 贵阳：贵阳中医学院，2008.

薛公忱. 儒道佛与中医药 [M]. 北京：中国书店出版社，2002.

叶金竹，戴永生. 肺脏病机五行传变的研究 [D]. 贵阳：贵阳中医学院，2007.

印会河，张伯讷. 中医基础理论（第5版）[M]. 北京：人民卫生出版社，1989.

云南中医学院. 藏象学（第1版）[M]. 贵阳：贵州人民出版社，1988.

张锡纯. 医学衷中参西录 [M]. 石家庄：河北人民出版社，1957.

中国中医研究院. 蒲辅周医案 [M]. 北京：人民卫生出版社，2005.

周凤梧，张灿岬. 黄帝内经素问语释 [M]. 济南：山东科学技术出版社，1985.

杜少辉，刘建青，曾令真等. 内科医案（中）[M]. 北京：中国医药科技出版社，2005.

杜少辉，刘建青，罗和古等. 内科医案（上）[M]. 北京：中国医药科技出版社，2005.